W0279271

Knaur
MensSana

Über die Autorinnen:

Christine Li, Sinologin und Ärztin für chinesische Medizin, lebte und studierte fünf Jahre in Shanghai und Peking. Sie hat tausendjährige chinesische Klassiker, die bisher in keine europäische Sprache übertragen wurden, für dieses Buchprojekt übersetzt und ausgewertet. Christine Li lehrt und praktiziert chinesische Medizin in eigener Praxis und leitet das Zentrum für chinesische Medizin und Lebensart in Hamburg. Sie lebt in Hamburg und Peking und hat eine Tochter.

Ulja Krautwald studierte Soziologie, arbeitete als Medizinsoziologin mehrere Jahre in der Forschung, besuchte die Heilpraktikerschule und interessiert sich seit vielen Jahren für fernöstliche Heil- und Lebensweisen. Ulja Krautwald arbeitet als freie Autorin und Journalistin. Sie lebt in Hamburg und hat zwei Kinder.

Christine Li
Ulja Krautwald

Donner, Wind und Berg

Die acht chinesischen Persönlichkeitstypen und das Geheimnis männlicher Potenz

Knaur
MensSana

Besuchen Sie uns im Internet: www.droemer-knaur.de
Alle Titel aus dem Bereich MensSana finden Sie im Internet unter
www.knaur-mens-sana.de

Vollständige Taschenbuchausgabe Mai 2006
Knaur Taschenbuch. Ein Unternehmen der Droemerschen Verlagsanstalt
Th. Knaur Nachf. GmbH & Co. KG, München
Copyright © S. Fischer Verlag GmbH, Frankfurt am Main 2004
Alle Rechte vorbehalten. Das Werk darf – auch teilweise – nur
mit Genehmigung des Verlages wiedergegeben werden.
Umschlaggestaltung: ZERO Werbeagentur, München
Umschlagabbildung: FinePic, München
Druck und Bindung: GGP Media GmbH, Pößneck
Printed in Germany
ISBN-13: 978-3-426-87307-6
ISBN-10: 3-426-87307-9

2 4 5 3 1

Für unsere
Söhne
Pelle und Yiwen

Hinweise für weise Machos und wilde Frauen

Das chinesische Schriftzeichen für Schamane ist «Der, der den Regen macht»: ein Mensch mit weit ausgebreiteten Armen, auf den es niederregnet. Wolken ballen sich und der Regen fällt. In der chinesischen Medizin und Philosophie wurde so beglückende Sexualität beschrieben. Wolken ballen sich und der Regen fällt. Der Schamane lebt seine Natur und seine Sexualität, er hat Kraft, Magie und Kontakt zu seinem Körper und zur Geisterwelt. Ein Schamane ist ein Mensch, der sich opfert. Für seine Familie, seinen Stamm und für die Erde gibt er sich den Dämonen hin und vergießt dabei seinen größten Schatz – seine angeborene Essenz. Er kennt keine Furcht und fragt nicht nach seiner Belohnung. Er lebt sein Leben und geht seinen Weg, wie es ihm bestimmt ist.

Der Schamane symbolisiert die Natur und die Entwicklungsmöglichkeiten des Mannes. Sein Verhalten ist für Frauen oft nicht nachvollziehbar. Warum riskiert einer sein Leben, um einen Berg zu besteigen oder die Welt zu umsegeln? Was treibt ihn dazu, ganze Nächte durchzurackern, für den perfekten Roman, eine neue Formel, die Revolution oder für eine Kathedrale aus Streichhölzern? Er kann nicht anders: das ist seine Natur. Nur wenn er diese lebt, kann er glücklich werden.

Im normalen Leben stellen Männer ihre Kräfte oft in den Dienst von Dingen, die nicht ihre eigenen sind, sie arbeiten hingebungsvoll und bedingungslos, machen Überstunden und zerstören ihre Gesundheit. Der Mann schuftet für seinen Chef, für die Firma, für den Glamour eines gut bezahlten Jobs und um allerhand Kram anzuhäufen, den er gar nicht braucht.

Der Schamane aber setzt seine Ziele selbst. Wenn er sich dafür entscheidet, er selbst zu sein, wird er Stärke, Magie und erotische Ausstrahlung verkörpern.

Dies ist ein Buch für Schamanen, echte Männer und wilde Kerle – und für Frauen, die selbstbestimmte Männer lieben und zu schätzen wissen.

Warum schreiben wir über Männer?

Wir lieben Männer, wir sprechen gern über sie – warum also nicht über Männer schreiben? Eine selbstbestimmte Frau mag am liebsten selbstbestimmte Männer. Was wäre das Leben ohne diese starken, selbstbewussten und charismatischen Kerle!

Und wie traurig sind die gezähmten Exemplare, so traurig, dass meist die Dompteurin selbst keine Freude mehr an ihnen hat. Viele Frauen versuchen leider immer noch, statt sich selbst weiter zu entwickeln und zu verändern, stellvertretend ihre Männer, Freunde oder Liebhaber zu erziehen und zu verändern. Das Ergebnis ist für beide Seiten gleichermaßen enttäuschend.

Denn nur der wilde Kerl, der selbstbestimmte, kraftvolle Mann, der sich seiner eigenen Potenziale bewusst ist, kann einer Kaiserin Freude bereiten. Nichts bereitet einer Kaiserin mehr Vergnügen als ein Schamane. Niemand stärkt sie mehr und mit niemandem sonst tauscht sie ihr Yin aus.

So wie die Kaiserin das Bild der selbstbestimmten Frau ist, so ist der Schamane der Mann, der in Kontakt mit seinen ihm innewohnenden Kräften ist. Wo es die Kaiserin nach Macht und Lust streben lässt, hinaus aus den engen Grenzen konventioneller Weiblichkeit, reist der Schamane auf magischen Wegen in die Tiefen, wo alles sich transformiert. «Erkenne dich selbst» steht auf dem Amulett, das er trägt. Er muss sich selbst erkennen, um seine eigenen Interessen von denen anderer zu unterscheiden. Sei es nun der Chef, die Frau oder das, was gerade Trend ist.

Wir sind davon überzeugt, dass dieses Buch dabei hilft. Die acht Trigramme aus dem uralten chinesischen Weisheitsbuch, dem *Yi Jing*, stellen acht Wandlungen von Yin und Yang dar. Die dazugehörigen Bilder wirken wie ein Spiegel der Selbsterkenntnis. Männer schauen und erkennen ihre eigene Natur, Frauen schauen und verstehen: Männer lassen sich nicht ändern. Sie wandeln sich, wenn es an der Zeit ist. Jeder Erziehungsversuch, jedes Zerren und Nörgeln ist verschwendete Energie. Es ist, als würde man einen Keimling aus der Erde reißen, damit er schneller wächst, oder an den Knospen einer Blüte herumpulen, damit sie sich schneller öffnet. Es bringt nichts, es zerstört nur die Freiheit und die Liebe.

Potenz

Potenz ist der körperliche Ausdruck der transformierenden Kraft echter Schamanen. Die Chinesen nennen sie Essenz. Essenz ist die Kraft, aus der Wandlungen hervorgehen. Am konkretesten tut sie dies als Sperma-Essenz, die den Lebensfunken in die weibliche Erde bringt. Doch Essenz steht am Beginn jeder Wandlung – bei Mann und Frau. Essenz wird zu Qi und Geist. Wer diese Kraft verliert, hat mehr verloren als seine Erektionsfähigkeit.

Wem es vor allem um die Erektion geht, der greift – im Osten wie im Westen – gern zu verschiedenen Dopingmitteln. Wenn der Mann nicht mehr kann, müssen Tiere für ihn sterben. Am bekanntesten dürften die «Potenzmittel» sein, für die Nashörner, Tigerpenisse und Seepferdchen herhalten mussten. Für diese – häufig gefälschten – Präparate werden unglaubliche Summen bezahlt. Wenn es um die transformierende Essenz geht, reicht einfaches Doping jedoch nicht aus. Zur Bewahrung und Pflege der Essenz haben die weisesten Schamanen Chinas über die Jahrtausende einen großen Reichtum an Erfahrung zusammengetragen, für sich und andere Schamanen. Ihre Elixiere aus Pflanzen und Mineralien und ihre Übungen wirken auf einer tiefen Ebene. Diese Mittel sind weniger spektakulär und gruselig als Raubtierpenisse und nicht so eindimensional-durchschlagend wie die kleinen blauen und gelben Pillen.

Nicht nur die Chinesen wissen, dass die Probleme männlicher Sexualität ein Gradmesser für die Gesundheit oder Disharmonie des ganzen Mannes sind. Probleme wie vorzeitige Ejakulation, Lustlosigkeit und Potenzstörungen stehen in einem energetischen Gesamtzusammenhang und müssen daher auch ganzheitlich verstanden und behandelt werden. Also enthält dieses Buch nur am Rande Rezepte für Elixiere. Im Mittelpunkt stehen die Trigramme als Bilder energetischer Zustände.

Sperma ist Essenz

Ein weiteres Lieblingsthema der chinesischen Medizin ist das Zurückhalten der Ejakulation. Darin steckt keine Sexualfeindlichkeit, sondern eine Würdigung des Spermas als edle Substanz. Sperma ist Ausdruck reichlich fließender Essenz. Im Sperma erhält die magisch-transformierende Kraft des Mannes materiellen Ausdruck: Sperma ist eine Substanz, die Leben geben kann.

Schamanen finden es undenkbar, das Sperma wahllos überall herumzuspritzen oder vorm Date noch einmal schnell auf dem Klo zu wichsen, um cooler auftreten zu können. Essenz sollte nicht verschleudert, sondern mit Hochachtung behandelt werden. Sexueller Austausch stärkt die Essenz. Je mehr, desto besser. Durch den Austausch mit weiblicher Yin-Essenz können die Kräfte des Mannes – und die der Frau – vervielfältigt und verfeinert werden. Vorausgesetzt, es gelingt dem Mann, die Essenz der Frau zu aktivieren, bevor er seine eigene ergießt. Vom Gelben Kaiser – einer der legendären Begründer der chinesischen Zivilisation und Urvater der chinesischen Medizin – heißt es, dass er mit großem Genuss pro Nacht tausend Frauen befriedigen konnte, ohne einmal zu ejakulieren. Alte daoistische Lehren machten den Verzicht auf Ejakulation zu einer der wichtigsten Bedingungen, um die Unsterblichkeit erlangen zu können.

So gibt es für den, der dies alte Wissen nutzen möchte, konkrete Hinweise und Hilfsmittel, um die Ejakulation hinauszuzögern oder ganz zurückzuhalten. Ob dieser Weg der richtige ist, kann ein Schamane für sich selbst entscheiden, denn er ist ein Mann, der die magische Kraft der eigenen Sexualität erkennt und entwickelt, sie lebt und pflegt. Beim Sex offenbart sich die schamanische Natur des Mannes. In der Selbstaufgabe und Ekstase, wenn Yin und Yang verschmelzen, verlieren sich seine Grenzen. Wie schade, dass auch hier die meisten Männer ihre Kräfte nicht verwirklichen und zum Ausdruck bringen. Stattdessen bemühen sie sich beim Sex um Leistung und Kontrolle, sorgen sich um Größe, Länge, Ausdauer und Technik. Nur in wahllosen Exzessen, unter Einfluss von Alkohol und Drogen und mit völlig unbekannten oder käuflichen Frauen oder Männern, trauen sie sich, ihre Natur zu leben. Das beschränkt sich leider meist darauf, «die Sau rauszulassen». Der Schamane hat keine Sau, die er rauslassen muss. Beim Sex öffnet er sich und zeigt sich selbst.

Ge Hong, der Schamane

Der Schamane, an dessen Geschichte unser Buch entlang geht, ist der Arzt und Magier Ge Hong. Um ihn zu finden, sind wir weit in der chinesischen Geschichte zurückgereist. Ge Hong war ein berühmter Arzt, Forscher, Politiker, Schriftsteller und Freigeist und lebte in China im Jahre 283 bis 363 unserer Zeitrechnung. Er war ein Mann, der bedingungslos sein ganzes Leben lang ein selbst gewähltes Ziel verfolgte. Ein Ziel, dass schon damals der gebildeten Schicht der Konfuzianer, der auch er angehörte, völlig absurd erschien, worauf Ge Hong stolz und spöttisch selbst hinwies: Er suchte die Unsterblichkeit. Auf seinem Weg wurde er zu einem der größten Entdecker und Forscher der frühen chinesischen Geschichte. Er lebte in der Wildnis der südlichen chinesischen Bergwelt, umgeben von Dämonen, Giftschlangen und «wilden» unchinesischen Völkern. Begleitet wurde er von einer genauso bemerkenswerten

Frau: Bao Gu, Tochter eines daoistischen Magiers, die wegen ihrer medizinischen Fähigkeiten als zauberkräftige Ärztin in die chinesische Volksmythologie eingehen sollte. Ge Hong war fest davon überzeugt, dass es möglich war, die Unsterblichkeit zu erlangen. Dafür, so seine Überzeugung, war es nötig, fest daran zu glauben und sich in die Berge zurückzuziehen. Wer von täglichen Sorgen und Ämtern niedergedrückt würde, der könne die Unsterblichkeit nicht erlangen. Dabei galt es mächtige Berge zu wählen, Sitze der Götter und nicht niedriger Geister. Der Luo-Fu-Berg schien Ge Hong hierfür geeignet. Neben Kräutern für die Unsterblichkeit, die dort wuchsen, sollte der Berg auch große Mengen des sagenhaften Zinnobers bergen. Beides brauchte er für seine alchemistischen Experimente. Ob die beiden die Unsterblichkeit fanden, wissen wir nicht. Aber was sie sonst noch herausfanden – über Männer und Frauen, über Dämonen, über Gesundheit, Krankheit und Sex – das werden wir in diesem Buch erzählen.

Es gibt viel zu entdecken

Es muss nicht unbedingt die Unsterblichkeit sein: Entdecken Sie zunächst einmal Ihre Schamanennatur, Ihr angeborenes Potenzial, Leben zu erzeugen und die Welt zu transformieren. Der Arzt und Schamane Ge Hong wird Ihnen dabei zur Seite stehen. Diese Entdeckung ist aufregend, überraschend und sehr erotisch!

Wenn Sie eine Frau sind, können Sie hier Neues über Ihre Liebhaber, Freunde oder Ehemänner erfahren. Vor allem aber werden Sie die Schamanennatur der Männer entdecken und zu schätzen wissen. Den Leserinnen (den Lesern auch) empfehlen wir ausdrücklich, auch den *Weg der Kaiserin* zu lesen und dann als Kaiserin dieses Buch über Männer zu lesen. Als Kaiserin haben Sie die Größe, es genießen zu können.

Wandlungen

Der Wechsel und die Wiederkehr der Jahreszeiten sind eine universelle Erfahrung aller Lebewesen auf diesem Planeten. Dies wurde in allen alten Kulturen durch die Form des Rades symbolisch dargestellt: das Medizinrad der Indianer, das Sonnenrad der Kelten, die Kompassrose. Die acht großen Übergänge an den vier Wendepunkten und vier Höhepunkten der Jahreszeiten, die der vorchristlichen Tradition entstammen, haben bei uns fast alle als christliche Feste bis in die heutige Zeit überlebt.

In China werden diese acht universellen Zustände in Form von Trigrammen dargestellt. Sie bilden zusammen ebenfalls einen Kreis. Die Trigramme und ihre Wandlungen versinnbildlichen die Lebensphasen und energetischen Zustände des Menschen. Die insgesamt acht möglichen Dreierkombinationen aus durchgezogenen und durchbrochenen Strichen – die Penis und Vagina symbolisieren sollen – ergeben die acht Trigramme.

Die von den Trigrammen dargestellten acht Bilder sind der Berg, der Donner, der Wind, das Feuer, die Erde, der See, der Himmel und das Wasser. Alle diese Naturbilder entsprechen männlichen und weiblichen Charakteren und sind zugleich Phasen der unaufhörlichen Wandlung des Kosmos. Stockt die Wandlung, kommt es zu Störungen, die zu charakterlichen

Verhärtungen führen können. Diese zu erkennen und sich ganz in einen Zustand hineinzubegeben, kann die erneute Wandlung und damit die Befreiung einleiten. Tritt ein Zeichen vollkommen in Erscheinung, kann es sich wandeln. Die acht Zeichen blicken nicht zurück. Sie gehen weiter.

Der Legende nach soll die Anordnung der acht Trigramme in vorgeschichtlicher Zeit dem legendären Kaiser Fu Xi offenbart worden sein, und zwar auf dem Rücken einer Schildkröte, die aus einem Fluss kroch.

Aus diesen Trigrammen entstehen durch Kombination 64 Hexagramme – aus jeweils zwei Trigrammen gebildet –, die die Wandlungen des Kosmos noch differenzierter widerspiegeln. Diese können hier nicht besprochen werden. Wer aber zunächst die acht Trigramme versteht, erhält einen neuen Zugang zum *Yi Jing*, dem uralten *Buch der Wandlungen*, in dem die 64 Hexagramme erläutert werden.

Geheimnisvolle Wirkungen

Dieses Buch beschreibt das menschliche Leben und mögliche Störungen, die in bestimmten Lebensphasen auftreten können, aus Sicht der chinesischen Medizin. Und es enthält den Wissensschatz der acht Trigramme. Diese Sicht der Welt mag zuerst fremd und seltsam erscheinen. Doch wer sich darauf einlässt, dem öffnet sich eine neue Perspektive. Realität ist eine Fiktion, eine Konstruktion unseres Denkens. Die Dinge ändern sich, wenn der Blickwinkel sich verändert. Wenn das Denken sich wandelt, wandelt sich auch die erlebte Realität. Veränderung des Denkens ist Magie.

Weisheit und Erkenntnis wachsen von innen heraus. Die Trigramme erschließen sich nicht auf Anhieb. Das logisch-eindimensionale Denken prallt an diesen Bildern sehr schnell ab und verwickelt sich in endlose Widersprüche. Längeres Meditieren über die Bilder kann die synthetische Denkweise trainieren und helfen, unsere meist brachliegenden intuitiven Wahrnehmungen zu entfalten.

Vielleicht tauchen beim Lesen widersprüchliche und unerwartete Gefühle auf, wie Angst und Traurigkeit, Empörung, Wut oder Freude. Diese Gefühle sind Teil des Wirkprozesses. Wer sich einlässt auf das Buch, wer sich berühren lässt, wird anschließend ein anderer beziehungsweise eine andere sein.

Während *Der Weg der Kaiserin* eher Yang-betont ist und unmittelbar Kraft und Unterstützung gibt, ist dieses Buch eher Yin-betont: Die Wirkungen laufen vielfach unbewusster ab, die Prozesse untergründiger, leiser und mehr im Verborgenen. Das Wissen dieses Buches und die Grundlagen zu den acht Trigrammen sind ein Schatz, den wir, wie bei einer Ausgrabung, erst allmählich freilegen mussten. Es lag und liegt nicht so dicht an der Oberfläche wie das Wissen der Kaiserin.

Frauen kämpfen schon seit vielen Jahren für ihre Befreiung und Selbstbestimmung. Während des Kampfes konnten sie sich immer wieder in ihre traditionelle Rolle zurückbegeben und sich ausruhen, wenn sie es wollten. Diese Rolle macht ihnen niemand streitig, bis heute. Sie bot und bietet jederzeit Rückzug. Männer sind in einer anderen Situation. Ihnen sind die Selbstverständlichkeiten des traditionellen Rollenbildes genommen, sie sind nicht mehr automatisch erfolgreicher als Frauen, nur weil sie Männer sind. Sie sollen keine Machos sein, und der Softie der achtziger Jahre, der «Frauenversteher», ist auch out. Selbst im Bett wird von ihnen inzwischen Leistung erwartet. Es reicht nicht mehr, nur Mann zu sein. Waschbrettbauch ist angesagt.

Frauen sind heute oft beruflich genauso erfolgreich wie Männer oder erfolgreicher. Die Männer fühlen sich dadurch verunsichert. Sie besitzen noch keine neue sichere Rolle, sie haben nur die alte verloren. Gleichzeitig wird von ihnen zunehmend immer mehr verlangt. Sie sollen emotionale Intelligenz entwickeln, attraktiv aussehen und dabei immer noch Leistung bringen, im Beruf und im Bett. In der Folge sind Männer zunehmend überfordert und finden gleichzeitig immer weniger Möglichkeiten des Rückzugs. Die traditionelle Männerrolle ist out, und selbst in ihren ehemaligen Hoheitsgebieten wie Militär, Fußballstadion und Kneipe sind Männer heutzutage nicht mehr unter sich. Sie können selbst dort nicht reden, wie sie wollen, ohne dass es gleich als frauenfeindlich oder politisch nicht korrekt gilt. Diese große Verunsicherung bezüglich des männlichen Rollenverständnisses zeigt sich dann auch körperlich in allerhand gesundheitlichen und «andrologischen» (männerheilkundlichen) Problemen.

Was bleibt also?

Es bleibt dem Mann also der Weg nach innen: die Entdeckung seiner eigenen ihm selbst innewohnenden Fähigkeiten, seiner Schamanennatur. Der Schamane macht sich unabhängig von dem, was andere von ihm erwarten, und findet die Antworten in seinem Innern. Die Bilder der Trigramme können ihm Orientierungshilfe bieten. Der Schamane ist mutig und selbstbestimmt, und der Schamane genießt seine Sexualität. Seine eigene und nicht die, die das Klischee von ihm verlangt. So entwickelt er eine innere Kraft, die ihn stärker trägt, als es eine traditionelle Rolle je tun könnte. Der Schamane weiß, wer er ist. Das macht ihn stark.

Die acht Trigramme

Jedem der acht Trigramme ist ein eigenes Kapitel gewidmet. In jedem dieser Abschnitte erzählen wir aus dem Leben des Magiers Ge Hong und seiner Frau Bao Gu. Ge Hong lebt auf dem Luo-Fu-Berg und bekommt in jeder Episode Besuch von Männern, die bestimmte persönliche Probleme mitbringen, die sich jeweils im Zeichen eines der acht Trigramme abspielen. Der Wiedergabe des archaischen Textes schließen sich Erklärungen zu der spezifischen energetischen Situation aus Sicht der chinesischen Medizin an. Auf diese Weise werden die ganz speziellen männlichen Probleme energetisch betrachtet und aufgeschlüsselt. Dabei wird schnell klar, dass die Lösung der Störungen nicht symptomatisch erfolgen kann. Heilung bedeutet, dass man «heil wird». Dies gilt gerade bei Problemen wie Impotenz, vorzeitiger Ejakulation oder Schmerzen beim Sex. Solche Störungen sind immer mehr als Fehler in der «Mechanik». Heilung gelingt, wenn der Mann aus seinem Innern heraus die Wandlung vollzieht. Eine solche Transformation wird den ganzen Mann und seine Lebensumstände erfassen.

Yin und Yang

Die Grundlage der Trigramme sind die Prinzipien von Yin und Yang (weiblich und männlich, Kontraktion und Expansion, Passivität und Aktivität). Yin und Yang werden jeweils durch durchbrochene oder durchgezogene Linien dargestellt, in denen Sinologen alte Symbole der Geschlechtsteile – Vagina und Penis oder Yoni und Lingam – sehen. Der Yin-Strich – – ist in der Mitte offen und symbolisiert dadurch das weibliche aufnehmende, kühle und weiche Prinzip.

Der Yang-Strich — ist geschlossen. Er versinnbildlicht das bewegende, aufsteigende und expansive Prinzip. Jeweils drei Striche bilden ein Trigramm. Auf diese Weise ergeben sich genau acht Trigramme (acht Kombinationsmöglichkeiten).

Zwei der Trigramme symbolisieren die Realität vor der Entstehung des Lebens, Himmel und Erde: Drei Yin-Striche verkörpern die Erde (☷). Drei Yang-Striche verkörpern den Himmel (☰). Erde und Himmel sind die Eltern der anderen Trigramme. Damit die Welt lebendig wird, müssen Himmel und Erde aufeinander einwirken. Bei diesem Prozess entstehen die sechs anderen Trigramme.

Drei der acht Trigramme gehen aus der weiblichen Erde hervor, indem jeweils einer ihrer drei Yin-Striche zu Yang wird. Dies sind die «Söhne»: Donner, Wasser und Berg. Ebenso gehen drei Trigramme aus dem männlichen Himmel hervor, indem jeweils einer der drei Yang-Striche zu Yin wird. Dies sind die drei «Töchter»: Wind, Feuer und See.

Die Besonderheit dieses Systems, das aus den männlichen und weiblichen Urkräften hervorgeht, ist, dass es gerade nicht dualistisch ist: Die «Söhne» haben mehr Yin, die «Töchter» mehr Yang. Der einzelne Strich bestimmt die tiefere Tendenz des Zeichens. Darüber hinaus stellen die Trigramme nicht besondere Typen von Männern und Frauen dar, sondern Zustände, die jeder Mensch durchlaufen und erleben kann.

Die Einzellinien

—— Yang	öffnend	aufsteigend	aktivierend	«männlich»
— — Yin	schließend	sinkend	sammelnd	«weiblich»

Deutung der Trigramme

Die Trigramme können auf vielfältige Weise gelesen und gedeutet werden. Jedes Trigramm besteht aus drei Strichen und wird von unten nach oben gelesen.

- Die unterste Ebene ist die materielle Yin-Basis und symbolisiert die mütterliche Erde, die Unterwelt, die tiefen Quellen.
- Oben befindet sich die substanzlose Welt des Geistes – der Himmel, die Sonne, der Mond und die Sterne.
- In der Mitte, im Spannungsfeld zwischen Himmel und Erde, findet die Realität statt: Dies ist der Bereich des Alltags, des Menschen, der Tiere und der Pflanzen.

Nicht nur der Makrokosmos wird auf diese Weise abgebildet, sondern auf einer weiteren Deutungsebene auch der Mensch selbst:

- «Unten» sind die Beine, Füße und Geschlechtsorgane, die Fruchtbarkeit, das Unbewusste, tiefe Erinnerungen, das Es und vor allem die Essenz.
- «Oben» befinden sich der Kopf, die Gedanken, der Kontakt zur Außenwelt, der Geist und die spirituellen Möglichkeiten.
- «In der Mitte» sind der Bauch, der Rumpf und die eigene Alltagsidentität, das Ich, das Ego und das Qi.

Die Trigramme enthalten auch eine zeitliche Dimension:
- «Unten» steht für die Vergangenheit, die Erinnerung, die Ahnen, den Anfang und den ersten Impuls.
- «Oben» steht für die Zukunft, die Illusionen und alles, was noch kommen könnte, Ideen und Ziele und das Ende.
- «In der Mitte» ist das Hier und Jetzt.

Die drei Ebenen der acht Trigramme

Oben	Himmelsdach Firmament	Geist	Kopf Atmung	Zukunft	Träume Visionen Inspiration
Mitte	Mensch	Qi	Bauch Stoff- wechsel	Gegen- wart	Gedanke Weisheit Identität Alltags- bewusstsein
Unten	Erdboden Basis Unterwelt	Essenz	Unterleib Sexualität Beine	Ver- gangen- heit	Wille Gedächtnis Unbewusstes Instinkte

Die Trigramme haben noch beliebig viele weitere Dimensionen und Deutungsebenen – staatliche, hierarchische, Familienbeziehungen, Beziehungen zwischen Menschen und Lehren, zwischen unterschiedlichen Verdichtungen des Qi des Geistes und der Essenz, Organe, Akupunkturmeridiane und so weiter. Wer das Prinzip der Trigramme verstanden hat, kann weitere Bedeutungen der Bilder leicht ableiten.

Schwieriger ist es, möglichst viele Dimensionen gleichzeitig zu erfassen und sie so lange ineinander überfließen zu lassen, bis ein möglichst vieldimensionales Bild entsteht. Bei dieser Übung erweitert sich der Geist und öffnet sich für die feinen

Zwischenräume und Risse in der Realität, die wir mit unserem westlichen Weltbild nicht wahrnehmen können. Hier, wo die Etikettierung durch Sprache nicht mehr stattfindet, wird der Geist frei und spontan. Eine Transformation findet statt.

Die Wirkung oder die Ausdrucksweise jedes Yin-Striches und jedes Yang-Striches ist von seiner Position und von den anderen Strichen im Trigramm abhängig. Alle zusammen in ihren Wechselwirkungen ergeben das Bild. Yin-Striche tendieren dazu zu verharren, während Yang-Striche eher aufsteigen. Yin-Striche wirken nach innen und nach unten, Yang-Striche dagegen nach außen und oben. Der Donner geht beispielsweise aus der Erde hervor. Diese besteht aus drei passiven Yin-Strichen. Nun kommt von unten ein Yang-Strich eingewandert, der jetzt unter zwei Yin-Strichen liegt. Dadurch, dass der untere Strich von seiner Dynamik her nach oben strebt, die beiden Striche über ihm aber weich und aufnehmend sind und passiven Widerstand bieten, entstehen die Spannung und die erneuernde Kraft des Donners. So heißt es auch, der Donner entsteht aus der Erde.

Durch jede Wandlung entsteht ein anderes Zeichen. Prinzipiell kann jedes der acht Trigramme in jedem Moment in jedes beliebige andere Trigramm übergehen. Die Trigramme sind Momentaufnahmen einer fließenden Welt und beschreiben keine festen Charaktere. Jeder Zustand hat seine eigene Berechtigung und Energie, keiner ist «falsch» oder «böse». Wenn ein Trigramm seinen stärksten Charakter zeigt, ist dies gleichzeitig der Moment unmittelbar vor der Wandlung: Gehen, wenn es am schönsten ist.

Bleibt die Wandlung aus, so tritt eine Verhärtung oder Stagnation ein. Dies wird beim Menschen sichtbar an gesundheitlichen Problemen. Es kommt immer dann zu Störungen und zu einem Ungleichgewicht, wenn ein Trigramm, ein energetischer Zustand, sich nicht wandelt, sondern stillsteht. Für die Wandlung ist es hilfreich, das Zeichen zunächst vollkommen zu erfahren. Sei wie ein Berg, wie ein Donner, wie ein Wind, wie das Feuer, wie die Erde, wie der See, wie der Himmel, wie das Wasser.

Das aus den acht Trigrammen hervorgegangene System von 64 Hexagrammen ist seit zweieinhalbtausend Jahren das wichtigste Hilfsmittel geistigen Trainings der Chinesen: das bereits erwähnte *Yi Jing*, bei uns bekannter unter dem Namen *I-Ging*. Wer nach vielen Jahren beharrlichen Übens in der Lage ist, nicht nur die acht Trigramme zu verstehen, sondern die 64 Hexagramme geistig zu erfassen, kann mit Hilfe dieses inneren Wissens das *Yi Jing* getrost auch zu Wahrsagezwecken verwenden, wie es zu allen Zeiten in China geschehen ist. Das *Yi Jing* zu verstehen ist nicht leicht. Konfuzius soll gesagt haben, dass er, wenn er ein zweites Leben hätte, dieses darauf verwenden würde, das *Yi Jing* zu studieren.

Wir beschränken uns hier auf die acht Trigramme, die im Kreis angeordnet den universellen Kreislauf des Lebens symbolisieren. Es gibt zwei mögliche Anordnungen: Die erste zeigt die Beziehungen des «früheren Himmels», der die vorgeburtliche Welt, die «andere Seite» enthüllt, die verborgenen Zeichen, die im Hintergrund auf unser Leben einwirken.

Wir verwenden die zweite Anordnung, die den «späteren» oder «nachgeburtlichen» Himmel illustriert: unsere Welt. Dieser Kreis zeigt die Wandlungen der Dinge, wie sie im Leben Gestalt annehmen und aufeinander einwirken.

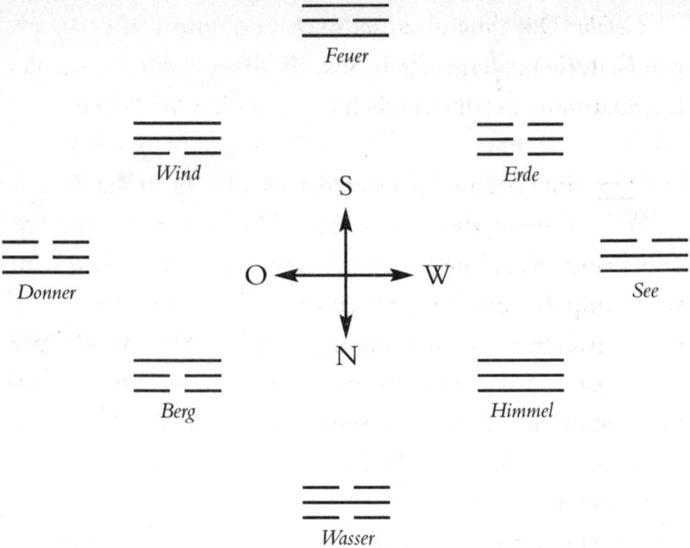

Die acht Trigramme des nachgeburtlichen Himmels

Die acht Trigramme im Überblick

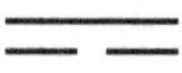

Im Nordosten steht der *Berg*. Es ist die Zeit zwischen Winter und Frühling (Imbolc im Keltischen Jahreskreis, Mariä Lichtmess). Sonnenstrahlen erheben sich über den Horizont. Der Geist erhebt sich klar und zum ersten Mal. Ein Yang-Strich ruht auf einer soliden Basis aus zwei Yin-Strichen. *Aufgabe:* Der Berg ist der dritte und letzte Sohn von Mutter Erde. Die Aufgabe ist nun erfüllt. Fest mit der Erde verbunden, nähert sich der Geist nun dem Himmel. Der Berg ist eines der vier Zeichen mit einem Yang-Strich auf der oberen Position. Er zeigt sich nach außen. Propheten und weise Männer haben eine besondere Beziehung zu den Bergen. Hier oben wohnen die Geister, und hier findet sich die höchste Weisheit. Der Berg gibt sein Wissen weiter.

Gefahr: Das Yang ist zu schwach und wird von der kräftigen Materie niedergehalten. Sexualfeindlichkeit, (spiritueller) Dogmatismus, Lebensfeindlichkeit und Überheblichkeit.

☳ Im Osten erhebt sich der *Donner.* Es ist die Zeit des Frühlingsbeginns (Ostara). Die harte Erde bricht auf und bringt Keimlinge hervor. Pubertät, sexuelle Erregung, wilde Impulse. Ein Yang-Strich erschüttert, von unten kommend, zwei behäbig über ihm liegende Yin-Striche.

Aufgabe: Der Donner ist der erste Sohn von Mutter Erde. Er ist noch ganz unbewusst. Seine Stärke liegt im Materiellen. Er realisiert die körperliche Kraft, die reine, unbewusste Vitalität. Sein Yang-Strich lockert von unten die träge Erde auf und macht sie fruchtbar. Da er auf seiner oberen Position keinen Yang-Strich hat, zeigt er sich nicht. Er bleibt stumm. Er folgt den Impulsen.

Gefahr: Wiederholter Donner verhallt zunehmend kraftlos und führt zu Aggression.

☴ Im Südosten weht der *Wind.* Es ist die Zeit zwischen Frühling und Sommer (Beltaine im Keltischen Jahreskreis, Maifeiertag). Ein sanfter Wind lässt die Pollen der Blüten hin und her schweben. Lieblichkeit, Neugier, Befruchtung. Auf dem dünnen Fundament eines einzelnen Yin-Strichs schweben zwei Yang-Striche.

Aufgabe: Der Wind ist die erste Tochter von Vater Himmel. Die unverbindliche Freiheit bekommt nun von unten Kontakt zur Erde. Träume werden realisiert. Der Wind entdeckt neue Horizonte.

Gefahr: Bei zu schwacher Verwurzelung im Yin verliert er schnell seine Kraft. Sie verpufft ungenutzt, und er wird ängstlich und orientierungslos. Darin ähnelt er dem Himmel, doch es fehlt ihm noch dessen völlige Freiheit.

☲ Im Süden brennt das *Feuer.* Es ist Mittsommer. Die Sonnenstrahlen treffen jetzt fast senkrecht auf die Erde, und die Hitze wird stark. Blumen blühen und die Luft flirrt und bringt seltsame Spiegelungen hervor. Freude, Erfüllung, Liebe, Erfolg. Ein Yin-Strich inmitten zweier Yang-Striche materialisiert die Hitze und bündelt sie.

Aufgabe: Das Feuer ist die zweite Tochter von Vater Himmel. Das Feuer ist eines der vier Trigramme mit einem Yang-Strich auf der oberen Position. Es zeigt sich, indem es leuchtet und Freude verbreitet. Da in seiner Mitte ein fester Kern ist, bleibt es dabei der Realität verbunden. Es haftet. Es wirkt im Hier und Jetzt und reicht nicht sehr weit. Außerhalb seines Scheins herrscht Dunkelheit.

Gefahr: Zu starkes Feuer schmilzt das Yin, das Ego löst sich auf, Freudlosigkeit. Der starke Brennstoffbedarf führt zu Gier nach Anerkennung und Erfolg.

☷ Im Südwesten ruht die *Erde.* Es ist die Zeit zwischen Sommer und Herbst. Erntezeit, die Zeit der Fülle (im Keltischen Jahreskreis: Lughnasadh). Der Boden liegt voller Früchte. Reichtum und Nahrung. Drei Yin-Striche symbolisieren die unvermischte und träge Materialität.

Aufgabe: Die Mutter Erde ist die Basis aller Wesen. In ihr ist kein Yang. Sie spricht nicht und hat auch nichts mitzuteilen. *What you see is what you get.* Ihr Reichtum besteht in den kleinen Dingen, die sie allen zur Verfügung stellt, die gewillt sind, sich zu ihr niederzubeugen.

Gefahr: Der große Reichtum bleibt ungenutzt, wenn sich

niemand herablässt, sich zur Erde zu beugen, um ihn zu sammeln, zu ordnen und als Basis allen Lebens zu nutzen. Trägheit, Unordnung, Fäulnis, Verachtung der kleinen Dinge. Wer zu sehr im Alltag verhaftet ist, dem geht der Blick für den Himmel verloren.

☱ Im Westen glänzt der *See*. Es ist die Zeit, wenn die äußere Schönheit ein letztes Mal aufleuchtet, bevor die Samen in die Tiefe sinken (Mabon). Inversion, Rückzug, Beginn tiefer Erkenntnisse. Ein Yin-Strich breitet sich über zwei Yang-Striche und wendet ihre Ausbreitung in die Tiefe zurück.

Aufgabe: Der See ist die dritte Tochter von Vater Himmel. Er ist eines der stummen Zeichen, da auf seiner oberen Position ein verschließendes Yin ist. Gleichzeitig wird er aber auch als die Seherin, die Schamanin bezeichnet. Wenn es ihm gelingt, die Eisschicht auf seiner Oberfläche zu durchbrechen und die Tiefen seiner Seele ans Licht zu heben, kann er von Dingen sagen, die sonst für immer im Verborgenen bleiben.

Gefahr: Ist der See zu verschlossen, bleibt er vom Himmel getrennt. Der Vater nimmt ihn nicht an. Böse und düstere Wesen wirken dann unerlöst in den Tiefen. Eingeschlossen wie Seeungeheuer; der See leidet dann unter Einsamkeit, Isolation und dem Gefühl, völlig gelähmt zu sein und sich nicht mitteilen zu können.

☰ Im Nordwesten breitet sich der klare *Himmel* aus. Das Leben grenzt hier an den Tod. Die beiden Welten, die der Lebenden und die der Toten begegnen sich (das keltische Samhain oder auch Allerheiligen, Halloween). Drei Yang-Striche symbolisieren die Welt der Gedanken, die sich von der Welt der Dinge abgelöst hat.

Aufgabe: Vater Himmel ruht unbewegt, lieblos und kalt über der Welt. Nichts berührt ihn und er ist völlig frei. Wo die Erde uns zu den kleinen Dingen zieht und in der Realität hält, da hilft uns der Himmel, abzuheben und die Welt zu vergessen. Der Himmel spricht zwar nicht zu den Einzelnen, aber er zeigt sich allen, die den Blick nach oben wenden.

Gefahr: Wer den Himmel aus den Augen verliert, wird zum Kleinkrämer, visionslos und dumpf. Wer aber ganz in den Wolken schwebt, dessen körperliche Kraft geht verloren. Das Auflösen der bekannten Realität führt zu Existenzängsten, Vergesslichkeit und völliger Desorientierung.

☵ Im Norden liegt das *Wasser.* Es ist die Zeit, wenn sich inmitten der toten Winterwelt ein neuer Lebensfunke einnistet (Mittwinter). Eine neue Generation wird geboren. Ein Yang-Strich entzündet sich inmitten zweier Yin-Striche. Das unbelebte Eis schmilzt, und es kommt in der Tiefe zum Strömen neuen Lebens.

Aufgabe: Das Wasser ist der zweite Sohn von Mutter Erde. Der einzige Yang-Strich ruht verborgen zwischen zwei Yin-Strichen und zeigt sich nach außen nicht. Seine Bewegung findet im Inneren statt und lässt im Verborgenen neues Leben entstehen wie keimende Samen, wie ein kleiner Funken, der von innen das Eis schmilzt.

Gefahr: Die starken Yin-Tendenzen lassen den kleinen Funken nicht entstehen. Die Erde bleibt kalt und unfruchtbar. Der Mensch fühlt sich tot und erstarrt vor Angst.

Wie dieses Buch gelesen werden kann

Erkenntnisse und Handlungsanweisungen lassen sich, wie überall im Leben so auch mit Hilfe dieses Buches, auf verschiedene Weisen gewinnen.

1. Die problemorientierte Methode: Das Register am Ende des Buches ermöglicht ein schnelles Auffinden der eigenen körperlichen Probleme und Krankheiten. Dies freut nicht nur ungeduldige Männer, sondern ist auch zum schnellen Wiederfinden und zum Nach- und Querlesen hilfreich.

2. Die textorientierte Methode: Das Buch wird von vorn nach hinten durchgelesen. Für Anfänger, die sich einen Gesamtüberblick verschaffen wollen, ist dies die beste Methode. Deshalb haben wir schließlich dieses Buch geschrieben. Nachdem das ganze Buch artig gelesen wurde, kann jeder für sich über die einzelnen Bilder meditieren. Der Text ist dafür nur ein Einstieg.

3. Die vertiefende Methode: Viele Aspekte alter Weisheitslehren lassen sich in Textform nicht mehr wiedergeben. Wir betreten nun das Reich der Zahlenlehre. Die einzelnen Trigramme bilden mit Hilfe eines binären Systems (Yin und Yang, zwei und eins) unterschiedliche energetische Zustände des Kosmos ab.

Yin, der durchbrochene Strich, steht für Bewegung nach innen, für Sammlung und Materialisierung. Yang, der durchgezogene Strich, steht für Bewegung nach außen, Öffnung und Auflösung.

Die drei Positionen der Striche stehen für die drei Ebenen: Erde – Mensch – Himmel. Auf jeder dieser Ebenen kann einer der beiden Zustände – Yin oder Yang – überwiegen. Daraus ergeben sich acht Trigramme, deren tieferen Sinn man nur durch intensivere Beschäftigung mit den einzelnen Themen und Bedeutungsebenen erfassen kann.

Die Tabelle im Anhang (S. 293) gibt einen Überblick über diese acht Trigramme und die ihnen zugeordneten Störungen, Krankheiten und Aufgaben. Jedes der Trigramme hat eine eigene Zahl, von eins bis neun (die Zahl fünf ist der Mitte zugeordnet).

Das magische Quadrat

Werden die Trigramme entsprechend ihrer Himmelsrichtung angeordnet und die Zahl fünf für das Zentrum hinzugefügt, ergibt sich ein magisches Quadrat, dessen Summe in jeder Richtung 15 ergibt. Die Position in der Mitte, mit der Zahl fünf, entspricht dem Zentrum.

Um die Trigramme vollständig zu verstehen, muss ihre Qualität selbst erfahren werden. Dafür bietet sich eine Meditation an, bei der das magische Quadrat visualisiert wird und dann jedes Trigramm, von eins bis neun, schrittweise durchlebt wird.

S

	4 Wind	9 Feuer	2 Erde	
O	3 Donner	5	7 See	W
	8 Berg	1 Wasser	6 Himmel	

N

Das magische Quadrat

In einem alten daoistischen Ritus wird der innere Bezirk des Tempels wie das abgebildete magische Quadrat angelegt, und der Adept durchschreitet die einzelnen Positionen des magischen Quadrates mit komplizierten Schritten, von eins bis neun. Während er dies tut, erfährt er in seiner Imagination die einzelnen Trigramm-Zustände. Indem er nacheinander alle Felder einzeln betritt, durchlebt er alle energetischen Zustände, die ein Mensch erfahren kann, ohne an einem einzelnen zu verhaften. Dadurch erlangt er ein Bewusstsein für das Ganze. Die Schritte, mit denen er von einer Position zur nächsten gelangt, heißen die «Schritte des Yü». Ähnliche Bedeutungen liegen auch den Bewegungsabläufen im Taijiquan zugrunde, bei denen ebenfalls unterschiedliche Positionen durchlaufen werden, meist ohne großes Bewusstsein, ganz im Vertrauen auf die tiefere Weisheit des Körpers beziehungsweise des Qi.

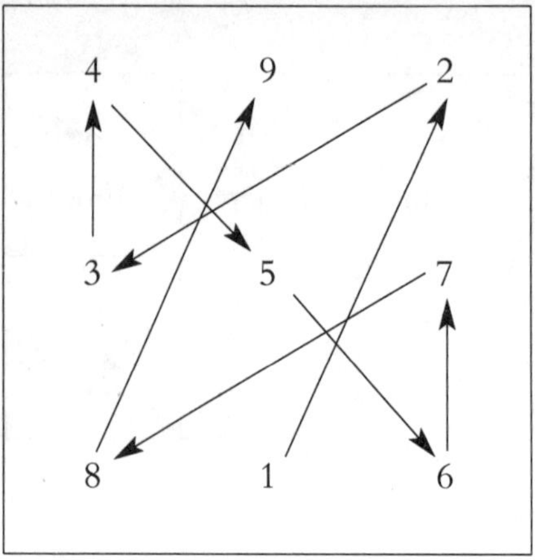

Die Schritte des Yin durch die einzelnen Trigramm-Zustände von 1–9

Die Meditation, die wir nach dieser Methode als die Schritte des Yü bezeichnen, orientiert sich an diesem älteren Ritus. Das Ziel der Meditation wird sein, die Trigramme, wie alle Einordnungen und Rollen, als Projektionen und Täuschungen zu erkennen. Übereinandergelegt löschen sich Yin und Yang der Trigramme aus – es ergibt sich ein Bild des Nichts.

Die Position in der Mitte, die Fünf, die dem Ich entspricht und weder durch Yin noch durch Yang gekennzeichnet ist, wird dabei ebenfalls ausgelöscht. Das Ich löst sich auf: Es ist nichts als eine weitere Illusion.

Der erste Schritt dazu ist, zu erkennen und zu erfahren, dass die acht Trigramme keine starren Persönlichkeitstypen sind, sondern sich im ständigen Wandel befinden. Wer sich selbst als eines der acht Trigramme «ertappt» hat, wird feststellen, dass dies nur ein vorübergehender Zustand ist – eine Illusion von Realität, wo in Wirklichkeit nichts ist.

Wer dies nicht erkennt und womöglich in einem der acht Bilder «steckenbleibt», wird schließlich krank.

Im letzten Kapitel schildern wir, wie Ge Hong in einer Lebenskrise die Schritte des Yü tanzt. Die Schritte des Yü sollen entstanden sein, als ein mythischer Gott der Vorzeit – Yü – mit Hilfe seines Tanzes den Kosmos davor bewahrte, in den Fluten des Wassers zu versinken. Wasser ist das Trigramm Nummer eins. Es steht für Angst und existentielle Katastrophen. Hier bei der Eins beginnt der Tanz und damit der Neuanfang, wie er in der mythischen Zeit von Yü getanzt worden war. Der Tanz endet auf der Neun, mitten im Feuer, dem Leben schlechthin.

Was immer die aktuelle Katastrophe ist – und wenn es nur totale Langeweile oder akuter Geldmangel ist –, die Meditation über die Schritte des Yü hilft den Blick für das Ganze zu öffnen und loszulassen. Wir alle sind nur eine flüchtige Illusion im großen kosmischen Kino.

MÄNNERWORTE

No reason to live. But we like it that way.

the bloodhound gang

Die Schritte des Yü

Der Text dieses Buches führt von unserem normal verrückten Alltag einen ersten Schritt in die verrückte Denkwelt alter chinesischer Weiser. Wer die Schritte des Yü tanzt, wird sehr bald einige Stufen darüber hinausgehen und seinen eigenen Weg finden. Dabei können wir keine Hilfe mehr sein.

Ein Beispiel dafür, wie die Schritte des Yü «getanzt» werden, findet sich in der Ge-Hong-Geschichte des letzten Kapitels. Eine konkretere Meditationsanweisung möchten wir hier nicht geben, da die einzelnen Stationen, die Trigramme von eins bis neun, zuzüglich der Fünf im Zentrum, von jedem Einzelnen anders erlebt werden. Es möge genügen, zu sagen, dass die Schritte des Yü eine Visualisierung der einzelnen Trigramm-Zustände – von eins, dem Wasser, bis neun, dem Feuer – darstellen. Wer mag, kann sich dazu, anhand des oben abgebildeten magischen Quadrates, ein kleines oder großes Quadrat aufzeichnen oder nach Belieben auch einen großen Platz dazu anlegen, auf dem er die Positionen abschreitet. Ein größeres Gebiet lässt sich im eigenen Geist durchschreiten – im Idealfall der ganze Kosmos.

Ganz gleich, ob die Schritte körperlich getanzt werden oder geistige Stationen darstellen sollen, die Richtung muss immer beibehalten werden. Die Himmelsrichtungen sollten nicht durcheinander gebracht werden. Wer nach Süden blickt wie die alten Weisen, hat zu seiner Linken die aufgehende Sonne, den Osten und zu seiner Rechten die untergehende Sonne, den Westen. Links steigt das Qi und rechts sinkt es. Wer die Himmelsrichtungen nicht findet, hat die Orientierung verloren, und um Orientierung geht es bei den Schritten des Yü.

Das Quadrat muss also immer präsent sein, als räumliche Markierung oder als Vorstellung im Kopf. Die Schritte schreiten gerade nicht linear fort, von kleinster zu größter Zahl, sondern sie beschreiben einen hin und her tanzenden Kreis auf dem Quadrat (vergleiche Grafik, S. 32).

Wer die einzelnen Schritte «tanzt», wird merken, dass ihm einige Positionen vertraut sind und andere dagegen völlig unnachvollziehbar. Gerade diese gilt es zu stärken und intensiver zu fühlen. Eine Lektüre des entsprechenden Kapitels könnte dabei helfen, die vernachlässigte Position stärker zu erfahren. Wer in der Lage ist, zwischen allen acht Trigrammen fließend zu fluktuieren, wird mehr und mehr zur Ganzheit. Er wird ein Mann, der alle seine Potenziale realisiert. Dies ist der Tanz des Yü.

Die nachfolgend beschriebenen Schritte und die mit den einzelnen Positionen verbundenen Gefühlsqualitäten sind nicht mehr als ein kurzer Wegweiser:

Erster Schritt

Wenn das Quadrat ganz festgelegt ist, beginnt der erste Schritt auf der Eins, im Norden, im Wasser. Der Tanzende stellt sich nun vor, im Zustand des Wassers zu sein. Angst. Das Gefühl unterzugehen. Da zum Wasser die Ohren gehören, richtet der Tanzende seine Aufmerksamkeit nach innen. Alle Töne, die in ihn eindringen, lässt er tief in sich absinken. Ruhe. Ganz gleich, was da draußen los ist. Der erste Schritt des Yü geht ganz nach innen. Hier drinnen könnten Angst, Panik und Dunkelheit herrschen. Er verliert sich. Der Tanzende betrachtet dies genau und geht dann weiter.

Zweiter Schritt

Der Tanzende geht nun zur Position zwei, im Südwesten, zur Erde. Hier fühlt er wieder Sicherheit, aber auch Schwere. Bodenhaftung. Er ist ganz Yin. Das Leben hier ist mühselig und langsam, aber auch voller Ruhe und voller Achtsamkeit. Er ist nun im Reich der kleinen Dinge, im eigenen Bauch. Er hat so viel zu tun. Ach! Gerade wenn dieser Zustand zu mühselig und zu klebrig wird, lässt er Yang von unten eindringen wie eine sprudelnde Quelle.

Dritter Schritt

Die Position drei ist genau im Osten, im Reich des Donners. Hier knallt es. Der Tanzende spürt, wie Qi aus seinen Schenkeln in ihm hochsteigt. Er fühlt Lebendigkeit und Unruhe. Nichts wie weg aus dieser Misere! Er will losrennen. Ungeduld, er könnte platzen. Trotzdem hält er auch diesen Zustand des sprudelnden Lebens einen Augenblick fest. Solange, bis er beginnt abzuheben.

Vierter Schritt

Die Position vier ist im Südosten, im Reich des Windes. Das Qi aus den Schenkeln ist nun aufgestiegen bis in die Genitalien. Von hier steigt es weiter in ihm auf und der Tanzende fühlt sich frei und kribbelig. Die Welt ist bunt und neu. Alles wird leicht, witzig, interessant. So viel, was er noch tun könnte … Er hebt etwas ab und verliert (fast) das Gefühl dafür, wer er selbst ist.

Fünfter Schritt

Die Position der Mitte. Während der Tanzende noch so abhebt, merkt er, dass er eigentlich kein Vogel ist. Er kommt zu sich selbst zurück und betrachtet von einer mittleren, ausgewogenen Position her alles mit mildem Interesse. Er ist nun er selbst. Der Mann ohne Eigenschaften. Er ist. Vor lauter Weisheit hebt er nun noch mehr ab. Der Weg vom Südosten durch die Mitte geht direkt in den Nordwesten.

Sechster Schritt

Die Position Sechs ist im Nordwesten, im Himmel. Der Tanzende ist nun frei. Sein ganzer Körper ist Yang. Alles strömt von ihm und er löst sich auf. Sein Kopf schwebt in den Wolken. Er ist leicht. Er will nichts. Es ist egal. Er ist frei.

Siebter Schritt

Aus der Freiheit des Himmels taucht der Tanzende nun in den Westen, in den See. Es wird dunkel um ihn. Er ist nun ganz vom Leben abgeschnitten. Er spürt vielleicht Hass, weil er zu kurz kommt. Weil er sich nicht entfalten kann. Aber hier unten, tief im Inneren sieht er Dinge, die er gerne mitteilen möchte. Nur wie? Alles ist hier unbewusst, dunkel und tief.

Achter Schritt

Die Position acht ist im Nordosten. Hinter den Bergen geht die Sonne auf. Der Tanzende steht im Licht. Der Kopf ist im Yang, Beine und Bauch sind geerdet. Er steht fest und unverrückbar. Erhaben und voller Wissen. Er weiß. Vielleicht ist er zu erhaben. Vielleicht verachtet er die Menschen im Tal. Er ist ein großer Mann. Die Kraft ist nun in seinen Händen, die von selbst aufsteigen. Er ist ein Lehrer, ein Weiser.

Neunter Schritt

Die Position neun ist im Süden. Dies ist das Feuer. Der Tanzende steht nun voll im Leben. Er leuchtet und fühlt sich lebendig. Er ist voller Magie und Anziehungskraft. Er ist ein Star. Seine Augen leuchten und sind voller Charisma. Zeit, wieder bescheiden zu werden. Die nächste Katastrophe naht, und es geht zurück ins Wasser.

Die Schritte beginnen von vorn.

Die Schritte des Yü sind eine Lebenshaltung. Wer sie tanzt, bringt die inneren Spannungen in Harmonie mit den Energien des Kosmos. Er wird heil.

Das Elixier für den Jadestab

Ge Hong wohnte auf dem Luo-Fu-Berg und besaß das berühmte Elixier für den Jadestab.

Ge Hong saß auf dem Berg und meditierte.

Ge Hong saß still.

An einem klaren Tag kam der Berg und sagte:

"Ich habe gehört, Ihr habt das berühmte Elixier für den Jadestab. Bitte gebt es mir."

"Nein", sagte Ge Hong, "du bist zu starr."

An einem schwülen Tag kam der Donner und sagte:

"Ich habe gehört, Ihr habt das berühmte Elixier für den Jadestab. Bitte gebt es mir."

"Nein", sagte Ge Hong, "du bist zu blind."

An einem windigen Tag kam der Wind und sagte:

"Ich habe gehört, Ihr habt das berühmte Elixier für den Jadestab. Bitte gebt es mir."

"Nein", sagte Ge Hong, "du bist zu haltlos."

An einem heißen Tag kam das Feuer und sagte:

"Ich habe gehört, Ihr habt das berühmte Elixier für den Jadestab. Bitte gebt es mir."

"Nein", sagte Ge Hong, "du bist zu gierig."

An einem feuchten Tag kam die Erde und sagte:

"Ich habe gehört, Ihr habt das berühmte Elixier für den Jadestab. Bitte gebt es mir."

"Nein", sagte Ge Hong, "du bist zu träge."

An einem trüben Tag kam der See und sagte:

"Ich habe gehört, Ihr habt das berühmte Elixier für den Jadestab. Bitte gebt es mir."

"Nein", sagte Ge Hong, "du bist zu tief."

An einem hellen Tag kam der Himmel und sagte:

"Ich habe gehört, Ihr habt das berühmte Elixier für den Jadestab. Bitte gebt es mir."

"Nein", sagte Ge Hong, "du bist zu schwach."

An einem düsteren Tag kam das Wasser und sagte:

"Ich habe gehört, Ihr habt das berühmte Elixier für den Jadestab. Bitte gebt es mir."

Und Ge Hong gab es ihm.

Bao Gu, seine Frau, aber sprach:

"Gebt nicht alles her. Einen Teil braucht Ihr selbst."

Und sie lachte.

1.

Der Berg ☶

Oberlehrer, Wissenschaftler und Asketen: Lebensfeindlichkeit und Berührung

An einem klaren Tag kam der Berg und sagte: "Ich habe gehört, Ihr habt das berühmte Elixier für den Jadestab. Bitte gebt es mir."

"Nein", sagte Ge Hong, "du bist zu starr."

Still und unbeweglich lag der Luo-Fu-Berg, seit uralten Zeiten ein Berg der Götter, aber auch der Weisen, die den Aufstieg nicht scheuen.

In der Zeit, als die Geister unter den Menschen lebten und die Erlangung von Weisheit und Unsterblichkeit das würdigste Ziel war, lebte Ge Hong, ein berühmter Gelehrter und Stratege. Sein Ruf eilte ihm weit voraus. Doch Ge Hong machte sich nichts aus Ehre und Ruhm und Beamtenposten. Sein Herz gehörte der Alchimie. Neues wollte er sehen und fühlen und die Wege der Seligen gehen, die in den Bergen leben und Glückseligkeit erlangen. So ging er den Weg des Dao. Da gelangte ihm zu Ohren, dass in den Höhlen des Luo-Fu-Berges Zinnober zu finden sei. Zinnober, aus dem die Elixiere der Unsterblichkeit gebraut werden.

"Ich werde in die Berge gehen", sprach er zu Bao Gu, seiner Frau. "Dorthin, wo die mit weichen Knochen und trübem Blick nicht zu folgen vermögen. Wo Wasser und Wind sich verbinden, kann nur das Feuer folgen."

"Mir folgt es schon lange", sprach diese, denn sie verstand sich auf die Kunst des Brennens zum Wohle der Kranken und Verwirrten.

"Ich werde Euch folgen, wie es mir geziemt. Zudem seid Ihr ein Meister im Spiel von Wind und Regen."

Da lachte Ge Hong. Dann aber sprach er: "Ob Ihr mir nun folgt, weil es Euch geziemt oder weil Ihr meistens lüsterne Gedanken hegt, bedenkt in jedem Fall: Berge sind nicht leichtfertig zu betreten!"

"Dann lasst uns eilig gehen", sagte sie.

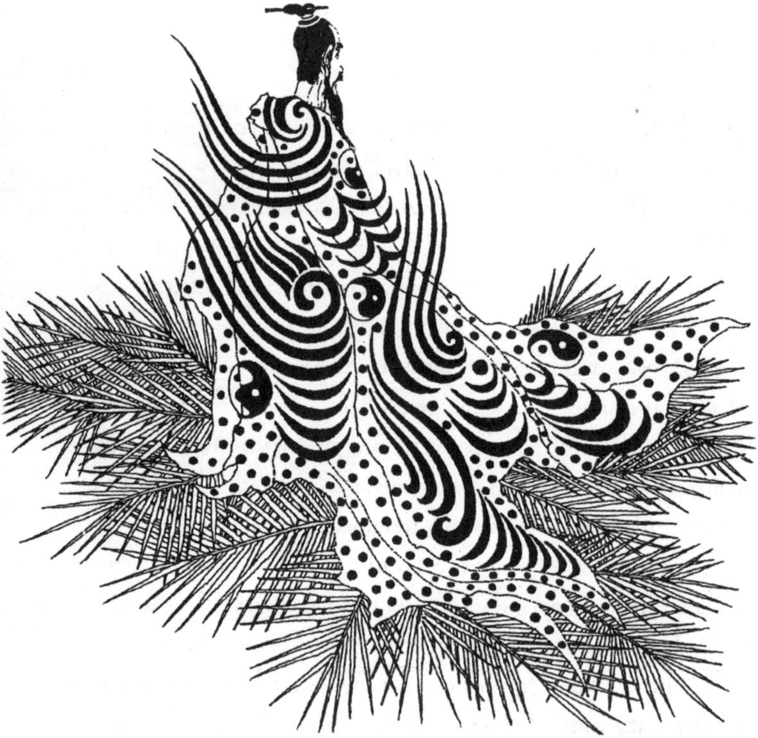

An einem glückverheißenden Tag brachen sie auf. Mit Amuletten und geheimen Schriften schützten sie sich gegen die Gefahren der Berge und gelangten zuletzt auf den Luo-Fu-Berg. Dort fanden sie die Stille, die sie suchten. Ge Hong studierte das Dao und die Unsterblichkeit. Er las in alten Schriften, sammelte Kräuter und braute Elixiere. Er tanzte den uralten Tanz des heiligen Yü, der den Kosmos ordnete, und er sprach mit Tieren und Geistern und er schrieb seine Weisheiten auf. Weit reiste die Kunde von seinen ungewöhnlichen Fähigkeiten.

Bao Gu unternahm weite Wanderungen. Wo sie ankam, freuten sich die Menschen, denn wenn sie das duftende Beifußkraut entzündete, flohen die Dämonen und die Menschen wurden geheilt.

So ging es viele Jahre.

Eines Morgens vor Sonnenaufgang stand Bao Gu vom Lager auf. Es war kühl und sie fröstelte. "Ein Besucher naht", sagte sie. "Er wird von Nordosten kommen, und trägt viele Schriftrollen mit sich."

"Ja", schmunzelte da Ge Hong, "er weiß schon alles."

Schmucklos war der Besucher. Doch edles Brokat und der Hut der Gelehrten zeugten von seiner großen Bedeutung. Mit würdigen Schritten ging er auf Ge Hong zu und grüßte ihn, wie es sich geziemte und übersah Bao Gu, wie es sich geziemte. "Der wertlose Beamte grüßt voll Respekt und bittet um Unterweisung", sprach er. "Viel habe ich von Euch gehört und Eure zahlreichen hervorragenden Schriften sind mir wohl bekannt. Welch ein Verlust, dass Ihr Euch aus Gesundheitsgründen zurückgezogen habt."

"Hoho", sagte Ge Hong. "Zu viel der Ehre. Dieser kleine Mensch hat einige Schriften ohne Bedeutung fabriziert. Was sind sie im Vergleich zu den geheimen Werken der alten Weisen? Nicht Gelehrsamkeit ist mein Ziel. Ein Mensch, der sich dem Dao hingeben, aber nicht dessen Grundprinzipien Aufmerksamkeit schenken will, sondern gleich dem Ende nachjagt, dem kann man die besten Worte geben, er wird es nie begreifen."

"Auch ich", entgegnete der Besucher mit Würde, "strebe nach den großen Prinzipien. Daher befleißige ich mich neben dem Studium der Enthaltsamkeit und Meditation. Mögen auch lüsterne Fuchsgeister in duftigen Gewändern um mich tanzen, ich widerstehe ihren Verlockungen und bin wie ein Berg. Die gemeinen Menschen aber sind unbelehrbar. Auf meiner Reise durch den Süden gelangte ich gar in wilde Regionen, wo Männer und Weiber nackt zusammen im Fluss baden. Die Ordnung der Welt ist zweifellos in Gefahr, wenn die einfachen Regeln des Anstands missachtet werden."

Da lachte Ge Hong: "Ein Mann geht auf die Gefahr zu, statt sich schamvoll zu verbergen. Dies gilt besonders für die Gefahr durch lüsterne Fuchsgeister."

Bao Gu kicherte, und der Besucher blickte starr.

Ge Hong aber fuhr fort: "Durch die Frauen findet der Mann zur Weisheit. Wie sagte nicht der alte Lao Zi:

Der Geist der Tiefe ist unsterblich
Es ist die Urmutter
In ihrem Schoß wurzeln Himmel und Erde.

Hier ist mein Weg. Er erscheint mir angenehmer als immer nur der Getreidekost zu entsagen und staubige Bücher zu lesen."

"Frauen sind das gefährliche Wasser", sagte da der Besucher. "Yin kann Yang niederzwingen. Wirft man Metall auf Holz, so wird es bei der Berührung auf jeden Fall beschädigt. Indem eine Frau Schminke und Puder auflegt, nimmt sie sich den reinen Glanz des

Metalls zum Vorbild. Was die Gefühle einer Frau angeht: Stets begehrt sie das ungeduldige Yang. Jedoch nach außen hin unterdrückt sie selbst dieses Gefühl und ist nicht bereit, den Mann zu ermuntern. Die männlichen Gefühle aber sind hartnäckig und hitzig. Die Absichten sind eindeutig und zügellos. Zieht es den Mann zu seinen Vergnügen, spricht er in einlullenden und sanften Tönen und mit unterwürfigen Worten. So erniedrigt sich das männliche Holz vor dem weiblichen Metall."

"Hervorragend", sagte Ge Hong, "Ihr habt gut auswendig gelernt. Die Schriften des Tian Menzi."

Das Gespräch stockte.

"Wie tugendhaft doch Euer Weib, Euch in diese Wildnis zu folgen", begann der Besucher.

"Es folgt mir nicht", sagte Ge Hong und zwinkerte Bao Gu zu. "Mein Weib ist aus dem Süden, wo die Völker, wie Ihr ja wisst, ungebärdig sind und sich auf sonderbare Künste verstehen. Mein Weib ist eine große Heilerin. Durch sie bin ich im Kontakt mit Dämonen und Geistern und dem tiefsten Yin. Das unergründliche Tor oder auch die Höhle der Seligen, wie der weise Mao Zedong sagte, der Meister des Tunnelgrabens, der zuletzt die Kunst der Verwirrung zelebrierte." Und Ge Hong lachte, dass die Berge dröhnten und die Vögel erschreckt von den Bäumen aufflatterten.

"Dieser Autor ist mir unbekannt. Er muss zu den Vertretern einer fremden Lehre gehören, deren Weg ich nicht kenne", sprach verwirrt der Besucher, der alle orthodoxen Schriften wohl beherrschte.

"Grämt Euch nicht. Sein Weg ist Euch ohnehin verschlossen, Ihr habt einen kalten Unterleib. Eure Art von Askese ist keine Kunst. Fünf Arten von Askese gibt es: Die der Kalten. Die der Armen. Die der Eunuchen. Die der Weiberhasser und die der

Verrückten. Verrücktheit kann gelegentlich zu Erkenntnis führen. Bei den anderen aber besteht keine Hoffnung.

Fünf Wege gibt es, das Leben zu nähren. Es sind die angeborenen Fähigkeiten, das Sitzen in Stille, die Kunst der Ernährung, Kräuter und Elixiere und das Spiel von Yin und Yang. Mit einem kalten Unterleib vor den Büchern zu sitzen gehört nicht dazu. Mann und Frau vollenden sich gegenseitig, wie sich Himmel und Erde gegenseitig ergänzen. Himmel und Erde trennen sich am Tag und vereinigen sich in der Nacht. In einem Jahr verkehren sie dreihundertfünfundsechzigmal miteinander. Da sie nun mit dem reinen Qi in Harmonie sind, können sie die zehntausend Dinge zeugen und gebären, ohne sich zu erschöpfen. Die Menschen, die sich daran ein Beispiel nehmen, können lange existieren. Manche sogar für immer. Sie werden unsterblich, so heißt es. Manche meinen freilich auch, durch die Schlafzimmerkunst könne ein Beamter schneller Karriere machen und ein Geschäftsmann schneller reich werden. Dies erscheint mir sehr sonderbar. Doch sicherlich kann diese Kunst dafür sorgen, dass ein Mensch auch in hohem Alter ein rosiges Gesicht besitzt und sich des Lebens freut."

"Welch ungewöhnliche Belehrung", sprach da der Besucher kühl. "Was Ihr sagt, ist mir natürlich nicht neu. Doch als Gelehrter sehe ich die Angelegenheiten gewissermaßen von einem übergeordneten Standpunkt. Die Suche nach Unsterblichkeit muss doch zweifellos zu den Verwirrungen der Ungebildeten gezählt werden. Doch sagt, ich habe gehört, Ihr seid im Besitz der Schrift der drei Erhabenen, der Schrift über den neunfachen Zinnober und das Goldelixier und der Schrift, die es erlaubt die Götter des Himmels und die Geister der Erde herbeizurufen."

Ge Hong schwieg und blickte ins Feuer.

"Wie gesagt, Meister", fuhr der Besucher fort, "die Suche nach der Unsterblichkeit war selbstverständlich ein verrücktes Unterfangen abergläubischer Menschen. Dennoch aber sollte man die Geschichte dieser Verirrungen eifrig studieren, um Schaden von der Nachwelt abzuhalten."

Bao Gu legte Holz aufs Feuer, und Ge Hong schwieg.

"Versteht mich recht", begann der Besucher noch einmal. "Es trachtet mich nicht nach Euren geheimen Schriften. Ich besitze selbst einige Abschriften. Dennoch aber ist es unerlässlich für eine präzise Erforschung der Literatur, dass der Gelehrte alle Abschriften genau miteinander vergleicht. Wie leicht macht man sonst Fehler."

Ge Hong blickte lange ins Feuer, dann sprach er: "Über eine Entfernung von hundert Schritten kann das Auge Dinge nicht mehr deutlich erkennen. Wollte man nur das, was man sieht, als existent betrachten und all das, was man nicht sieht, für nicht vorhanden erklären, vieles auf der Welt würde dann nicht für uns bestehen. Das ist so, als behaupte einer, der mit seinem Finger das Meer ausloten möchte: Das Meer ist nicht tiefer, als mein Finger reicht. Kann denn eine Eintagsfliege das Alter einer Riesenschildkröte abschätzen?"

"Wohl wahr, dass der Einzelne nicht viel sieht. Daher studieren ja die Gelehrten die Geschichte ihrer Vorfahren. Nehmen wir das Beispiel der Kaiser der Han-Zeit. Haben sie nicht Elixiere der Unsterblichkeit zu sich genommen und sind doch alle gestorben? Sicherlich aber sind Kaiser diejenigen, deren Fähigkeiten besonders weit entwickelt sind. Wenn schon Kaiser nicht unsterblich werden können, wie soll es dann anderen gelingen? Man kann daher mit Bestimmtheit sagen, dass die Unsterblichkeit ein Märchen närrischer Weiber und verrückter Daoisten ist", schloss der Besucher mit Nachdruck.

Ge Hong aber sprach mit träumerischem Blick: "Was habt Ihr gegen Weiber und Daoisten? Gewöhnliche Menschen, die niemals einen Drachen, ein Einhorn oder einen Phönix gesehen haben, sagen, dass es diese Tiere auf der Welt nicht gebe. Wie könnte man solche Menschen davon überzeugen, dass die Unsterblichen wirklich existieren!"

"In der Tat gibt es keine Drachen oder Phönixe. Dies ist unter Gelehrten allgemein anerkannt!", rief da der Besucher nahezu verzweifelt.

"Ach, all diese klugen Männer, die die klassischen Werke des Herzogs von Zhou und des Konfuzius studieren und verehren und alles wissen und dabei blindlings in ihren Tod rennen, weil sie glauben, dass der Weg der Glückseligen und Unsterblichen dummes Zeug sei. Die werden freilich über mich lachen. Doch Euch will ich anvertrauen, dass ich an einem Buch schreibe, das nicht in die Reihe meiner anderen gelehrten Schriften gehören soll. Es soll späteren Menschen ein Freund sein, wenn sie keinen Vertrauten haben, mit dem sie über den Weg, den ich gehe, sprechen können. Keinesfalls aber kann ich hoffen, dass diejenigen, die an nichts glauben, gerade mir glauben werden.

Doch was rede ich. Ich sehe, Ihr seid müde und friert in der Bergluft. Lasst dieses unwürdige Weib Euren Unterleib erwärmen. Rein medizinisch, versteht sich." So sprach Ge Hong.

Leise an Bao Gu gewandt aber sprach er: "Bringt Eure Kräuter und brennt diesem ehrwürdigen Gelehrten die Kälte aus dem Unterleib."

Und obwohl der Besucher sich lange zierte, wirkte endlich Bao Gu ihren Zauber, und der Berg kam in Bewegung. Da wurde der Mann, der schon alles wusste, Ge Hongs erster Schüler.

Der Meister aber ging zu seinem Ofen und braute das Elixier.

Der Berg ist ein Lehrer. Wer die Spitze eines Berges erklommen hat, verkörpert Macht und Autorität. Er ruht in sich und vergleicht nicht zwischen sich und anderen. Die meisten aber, die sich aufmachen, einen Berg zu erklimmen, enden als bleiche Gebeine am Berghang. Ein solcher Mensch fühlt sich gern anderen Menschen überlegen, indem er die Autorität, die Wissenschaft und das Gesetz verkörpert. Emotional bleibt er unbeteiligt. Oberlehrerhaft unterweist er seine Umgebung. Alles Neue, Fremde und Wilde betrachtet er mit Zurückhaltung. Im Namen der Macht, für die er arbeitet, bemüht er sich, alle lebendigen Impulse um sich herum zu vernichten. Dabei bleibt er voll Angst und es fehlt ihm der Mut, wirklich zum Gipfel vorzudringen.

Das Bild

Berge sind keine toten Anhäufungen von Materie. Sie leben und wachsen. Berge sind die Orte, an denen das Yin der Erde kondensiert und seine größte Dicke erreicht. Die Gipfel hoher Berge reichen in die Wolken und manchmal bis zum Himmel. Niedrige Berge versperren nur den Blick. Hohe Berge sind heilige Orte, schwer zu besteigen, abweisend und gefährlich. Je höher sie sind, umso größere Geister bewohnen sie. Berge sind in den Traditionen der meisten Kulturen der Sitz der Götter. Berge bewegen sich nicht. Sie bleiben still, egal, was passiert: «der Fels in der Brandung». An Bergen lassen sich Kräfte messen. Manch einer will den Berg daher bezwingen, denn auf seinem Gipfel ist die Luft klar und der Blick geht weit. Kalt ist er, erbarmungslos, eisig mit nacktem Fels, so dass nichts wachsen kann. Wer sich dort oben nicht auskennt, sich nicht festhalten kann in dieser Höhe oder nicht die richtige Ausrüstung hat, endet tot am Berg. Den Berg berührt das nicht, er greift nicht ein, er hat kein Herz und kennt kein Bedauern.

Im Innern ist der Berg still und voller Geheimnisse: Vielleicht birgt er Höhlen, Erze und Versteinerungen aus der Vorzeit.

Berge haben eine magnetische Wirkung. Der Berg ruft: Er ist ein Magnet und zieht die an, die seinen Ruf hören. Berge verheißen Weisheit. Doch «Berge sind nicht leichtfertig zu betreten», sagte Ge Hong. An ihren Hängen hausen Geister und Dämonen, die dem Unwissenden Tod und Verderben bringen.

Wer beim Besteigen eines Berges abschweift, mit seinen Gedanken und seiner Konzentration nicht vollkommen anwesend ist und seinen Weg verliert, wird dort bleiben. Ein unaufmerksamer Moment genügt, und der Fuß tritt ins Leere. An den Berghängen bleichen die Knochen derer, die unversehens zum Teil des Berges wurden. Sie bleiben in den Yin-Ebenen und erreichen das Yang des Gipfels nicht.

Schon immer hat es die Suchenden in die Berge gezogen. Daoisten, Mönche und Einsiedler nutzten die starke Energie des Berges. Oben auf dem Berg erhebt der Weise sich über die kleinen Dinge des Alltags. Durch tägliches Meditieren und achtsame Arbeit können die starke Ausstrahlung, das Qi der Berge und ihr unmittelbares Empfinden transformiert werden in Weisheit und Erkenntnis. Ohne Transformation jedoch und ohne Kontakt zum Yang des Gipfels bleiben die Menschen in den Bergen konservativ und speichern traditionelle

Ansichten und Lebensformen. Die Bergkraft selbst ist neutral. Wer als starrsinniger Mensch in die Berge geht, wird starrsinnig bleiben. Wer, wie die Daoisten, einen freien Geist hat, kann von den Bergen beflügelt werden und von Gipfel zu Gipfel tanzen. «Auf die Berge will ich steigen, lachend auf euch nieder sehen», sang der Freigeist Heinrich Heine.

«Berge sind nicht leichtfertig zu betreten.» Grundsätzlich gibt es zwei Wege: Die einen imitieren die Art des Berges, mit Bergschuhen, deren kräftige Sohlen den Schwerpunkt nach unten verlagern. Mit schwerem Bergstock steigen sie bedächtig bergan, immer darauf bedacht, ihre Bodenhaftung zu bewahren. Nepalesische Sherpas hingegen laufen barfuß und schnell, und Freeclimber imitieren eher die Wolken und hängen mit den Füßen in der Luft. Sie genießen das freie Gefühl der Höhe.

Die Faszination des hohen Standpunktes zeigt sich in von Menschenhand geschaffenen Bergen. Grabhügel, Pyramiden, Kirchtürme und Wolkenkratzer sollen in den Himmel reichen. Doch davon sind sie weit entfernt. Sie geben den anderen Menschen ein Gefühl von Machtlosigkeit und symbolisieren die Autorität großer Institutionen, Gesellschaften und Organisationen. Sie sind künstliche Berge, doch ohne die solide Basis ihrer echten Vorbilder. So musste der Turm zu Babel stürzen und mit ihm die menschliche Illusion, den Göttern gleich zu werden. Andere Türme folgten und werden folgen.

Auf hohen Türmen wird es einem leicht schwindelig. Wer selbst keine solide Basis hat und an Yin-Leere leidet, bekommt hier Höhenangst und fürchtet den Absturz. Auch die sprichwörtlichen Elfenbeintürme der Gelehrten gehören dazu, ihnen fehlt die Basis. Da sie nicht in der Erde wurzeln, bleiben sie trockene Lehrgebäude ohne Kraft und voller Lebensangst.

Berge scheinen unvergänglich zu sein. Tote Herrscher wurden auf einem Berg, in Pyramiden, Kirchen oder zumindest in einem aufgeschütteten Erdwall begraben. So sollen sie liegen, bereit für die Ewigkeit. Oft bewahren Berge auch große Schätze, bewacht von habgierigen Zwergen. So werden die Schätze zu Stein – es sei denn, einer weiß das Zauberwort und findet den Zugang. Kleine Tiere, Schlangen, Mäuse, Ratten, so heißt es, nagen unterirdische Wege und können kleine Berge unterhöhlen und zu Fall bringen. Finden Berge Kontakt zu ihren vulkanischen Wurzeln, wird das Unterste zuoberst gekehrt und alte Strukturen werden hinweggefegt.

«Berge gehen unter, und Täler werden zu Bergen», heißt es im uralten chinesischen Buch der Lieder. Nichts ist unvergänglich. Es braucht nur viel Zeit.

Das Trigramm ☶

Im Nordosten steht der Berg. Es ist die Zeit zwischen Winter und Frühling. Die ersten Sonnenstrahlen erscheinen über dem Horizont, die Tage werden wieder länger. Der Geist erhebt sich klar und zum ersten Mal aus den Tiefen ans Licht. Ein Yang-Strich schwebt abgehoben über einer soliden Basis aus zwei Yin-Strichen. Viel Materie, nur scheinbar unbewegt, darüber ein Geist, der ins Unendliche reicht. So verbindet der Berg Himmel und Erde.

Der Nordosten ist der geheimnisvolle Ort des Stillehaltens, wo aller Dinge Anfang und Ende ist, wo Tod und Geburt ineinander übergehen.

Darum heißt es: Es vollendet sich im Zeichen des Stillehaltens.

Der Mann im Zeichen des Berges

Ein Junge, der gerade auf die Welt kommt, ist voller Mut und Tatendrang. Bald aber sieht er, dass er umgeben ist von Autorität und Einschränkung. Vielleicht hat er Glück, und seine Eltern respektieren seine wilden Tendenzen und lassen sie sich entfalten. Dadurch kann seine eigene Kraft wachsen. Dennoch wird er irgendwann feststellen, dass ihn immer noch hohe Berge umgeben, die seinen Blick einschränken. Nun beginnt sein Weg. Er kann wild gegen die Berge der Autorität und der Beschränkungen ankämpfen, die unüberwindlich scheinen aufgrund ihrer Masse und ihres Alters. Er verbreitet Angst und Schrecken, doch die Berge bewegen sich nicht. So geht er zugrunde. Er kann versuchen, schlaue Wege um diese Hindernisse herum zu finden und sich so befreien. So gelangt er ans Meer.

Er kann aber auch versuchen, den Aufstieg zu wagen und sich in die kühlen Höhen der Macht vorzuarbeiten. Dabei sterben nach und nach seine lebendigen Impulse ab. Berge sind nicht leichtfertig zu betreten: Am Ende siegt meistens der Berg. Der Mann wird zu einem Teil des Berges. Ein Häufchen bleicher Knochen am Abhang.

«Ein Mann ist wie ein Berg», bedeutet im Chinesischen, dass dieser Mann gegen sinnliche Verlockungen immun ist, kalt und unbeweglich. Liebe, Leidenschaft und Schmerz rühren ihn nicht. Er neigt sich niemandem zu und ändert seinen

Standpunkt nicht. Mit dem Aufstieg wächst seine Macht. Er blickt nun weiter und kann sich notfalls durchsetzen. «Sine ira et studio» könnte der Wahlspruch eines Berges sein, denn wie das Gesetz ist er ohne Zorn und ohne Eifer. Die unter ihm lassen ihn nun kalt. Wenn sie abstürzen oder scheitern, ist das ihr Pech. Er bietet keine Hilfe und kennt keine Freundlichkeit. Schweigen ist seine Antwort auf Hilferufe und Wehklagen.

Wer wirklich bis zum Gipfel vordringt, kann ein sehr weiser Mann werden, wenn seine eigene Basis so stabilisiert ist, dass ihn nichts mehr verrücken kann. Er besitzt das berühmte starke Rückgrat. Da er unmittelbaren Kontakt zur Erde hat, wächst er ganz langsam zum Himmel, wobei er den Kontakt zum Alltagsleben langsam verliert. Sein Blick öffnet sich für die großen Zusammenhänge. Dies macht ihn frei von Angst und lässt ihn gelassen in die Zukunft blicken. Er ist kein Freund, aber er kann ein inspirierendes Vorbild sein. Ein wirklicher Lehrer – gerecht, hart und weise. Ein Prophet oder ein Gesetzgeber, wie Moses oder Mohammed. Was immer seine Basis ist, er wankt nicht im Glauben. So kann er für andere Menschen zum Ort der Kraft werden.

Wenige der Menschen, die Stärke demonstrieren, sind wirkliche Berge. Die meisten hängen am Abgrund. Sie brauchen ihre Titel, ihre Ämter und einen mächtigen Polizeiapparat, um sich zu halten. In dem Bestreben, sich selbst zu erhöhen, stützen sie sich auf vorgegebene und tote Strukturen, die sie unverändert übernommen haben, die aber nicht ihre eigenen sind. Ihr Rücken ist nicht stark, sondern starr, und sie wachsen nicht weiter, da sie keinen Kontakt zur Erde haben.

Umso mehr halten sie fest. Sie neigen dazu, erzkonservativ zu sein. Lebensfeindlich und bemüht lieblos, um sicher zu gehen, dass nichts sie verrücken kann. Ein solcher «Berg» ist nicht nach und nach dem Alltag entrückt. Er verweigert sich bewusst dem Leben und muss sich dafür sehr anstrengen. Dies macht ihn böse und intolerant, insbesondere gegenüber denen, die vor anarchischer Kraft nur so strotzen: Kindern. Außerdem kämpft er gegen Jugendkulturen, Frauen, Erotik und Freiheitsbewegungen.

Starrsinnig und selbstgerecht verkörpern Berge Lehrsysteme und Autoritäten. An ihren starren Floskeln kommt keiner vorbei: «Unwissenschaftlich.» – «Unwirtschaftlich.» – «Unmoralisch.» – «Verboten.» – «Das war schon immer so!» Dünn ist die Luft auf dem Gipfel und manchem Berg geht sie irgendwann aus. Aber nur sehr langsam.

Bilder von Bergsteigern

«Berge sind nicht leichtfertig zu betreten.» Dies gilt nicht nur für die Berge unserer Erde, sondern auch für alle anderen Berge – Lehrsysteme, Wissenschaften, Institutionen. Der Weg durch die Institutionen ist nicht leichtfertig zu betreten. Große Anhäufungen mit solider Struktur lähmen jeden, der nicht genug Kraft hat, bis zum Gipfel vorzudringen und über den Wolken zu schweben.

Der Asket

Der Asket sucht Weisheit auf einem Weg, der sein eigentliches Bedürfnis befriedigt: alles Lebendige in sich abzutöten. Hart und nahezu ungangbar soll er sein, sein elitärer Weg. Nur so kann er sich sicher sein, dass das gemeine Volk ihm nicht folgen kann. Nur dort, wo die Luft dünn ist, kann er sich Weisheit vorstellen. Mit großer Angst schützt er sich vor all dem, was ihn hinunter, «in den Schmutz» ziehen könnte. Überall wittert er Verführung und Un-Rat. Kein Wunder, dass er überall von Dämonen und «Fuchsgeistern» heimgesucht wird, die ihn verführen wollen und danach trachten, ihm seine kostbare Substanz zu stehlen. Vor solchen Anfechtungen flieht er in die Berge, in die Wüste, in tiefe unzugängliche Höhlen. Er fühlt sich als Sucher, aber er ist ein Flüchtiger. Voller Angst vor dem Leben verdorrt er in irgendwelchen Höhlen, wo er Manuskripte kopiert oder magische Formeln murmelt.

Wer einmal in den Bergen ist, kann diesen Zustand schwer wieder verlassen. Man kann sich versteigen im Gipfel des Berges und den Kontakt zur Erde verlieren, völlig abgehoben sein. Eine neue Welt kann sich hier eröffnen. Wilde und fremdartige Eindrücke und Wesen gibt es hier. Wer hier in Angst gerät, wird leicht wahnsinnig. Visionen von zerschlitzten Märtyrern und grausigen Dämonen sind eher Ausdruck des Wahnsinns als spirituelle Visionen. Wer solche sucht, muss angstfrei und gut verwurzelt sein und magische Praktiken beherrschen, die helfen, die wirren Bilder zu durchschauen und auf ihren Grund zu gelangen.

Ge Hong warnte immer wieder vor den Gefahren der Berge, die die Sinne verwirren, Panik auslösen und die Menschen völlig zerstören können. Zum Schutz beschrieb er meditative und magische Techniken, die den Menschen helfen sollten, bei klarem Verstand zu bleiben. Er liebte das Leben so sehr, dass er es für immer bewahren wollte. Auf seiner Reise suchte er nicht das Vergessen, sondern die Erkenntnis und ewige Glückseligkeit. Leichtigkeit und Freiheit von vorgefertigten Meinungen sowie großes Wissen ließen ihn das Leben in den tropischen Bergen Südchinas – zwischen Giftspinnen, Schlangen, Tigern, Wölfen und unzähligen anderen Berggeistern – bestehen, ohne wahnsinnig zu werden.

Der Asket liebt das Leben nicht. Die Askese der Männer ist ein Weg, der auf einer tiefen Angst vor Frauen beruht und diese mit einer hochgeistigen Erklärung versieht. Ob die Frauen nun «unrein», «Ausgeburt des Teufels» oder «gefährliches Wasser» sind, bleibt dabei gleichgültig.

Wer gern ein Berg sein möchte und keine feste Basis besitzt, ist von seinem Unterleib abgeschnitten. Da der Kontakt fehlt, wittert er Gefahr aus diesen unbekannten Tiefen. Wer weiß schon, ob das Fundament morsch ist, wenn er hoch oben im Turm lebt? Alles, was weiter an diesen Fundamenten rütteln könnte, muss daher streng vermieden werden. Feuer kehrt das Untere zuoberst. Genau das fürchtet der Asket. In chinesischen Klöstern gab es daher entsprechende Nahrungsvorschriften, Stoffe, die erhitzen, wie Rotwein, Ingwer, Zwiebeln, Knoblauch, wurden gemieden. Das Lebendige, vor allem in Form von Lust auf Sex, sollte nicht hervorbrechen: lieber das Leben abtöten und kein Risiko eingehen.

Asketen gibt es überall, nicht nur in den Klöstern oder Esoterikseminaren für Fortgeschrittene. Da Sex zunehmend banalisiert wird, nimmt Essen oft die Rolle des Bösen ein, denn auch das Essen hat weibliche Konnotationen: die nährende Mutter. Asketen von heute erkennt man erst auf den zweiten Blick. Es sind die, die im Urlaub lieber ein trockenes Brot und ein paar Tomaten kaufen und mit aufs Zimmer nehmen und früh schlafen gehen, statt mit den anderen üppig essen und trinken zu gehen. Sie essen Rohkost, kauen jeden

Bissen hundertmal und zählen dabei mit, während sie den «Nahrungsbrei ordentlich einspeicheln». Sie achten auf Cholesterin, Natrium, Vitamine und Lebensmittelzusätze. Essen ist für sie potenziell lebensgefährlich und eine lästige Pflicht, der sie mit Todesverachtung nachkommen, wobei sie nicht selten auch ihrer Umwelt den Spaß vergällen. Ihr Körper hat den Verzicht so verinnerlicht, dass sie nichts mehr vertragen. Keinen Alkohol, kein Fett, keine fremden Speisen. Asketen verweigern sich. Sie bevorzugen «vernünftiges Schuhwerk» in jeder Lebenslage und unerotische Kleidung (oder auch handgewobene Schafwolle). Sie verweigern sich dem Spiel von Anziehung und Verführung: zu gefährlich! Sie lassen sich nicht gehen und blicken voller Verachtung auf solche Menschen, die fröhlich in den Tag hinein leben. Sie stehen täglich um 5 Uhr auf und duschen sich dann kalt. Der Unterschied zu anderen Menschen, die sich aus Freude fit halten, ist leicht zu erkennen: Asketen können auf ihre Disziplin unter keinen Umständen verzichten, niemals. Ein weiterer Unterschied liegt in einem typischen säuerlich-selbstgerechten Gesichtsausdruck, der sich bei so manchen Joggern beobachten lässt und bei Nicht-Joggern unweigerlich hämische Kommentare über die Schädlichkeit von Sport auslöst. Asketen bewegen sich mit steifem Kreuz und zusammengeklemmtem Gesäß und freuen sich weder an der Bewegung noch an ihrem schönen Körper. Lieber kontrollieren sie ihre Blutfette, denn der Grund für Askese ist Angst. Wer näher mit einen Asketen zu tun hat, wird fühlen können, wie weh es tut, sich der Lebensenergie zu verweigern.

Der Wissenschaftler

Der Wissenschaftler ist Teil eines mächtigen Systems mit präzisen Regeln. An diese hält er sich auf seiner Suche nach Erkenntnis. Wirkliche Gipfelstürmer behalten dabei ihre sexuelle Kraft, den Kontakt zum eigenen Unterleib. Mit diesem inneren Feuer können sie vorgegebene Regeln transzendieren und revolutionäre Theorien entwickeln, die kaum ein Mensch versteht, was ihnen relativ egal ist, denn ihr Geist reicht weiter. Die Übrigen halten sich an die Regeln und tun nur so, als wären sie richtige Berggipfel. Sie publizieren und zitieren dabei nach allen Regeln der Kunst – lege artis. Viel Neues kommt nicht dabei heraus, während sie Papierberge anhäufen, aber sie empfinden sich als sehr wichtig. Insgeheim fühlen sie sich erdrückt und bekämpfen energisch alles, was auf «verbotenen» Wegen zur Erkenntnis kommt. «Unwissenschaftlich!» lautet das vernichtende Urteil, das sie über alles fällen, was ihnen in die Quere kommt. Wiederum ist es Angst, die sie bewegt, denn sie spüren insgeheim, dass ihre Erkenntnisse und die Bedeutsamkeit ihrer eigenen Person auf wackligen Fundamenten ruhen.

Autoritäten und Institutionen

Echte Berge wachsen immer weiter. Sie leben. Dagegen sind Institutionen künstliche Berge – Türme. Sie wachsen nicht und reichen nicht bis zum Himmel. Sie sind tot. Wer solche «Berge» erklimmen möchte, ist von Anfang an nicht auf der Suche nach Weisheit, denn ein Turm dient nur der Selbstüberhöhung und besitzt keine solide Grundlage. Von hier aus wird das Volk regiert, von Menschen, die weitgehend vom Leben isoliert sind.

Autoritäten verkünden kühl und gelassen, dass es quasi

einem Naturgesetz entspräche, dass Millionen Menschen verhungern und verdursten müssen, obwohl die Erde immer noch genug Reichtum für alle hat. Das ist eben so, Punkt. Autoritäten sprechen von Gesetzen der Börse und Prinzipien der Marktwirtschaft, als handelte es sich um die Gesetze der Schwerkraft: gültig für alle, unumstößlich. Auch hier wird im Namen der Angst der Ausblick auf neue Welten verbaut.

Die institutionalisierte Medizin zählt nicht zu den Wissenschaften, auch wenn sie sich gern als solche gebärdet. Sie ist – trotz ungebremster Tierversuche und Anleihen bei Biologie und Biochemie – vor allem ein autoritäres System, gestützt auf Statistiken und den Glanz großer Namen, veröffentlicht in «maßgeblichen» Fachzeitschriften, möglichst auf Englisch. «Sie haben noch drei Monate zu leben», verkündet der Arzt, ungerührt und kalt, nichts im Sinn außer seiner Statistik. «Sie müssen dieses Medikament einnehmen.» – «Nein, so starke Schmerzen gibt es bei Ihrer Krankheit gar nicht.» Medizintraditionen, die auf anderen Regeln und Einsichten beruhen, werden rücksichtslos als Quacksalberei und Paramedizin bekämpft.

Berge sind Kondensationen von Yin. Dies gilt auch für Traditionen oder große Institutionen, die ebenfalls starke Autorität besitzen. Wenn beispielsweise John Smith als Vertreter einer renommierten, internationalen Consultingfirma etwas sagt, so hat dies deutlich mehr Gewicht, als wenn er genau dasselbe in eigenem Namen sagt. Viele Systeme und Firmen arbeiten damit und erreichen hauptsächlich Menschen, die sich klein fühlen angesichts solch großer Autorität.

Wer immer sich in einem solchen Turm verschanzt, sollte bedenken, dass künstliche Berge irgendwann von Ratten unterhöhlt werden können und von den Wasserströmen der Erde weggetragen werden.

Die Ratten

Es soll ein paar Menschen geben, die glauben nicht automatisch alles, was im Namen irgendeiner «Autorität» behauptet wird. Sie stellen sich quer und suchen nach ihren eigenen Wahrheiten. Sie knabbern an den Fundamenten der großen Institutionen und Organisationen. Es sind die Ratten. Sie müssen sich selbst nicht künstlich erhöhen, und sie gehen den Weg durch die Institutionen nicht. Sie verweigern sich dem System und biedern sich den Größen und Autoritäten dieser Welt nicht an. Sie sind ohne Angst und fühlen sich auch dann nicht klein, wenn sie vor einem künstlich aufgetürmten Berg stehen. Sie bohren kleine Tunnel und bringen ihn zu Fall. Die Macht der Kleinen ist groß, weswegen ja auch Elefanten Angst vor der sprichwörtlichen Maus haben.

Freigeister

Freigeister suchen sich Berge, deren Gipfel so hoch reichen, dass sie Kontakt zum Himmel bekommen. Solche Menschen wirken auf andere verrückt. Auf Titel und Ämter zu verzichten, um in den Bergen die Unsterblichkeit zu suchen, war schon zu Ge Hongs Zeiten nicht mehr das, was ein vernünftiger Mensch tat. Genau dies aber tat Ge Hong. So werden große Ideen geboren.

Wer als echter Freigeist einen Berg betritt, wird auf seinem Gipfel den Kontakt zu den Göttern spüren können. Wer kein Freigeist ist und einen Berg betritt, verliert sich in den Schluchten und erreicht den Gipfel nie. Verloren gehen heißt absorbiert werden.

Ein Freigeist wird immer seinen eigenen Eingebungen folgen. Still und unbewegt, auch wenn er mit Spott rechnen muss – wie Ge Hong. Er schrieb im Vorwort seines Buches über Berge und die Suche nach Unsterblichkeit, dass die Gelehrten laut über ihn lachen würden. Es kümmerte ihn nicht, da es ihm reichte, für die wenigen Menschen späterer Zeit, die von ähnlicher Art sein würden, ein Freund zu sein. «Trotte nicht in den Fußstapfen der Lehrer. Suche, was sie gesucht haben», heißt es im Zen.

Die Geliebten des Berges

Er diskutiert nicht, er stellt die Bedingungen. Wer ihn liebt, kann ihm zu Füßen liegen, er selbst wird sich nicht bewegen. Denn er ist ein Berg, er ist ein Fels in der Brandung. Er ist erhaben, er ist weise, und er weiß alles besser. Er hört nicht auf andere. Er ist auf seinem Platz. Er ist sich seiner selbst sicher. Es ist so, so war es schon immer, und so wird es bleiben. Er bewahrt die Tradition und führt sie fort. Dieser Mann ist uneinnehmbar. Da er korrekt ist, bezahlt er für Liebe. Mit Status, Belehrungen und Geld. Seine wirklichen Schätze gehen niemanden etwas an. Wer längere Zeit im Schatten eines Berges lebt, kann sich beengt fühlen, nichtig und klein und zunehmend unter großen Ängsten leiden: Die kleine verhuschte Frau im Schatten des großen Mannes oder der kleine unsichere ausgehaltene Liebhaber. Nur wenige Menschen haben das Potenzial, die Masse des Berges zu ertragen, ohne sich davon erdrückt zu fühlen.

Die Gemahlinnen der heiligen Berge Nepals sind die Seen. Berg und See verkörpern Yang und Yin – der eine hoch, der andere tief. Die Größe des Berges führt dem See neues Wasser zu und lässt ihn noch tiefer werden, ohne dass

Winde ihn austrocknen können. Der See spiegelt den Berg freundlich und ohne ihn zu beurteilen. Beide besitzen ihre eigene Realität, ohne sich aneinander zu messen. Ihr Kontakt findet auf einer energetischen Ebene statt. Sie gehören zusammen, ohne dass es vieler Worte bedarf.

Nachtrag zu unserer Geschichte:
Ge Hong, der sich mit großem Humor über falsche Lehrer und Propheten lustig machte, war selbst einer der größten Lehrer der chinesischen Medizin und des Daoismus. Er war ein Berg.

Bao Gu, die Magierin und Seherin, die Dämonen verschloss, ist in unserer Geschichte See. Ihr Name ging im großen Berg der offiziellen chinesischen Geschichtsschreibung, die Frauen generell übersah, fast verloren. Doch das Volk, das die tiefen Geheimnisse mehr liebt als die offizielle Größe, bewahrte die Erinnerung an sie und ihre Moxibustionskunst. In «inoffiziellen» und selten niedergeschriebenen Volksmythen der Menschen Südchinas lebt Bao Gu als innig verehrte Heilerin und Göttin der Medizin bis heute weiter.

Störungen im Zeichen des Berges

Wer beim Aufstieg zum Teil eines Berges, einer Institution oder eines Machtapparates geworden ist, verdorrt. Mächtige Dogmen und feste Regelwerke lähmen ihn und töten seine lebendigen Impulse ab. Er wächst nicht mehr, und Angst erfüllt ihn, dass er abstürzen könnte. In einem solchen Menschen lebt nur schwerlich ein unabhängiger Geist. Als Lehrer wirkt er lieber im Rahmen einer großen Institution als allein. Rang und Namen sind ihm wichtig. Er möchte mit all seinen Titeln angesprochen werden. Regeln müssen strikt eingehalten werden. Er strahlt keine Lebendigkeit aus und unterdrückt alle kreativen Tendenzen nicht nur in sich, sondern auch in seinen Schülern, die er offen verachtet. Sein Körper ist stark, aber er wirkt vertrocknet und gebückt, als hätte ihn jahrelanges Buckeln vor den Mächtigen niedergebeugt und als hätten Tausende von Nächten, verbracht über dicken Büchern und am Computer, ihm jeden Lebenssaft ausgesaugt. Da all sein Leben im Kopf stattfindet, hat er keine lebendige Beziehung zu seinem Unterleib mehr. Er isst, um sich zu ernähren und leidet an trockenen Stühlen und hartem Leib. Seine Sexualität ist verkümmert und ohne Leidenschaft. Er wirkt arthritisch und freudlos.

Solche Männer sterben von unten aus langsam ab. Sie halten sich krampfhaft an Äußerlichkeiten fest. Sie vergreisen, ihre Füße werden schwach, sie bekommen Streichholzbeine. Ihr Unterleib wird kalt, und sie schneiden sich vom Leben ab. Dieser Mann gibt nichts mehr her, denn er hat nichts.

Die Essenz – den Samen – zu bewahren, ist eine wichtige Übung der Daoisten. Sexuelle Askese ist damit nicht gemeint. Diese führt zu Versteinerung, Verknöcherung, Unbeweglichkeit, Hartleibigkeit und Steifheit. Weitere Folgen: eine steife Wirbelsäule, Verstopfung, Urinverhalten, ein dicker Unterleib. «Yin und Yang müssen sich verbinden», sagte Ge Hong. Andernfalls kommt es zu Krankheit.

Ein Mann mit kaltem Unterleib hat keine Probleme, asketisch zu bleiben, da sich «dort in der Tiefe» ohnehin nichts regt. Nichts kann ihn erregen, denn er hat keinen Kontakt zu seinem Körper. Lieber wendet er sich den «höheren Dingen» zu. Er forscht, studiert und belehrt seine Umwelt. Seine Stärke ist jedoch nur eine scheinbare. Westliche Männer werden auf völlige Askese eher verzichten. Regelmäßiger Sex gilt als gesund. Aber sehr lusterweckend sind diese steifen, oft an regelmäßigen Wochentagen stattfindenden Bemühungen nicht.

Berge mit ihrer Angst vor dem «verweichlichenden» Einfluss des Weiblichen suchen sich oft eine frauenfeindliche Philosophie. Sie werden Priester oder Militärs oder hängen einer konservativen Weltanschauung an, zu der immer auch eine massive Ablehnung von Homosexualität gehört. Ihre eigene Lebensfeindlichkeit lastet wie ein Berg auf ihnen. Dabei sind ausgerechnet sie oft stark angezogen von unkonventionellen jungen Männern, deren Vitalität alte Strukturen ins Wanken bringen kann. Sie benutzen ihre Macht und ihren Reichtum, um diese an sich zu binden. Doch nicht selten bringt eine solche unheilvolle, «verbotene» Leidenschaft sie zuletzt zu Fall.

Besser ist es für den Mann, die eigenen Kräfte zum Fließen zu bringen. Dies gelingt durch Kontakt zur eigenen Weiblichkeit, der Yin-Basis. Dies wird ihn von seiner Lebensangst befreien und nicht nur zu mehr Lust, sondern auch zu neuen Gedanken verhelfen. Nur so werden sie frei, auch in der Liebe – ob mit Frauen oder mit Männern.

Wandlungen

Ein Berg scheint sich nicht zu wandeln. Er bleibt, wo er ist, und hält allen Anfechtungen statt. In Wirklichkeit aber steht er in Kontakt zur Erde, der umwandelnden Kraft der Tiefe. Hier entstehen Kristalle. Lebendige Berge wachsen und lassen dabei reine Intelligenz entstehen. Sie wachsen durch verdunkelnde Wolken hindurch und verbinden sich mit dem Licht der Sonne. Hier herrscht nur noch die Freiheit. Die Schritte des Yü führen den Berg hinauf bis zum Süden ins Feuer. Hier enden die Schritte des Yü, und der Kosmos ist vollendet.

Lösungen

Der Schamane nutzt sein Leben, um seinen eigenen Berg zu finden und ihn zu ersteigen. Der eigene Berg, ist der Ort, wo er sich selbst findet. Ein solcher Aufstieg dient nicht der Selbsterhöhung. Ein solcher Aufstieg hat keinen anderen Zweck, als alle Lügen und Illusionen weit unter sich zu lassen und einen kurzen Blick in die unendliche Weite zu tun, wo die Unsterblichen über den Wolken wandeln – unbeschwert und frei.

Einen solchen Berg findet jeder im eigenen Inneren. Manchmal liegt er im Nebel: Wenn Nebelschwaden auftauchen und nichts mehr zu sehen ist, hilft es, zu dem Ort oder zu den Gedanken zurückzugehen, wo der Nebel zum erstenmal aufgetreten ist. Dort liegt etwas verborgen, das gefunden werden muss. Dann wird die Sicht klar.

Der Aufstieg auf den inneren Berg ist ein Weg der Selbsterkenntnis, vorbei an Schluchten und Höhlen. Durch Depression und Ängste hindurch, immer weiter auf das eigene Ziel zu, das jeder für sich selbst bestimmen muss. Der Schamane bewegt sich nicht von seinem Kern weg. Entsteht auf dem Weg das Gefühl, in einer ausweglosen Situation festzustecken und keine Kraft mehr zu haben, ist dies oft ein Zeichen dafür, dass der Aufstieg steiler geworden ist und der Gipfel näher rückt. Wer jetzt aufgibt, kann nicht mehr hinab und muss sterben. Berge sind nicht leichtfertig zu betreten. Je größer die Ängste werden, umso fester muss der Wille sein weiterzugehen – mit den Füßen auf der Erde und einem starken Willen, der im Unterleib wohnt. Mit schwachen Beinen und weichen Knochen kommt ein Mann nicht auf den Gipfel. Darum schützt der Schamane seine Substanz, seine Gesundheit, seine Essenz.

Der Schamane ist der Berg. Er ist in der Erde verwurzelt, sein Geist reicht in den Himmel. Wer Berge betritt und ein starkes Yin hat und einen klaren Geist, der wird er selbst bleiben und reicher an Erfahrungen zurückkehren.

Nicht jeder kann die Unsterblichkeit erlangen, nicht jeder kann dem Dao folgen, nicht jeder kann seine angeborenen Fähigkeiten realisieren, denn es gehört eine gehörige Portion Wahnsinn und Unvernunft dazu, sich auf Unternehmungen einzulassen, deren Ausgang ungewiss ist. Doch wer glaubt, den Weg der Vernunft zu gehen, indem er im Tal bleibt und sich an das hält, was üblich ist, sollte wissen, dass nur ein Ausgang wirklich gewiss ist: der Tod.

Ge Hong, der Rebell, verließ alle ausgetretenen Pfade und suchte die Unsterblichkeit. Er tat, was ihm richtig erschien und fragte keinen Menschen. In einem seiner Bücher beschrieb er, dass es nahezu unmöglich ist, einen Lehrer zu finden, der den Weg weisen kann. Schon im China seiner Zeit wimmelte es von selbst ernannten Autoritäten, Gurus, Lügnern und Betrügern, die er mit einem großen Sinn für das Absurde beschrieb. Hilfe ist von dieser Seite nicht zu erwarten. Kein anderer Mensch kennt den Weg.

Die erste Bedingung zur Erlangung der Unsterblichkeit oder irgendeines anderen Zieles von großer Dauer ist es, an dieses zu glauben. Klar und ruhig wissen, was der eigene Standpunkt ist. Das gibt ein starkes Rückgrat, ohne dabei tot und starr zu werden und ohne fremde Weisheiten nachzuplappern. Daher heißt es in der chinesischen Medizin, die Willenskraft liege im Unterleib gespeichert. Hier ist die Wurzel. Ist die Wurzel schwach, wird aus ruhiger Entschlossenheit krampfhafter Starrsinn. Ein Berg, der mit der Erde verwurzelt ist, hat Kontakt zu tiefen Schichten seiner Persönlichkeit. Er ist ehrlich, auch wenn es schmerzt. Die feste Yin-Basis wird von selbst wieder Yang hervorbringen. Im Inneren der Erde ist es heiß: Der Berg wird zum Vulkan, der sich selbst immer wieder von den heißen Kräften in seinem Inneren durchströmen lässt und sich dadurch erneuert.

Das Elixier für den Berg

Die Ratte durchwühlt den Berg

Radix Rehmanniae praep.	48 g
Fructus Lycii	48 g
Rhizoma Cistanchis	48 g
Radix Morindae	24 g
Herba Epimedii	24 g
Semen Allii tuberosi	24 g
Rhizoma Curculiginis	24 g
Fructus Corni	24 g
Cortex Eucommiae	24 g
Cortex Cinnamomi cassiae	12 g
Radix Ginseng	6 g

Die angegebene Menge reicht für eine Woche. Es wird vor dem Essen getrunken. Genauere Hinweise zur Zubereitung finden Sie im Anhang.

Das Elixier stärkt und befeuchtet die Yin-Basis und intensiviert den Kontakt zum eigenen Unterleib. Es ist vor allem für Männer geeignet, die angesichts der Übermacht von Autorität und Macht (fremder und eigener) den Kontakt zu ihrer eigenen magisch-transformierenden Kraft, der Potenz, verloren haben und alle Veränderungen mit Skepsis betrachten. Es macht lüstern und lebendig und regt die Testosteronproduktion an. Insofern ist es für ältere Männer gedacht. Bei jüngeren Männern führt es zu unangenehmer Hitze mit Stau und Pickeln.

Die Einnahme dieses oder ähnlicher Yang-Tonika sollte immer in Absprache mit Spezialisten für chinesische Kräuter geschehen.

Schüchterne, zurückhaltende junge Männer, die an Lustlosigkeit oder Unfruchtbarkeit leiden, sollten eher das Elixier aus dem Wasser-Kapitel einnehmen und die dazugehörige Übung machen.

Ängstliche und unfreie Männer mit wenig Visionen und schwachen Beinen sollten eher das Elixier aus dem Kapitel Himmel einnehmen.

艮 *gen* Berg

Männerworte

Berge sind nicht leichtfertig zu betreten.

Ge Hong

Ich lobe mir eine jede Skepsis, auf welche mir erlaubt ist zu antworten: «Versuchen wir's!» Aber ich mag von allen Dingen und allen Fragen, welche das Experiment nicht zulassen, nichts mehr hören. Dies ist die Grenze meines «Wahrheitssinnes»: denn dort hat die Tapferkeit ihr Recht verloren.

Friedrich Nietzsche

2.

Der Donner ☳

Kraftprotze, Machos und Ladykiller: Gruppenzwang und Befreiung

An einem schwülen Tag kam der Donner zu Ge Hong und sagte: "Ich habe gehört, Ihr habt das berühmte Elixier für den Jadestab. Bitte gebt es mir."

"Nein", sagte Ge Hong, "du bist zu blind."

Auf dem Luo-Fu-Berg: Wolken ballten sich. Die Luft war schwül.

"Es wird ein Gewitter geben", sagte Bao Gu.

"Der Donner wird kommen", erwiderte Ge Hong. "Mächtiger Donner."

Es wurde dunkel, und der Donner rollte durch die Berge. Ein Mann betrat den Platz. Seine Rüstung, einst prächtig, hing in Fetzen an ihm herab. An seiner Seite ein Schwert.

"Was für ein Räuber", sagte Bao Gu.

"Nur ein Mann", antwortete Ge Hong, "seht, wie er sich fürchtet." Da holte ihn Bao Gu hinein an ihr Feuer.

Der Mann grüßte voll Ehrfurcht, und während draußen die Blitze zuckten und drinnen die Flammen im Luftzug zitterten, begann er zu sprechen:

"Einst unterwies der Vater diesen unwürdigen Sohn in den Schriften der Weisen. Doch als er früh starb, zog es mich in den Krieg. Viele waren wir, und wir waren laut und stark. Nichts hatten die Weisen gewusst von den Dämonen in den heutigen Menschen. Fünf Fuß hoch war unser General und stark wie fünf. Blut spritzte aus zerfetzten Leibern, Dörfer standen in Flammen. Wer kannte da noch Freund, noch Feind, Mensch oder Dämon. Wir wurden Dämonen, blutunterlaufen unsere Augen. Hundert Tage vergingen wie ein Tag. Und jeder brachte nichts als Tod und Vernichtung. Welche Schande! Doch was redet der Unwürdige. Ihr sitzt auf Eurem Berg und pflegt die Essenz — was bin ich Euch und was wisst Ihr vom Töten?"

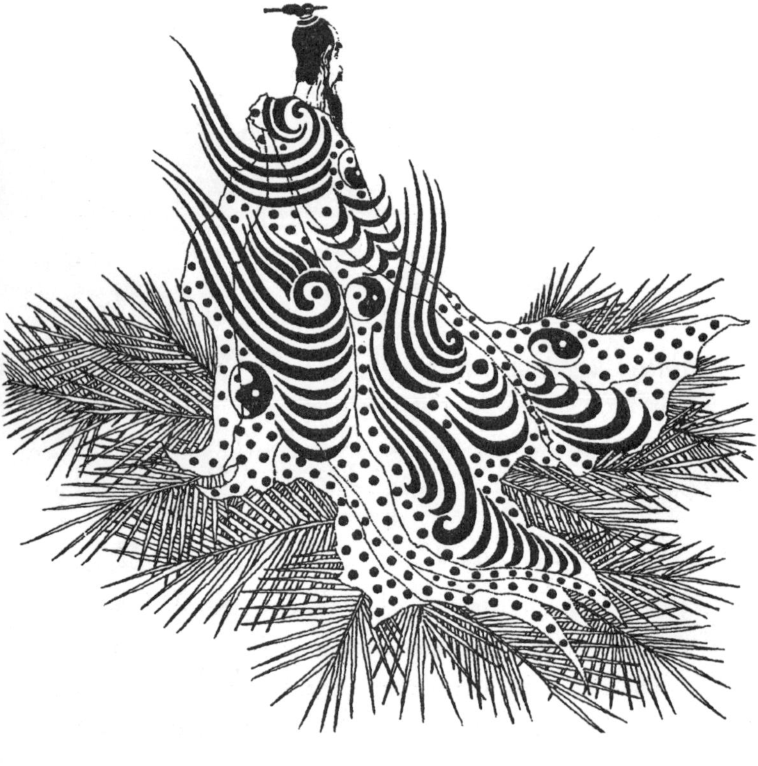

Da lachte der Meister: "Wir, die das Leben pflegen, kennen den Tod. Doch warum sprecht Ihr nicht weiter? War es nicht so: Ihr zogt durch das Land und ward stark wie junge Stiere. Jeder Befehl war euch recht, wenn nur Blut floss. Ihr liebtet den Geruch von Blut, Mord und Schändung, es war wie ein Rausch. War es nicht wunderbar?"

Der Besucher zitterte.

Ge Hong fuhr fort: "Und nun, da die Dörfer abgebrannt sind und der Krieg in anderen Regionen tobt, da seid Ihr schwach und verzagt."

Der Besucher fing an zu schluchzen: "Ihr lest mein Herz wie ein Buch. Eine Zeit zog ich noch mit wilden Horden durch das Land. Doch immer schwächer wurden mir die Knie. Meine Augen wurden trüb und brannten wie Feuer. Und als auch das vorbei war, fehlte es mir. Mir fehlt der Krieg. Und ich schäme mich so. War ich doch einst ein braver und gelehriger Sohn."

Wieder lachte der Meister: "Recht tut Ihr, Euch zu schämen. Und es ist noch nicht vorbei. Jede Nacht werden Euch die Geister Eurer Opfer aufsuchen. Viele Jahre lang."

Alle schwiegen. Dann fuhr der Meister fort: "Aber nicht dies führt Euch zu meiner jämmerlichen Klause. Der General ist tot. Die Horde zerstreut. Ihr seid allein. Selbst Euer Jadestab lässt Euch in Stich und mag nicht mehr kämpfen. Euer Gehirn ist vom kalten Steinpulver zerfressen, denn nur dieses entzündet noch Euer Feuer. Ist es nicht so?"

"Meister", schrie da der Jüngling, denn dies war die Wahrheit. "Gerne will ich lassen vom kalten Steinpulver. Es nutzt auch nichts und lässt mich rasen und toben in der Nacht. Ich bin kein Mann mehr ohne den Kampf. Meine Knie zittern und Schweiß bricht mir aus, wie soll ich da kämpfen? Und der Jadestab, klein und weich wie eine Nudel, wie sie sie im Norden essen. Gebt mir Euer berühmtes Elixier, das den Jadestab wieder kämpfen lässt!"

"Was ist eine Nudel", fragte da Bao Gu, "ob sie wohl schmackhaft sind? Belehrt mich, denn ich stamme aus dem Süden."

"Wer ist dieses Weib?", zürnte da der Jüngling mit hochrotem Kopf und zog sein Schwert. "Warum verspottet sie mich?"

"Dieses ist das Weib, das meinen unwürdigen Leib erfreut, und die Meisterin des Feuers und Herrin der Dämonen obendrein", sprach da der Meister. "Und du bist ein Dummkopf. Zieh ruhig dein Schwert und lass Blut fließen. Ein Dummkopf bleibst du doch."

Das Schwert fiel zu Boden. Der Regen prasselte und alle schwiegen. Dann schlief der Jüngling ein.

Bao Gu sprach: "Er rührt mich, und hübsch ist er auch. Hübsch und dumm. Warum sagt Ihr ihm nicht, was er tun soll?"

Da antwortete Ge Hong: "Von Anfang an haben alle ihm gesagt, was er tun soll. Er ist wie ein blinder Stier. Stellt man ihn hin, so stürmt er los. Blutrünstig ist er und gefährlich. Ein Schwert mit Beinen. Aber seine Stirn ist hoch und seine Ohren lang. Es wird Zeit, dass er seinen Verstand gebraucht. Jeder Mann hat seinen eigenen Weg. Jeder Mann kämpft seinen eigenen Kampf gegen Dämonen, die nur seine eigenen sind. Dazu aber muss er sie erst finden."

Der Morgen graute.

"Esst", sprach Bao Gu zu dem Jüngling und reichte ihm die Schüssel. "Und macht nicht so ein Gesicht, Euer Schwert ist wohl verwahrt."

Der Jüngling aber wollte nicht essen. Scham rötete seine Wangen, Scham und Trotz. Denn er war gekommen, das Elixier für den Jadestab zu erlangen. Was waren ihm schon dieser verschrobene Magier und seine freche Frau?

Da lächelte der Meister, denn er beherrschte die Kunst des Lesens im Gesicht: "Wohl bin ich verschroben und wahrlich ist dieses Weib zu frech — auch ich leide zuweilen darunter. Aber sie ist die Meisterin des Feuers und die Herrin der Dämonen, und Ihr tätet gut daran, etwas mehr Respekt zu zeigen."

"Verzeiht mir, Meister", sprach da der Jüngling, und er meinte es so. "Ich bin unwürdig, doch weit war der Weg auf Euren Berg. Warum gebt Ihr mir nicht ein Elixier für Mut und Kraft und für einen starken Jadestab?"

"Das Elixier der Elixiere. Das kann ich dir geben. Doch", und ernst wurde da der Meister, "brennt es nicht schon genug in dir? Warum suchst du den Tod? Akzeptiere die Leere und nähre deine Lebenskraft. Das ist der Lauf der Zeit. Yang erschöpft sich und wird zu Yin. Yin muss wachsen und Yang entsteht. Du kannst nicht pausenlos kämpfen!"

Und nach einer Pause fuhr er fort: "Mit 15 tat ich wie der alte Meister Kong (Konfuzius), der da sagte:

Mit 15 beschloss ich, die Weisheit zu erlernen.
Mit 30 fand ich meine Bestimmung.
Mit 40 hatte ich keine Zweifel mehr.
Mit 50 waren meine Ohren geöffnet.
Mit 60 verstand ich meine himmlische Bestimmung.
Mit 70 konnte ich meinem Herzen folgen, ohne vom Dao abzuweichen.

Doch bisweilen war es ein weiter Weg, und es gab Jahre, da hatte ich es vergessen. Ein Krieger war ich, wie du, und ein mächtiger Anführer dazu. Siegreich, so hieß es. So sprachen sie, lobten mich laut und wollten mich in neue Schlachten schicken. Nicht meine waren die Schlachten. Das erkannte ich, denn dieser dumpfe Verstand erwachte. Und es war die Hölle. Du kannst selbst wählen: mächtigen Männern folgen, blindwütig rebellieren oder den Weg des Schamanen gehen. Der Weg des Schamanen ist ein einsamer Weg. Der Schamane lebt seine Kraft, er kämpft und er opfert sich, wenn es sein muss, für seine Liebsten, doch niemals zum Vergnügen."

Der Besucher blickte Ge Hong ins Gesicht.

Da sprach der Meister weiter: "Geh in die Einsamkeit, in die Leere, und in die Berge. Dort findest du deine Bestimmung. Bedenke aber: Berge sind nicht leichtfertig zu betreten. Es ist leicht, mit sichtbaren Feinden zu kämpfen, in einer Horde und in blitzender Rüstung. Der Schamane aber geht allein, und er geht ungeschützt dorthin, wo seine Bestimmung wartet. Wohl ihm, wenn er die Augen offen hält. Als Hilfe gebe ich dir ein Elixier mit auf den Weg. Doch nicht das Elixier für den Jadestab, sondern jenes, das die Augen öffnet. Und es macht dich geschmeidig wie eine Katze. Weiche nicht aus. Dann findest du deine Bestimmung."

So sprach der Meister. Dann ging er zu seinem Ofen und braute das Elixier.

Sie strotzen vor Kraft – und sie haben keinen Plan. Sie wissen nur, was sie nicht wollen – so sein wie ihre Eltern –, aber sie wissen nicht, was sie selbst wollen.

Sie sitzen auf die Bank gelümmelt oder an die Wand gelehnt, Bierdosen in der Hand, grölen und rülpsen, voller Ungeduld und Aufbruchstimmung. Explosiv. Ein Funke, ein belehrendes Wort, ein Spruch – wie weit es doch mit der heutigen Jugend gekommen sei und dass die Arbeitslager vielleicht doch gut waren – und es knallt. Die tiefe Unsicherheit, ihre Hautprobleme und ihre Schüchternheit überdecken sie durch coole, provozierende Kleidung.

Das Bild

Der Donner: Bevor er in Erscheinung tritt, liegt ein Gewitter in der Luft. Spannung baut sich auf. Es ist drückend und schwül. Manchmal zieht das Gewitter vorüber, und die Spannung baut sich dann langsam wieder ab. Meist aber gibt es ein Donnerwetter. Potz Blitz! Es knallt, und mit großer Erleichterung setzt der heftige Regen oder Hagel ein. Das ist der Donner. Etwas braut sich zusammen, verdichtet sich und explodiert.

Ein eindrucksvolles Bild für den Donner ist der erigierte Penis, der anschwillt und sich entlädt. Je länger sich die Spannung aufbaut, umso heftiger wird der Donner krachen. Es geht darum, die Spannung auszuhalten, sie auszukosten, bis der Moment der stärksten Entladung da ist. Danach ist die

Atmosphäre wieder ruhig und frisch. Die Feuchtigkeit ist in die Erde zurückgekehrt und befruchtet sie.

Das Trigramm ☳

Der Donner wird dargestellt durch einen Yang-Strich unterhalb zweier Yin-Striche. Die Mutter des Donners ist die Erde, dargestellt durch drei Yin-Striche. Hier dringt aus dem Innersten ein junger Yang-Strich hinein: Die unbewegte Substanz wird von unten mit Kraft durchdrungen. Dies ist eine unbewusste, triebhafte und starke Bewegung. Aufwühlend, erschütternd – wie ein Gewitter im Frühling. So wie zarte Keime, die sich durch den Asphalt drängen. Je geschmeidiger und saftiger die Keime, umso größer ist ihre Kraft. Die Erde muss feucht und nährend sein. Ist die Erde trocken und abweisend, so wachsen nur stachelige Disteln: feindselig und aggressiv, außen hart und innen weich.

Der viel zitierte Macho mit der rauen Schale und dem weichen Kern, der nach Befeuchtung durch alkoholische Getränke ins Jammern verfällt, ist ein verkehrtes Idealbild von Männlichkeit. Er entspricht dem Bild des schlecht genährten Donners. Er ist selbstmitleidig, gierig und feindselig und fällt Frauen beizeiten auf die Nerven. Wenn sie das zeigen, wird er aggressiv.

Ein durch die mütterliche Erde gut genährter Donner ist dagegen innen fest und außen weich. Geschmeidig und zielstrebig sucht das junge Yang seinen Platz in der eigenen Mitte. Hat er sie gefunden, entspricht dies dem Bild des Wassers – der vollendeten sexuellen Kraft: außen weich und innen fest.

Hat ein Mann Zugang zu dieser Kraft, fällt es ihm leicht, Frauen zu erobern. Denn in seinem weichen, geschmeidigen Pantherfell, das Frauen zum Streicheln einlädt, wohnt ein unbezähmbarer Wille.

Wandlungen

Wenn der Donner nicht zum Zuge kommt – und das über einen längeren Zeitraum –, wächst das Yang in seinem Inneren, und er wird zum See. Kontaktarm, misstrauisch und häufig mit schlechter Haut wird er von den Dämonen in seinem Inneren zerfressen. Aus ungestümer sexueller Kraft wird etwas Bösartiges, Grausames und oft Heimtückisches, mit dem er nicht nur sich selbst quält, sondern vor allem die Menschen um sich herum.

Die Schritte des Yü bringen den Donner vom Osten in den Südosten. Aus der eruptiven Kraft des Donners wird ein freies Strömen. Locker und befreit zieht es ihn in die Ferne, er wird zum Wind. Nichts kann ihn mehr festhalten. Er hat seine Vision und folgt ihr bis zum Ende der Welt.

Hat der Wind keine Vision, wird er leicht zum routinierten Ladykiller, der die Haarlocken seiner Verflossenen wie Trophäen sammelt. Aus Angst, die einmal gefundene Freiheit wieder zu verlieren, treibt es ihn immer wieder von einer Frau zur nächsten. Dabei lässt seine ursprüngliche Kraft nach, Essenz geht verloren, die er bei flüchtigen erotischen Kontakten nicht zurückbekommt. Verlorene Essenz führt zu immer stärkerer Angst und immer größerer Bindungsunfähigkeit. So bringt der einstige Donner nichts zu Ende und verhallt ohne Echo.

Der Mann im Zeichen des Donners

Jeder Mann – und auch jede Frau – kann den Zustand des Donners erleben. Am intensivsten aber erlebt ihn der junge Mann. Er ist kein Kind mehr, hat aber nur unklare Vorstellungen davon, was es heißt, ein Mann zu sein. Woher auch – schließlich sind positive Vorbilder selten. Er strotzt vor Kraft und weiß nicht, wohin damit. Er stürzt sich blindlings in jedes Abenteuer, wenn man es ihm als «männlich» verkauft. Der Schamane in ihm sucht den Rausch und die Selbstaufgabe. Gut für den Mann, wenn er dabei seinen eigenen Weg geht.

Aber um diesen Weg zu gehen, muss er sich befreien. Zunächst von der Mutter, dann von allen falschen Autoritäten. «Fight the Power» steht auf seinem T-Shirt, und er meint es auch so. Je größer der Druck ist, unter dem er steht, umso heftiger und umso deutlicher wird er sich beweisen. Daher braucht ein junger Mann ein gewisses Maß an Schwierigkeiten durch «Feinde», Familie oder die Anforderungen der Schule – durch das ihn umgebende Yin. Hieran entfaltet er seinen Mut und seine Durchhaltekraft. Ist der Druck zu groß, können starke Aggressionen entstehen. Dem übergroßen Druck in hierarchischen Institutionen ausgesetzt, werden Soldaten, Chirurgen oder Manager (übrigens auch Hunde) zu regelrechten Kampfmaschinen. Der Donner kann von anderen benutzt werden, da er sich seiner selbst noch nicht bewusst ist. Die eigene Kraft wird ihm geraubt und für fremde Zwecke missbraucht.

Natürlicherweise wächst der junge Donner aus der schwülen mütterlichen Erde hervor. Damit er sich entwickeln kann, braucht er die richtunggebende Sonne. Es ist das Bild der keimenden Pflanze, die aus der Erde der Sonne zustrebt. Das Licht gibt die Richtung an und der Keimling folgt. So ist der Donner auf der Suche nach einer Vaterfigur, nach Vorbildern oder einer Aufgabe. Findet er diese, so stellt er sich voller Enthusiasmus in den Dienst dieser Sache. Das wirkliche Wesen des Donners ist freundlich und lebensbejahend. Er liebt es, Gutes zu tun, ein Zeichen zu setzen und seinen Weg als Krieger des Guten zu gehen. Er engagiert sich für Jugendbewegungen, Autonome, Globalisierungsgegner oder den Naturschutz. Hier kämpfen die Männer für ein natürlicheres und freundlicheres Miteinander und für den Schutz ihrer Mutter Erde, und nicht zuletzt kommen sie hier an die Mädels ran. Doch auch Krieger des Guten brauchen erfahrene Generäle, ältere und weisere Männer und Frauen, sonst bleiben nach vergeblichen Kämpfen nur ihre zertrümmerten Träume zurück. Da ältere Menschen – «trau keinem über dreißig» hieß es einst – eher mit ihrer Karriere und der Wahrung ihres Lebensstandards beschäftigt sind, und die Pflege ihres Autolacks dem Schutz der Ozonschicht vorziehen, ist ein trauriger Ausgang nicht selten. Nicht wenige Donner beschließen: «Mit 30 mach ich Schluss!» Sie leben ohne Perspektive, suchen den schnellen und einfachen Rausch und zerstören sich selbst. Und manch einer macht nach solch einem Leben tatsächlich mit 30 Schluss. Was soll danach noch kommen? Alter, Desillusionierung, Langeweile und Anpassung an eine Gesellschaft, die dem Jugendkult frönt, ohne jedoch den Jugendlichen einen anderen Platz zu geben als den des hemmungslosen Konsumenten.

Erfährt die bewegende Kraft des Donners keine Initiierung, verfällt er leicht falschen Vorbildern – denjenigen, die den Machokult zelebrieren, laut und grob auftreten, in Horden hinter Frauen herpfeifen, Zoten austauschen und im alkoholisierten Zustand über «die Weiber» jammern, statt sie charmant zu umgarnen.

Ein schwacher Donner muss vor allem die Fassade wahren, er will nicht gefangen werden. Er ist frei geboren und er will frei bleiben, so lautet der Mythos, aber er sehnt sich auch nach der Mutter, er möchte an ihrer Brust liegen und versorgt werden, bekocht werden, die Wäsche herausgelegt bekommen. In diesem Konflikt kann er leicht anfangen, die Frauen zu hassen. Er weiß nicht, wie er ihnen begegnen soll. Die jungen, gleichaltrigen Frauen sind oft klüger in der Schule und redegewandter, den Donnerjungs in der geistigen Entwicklung um einige Jahre voraus. In hilfloser Machomanier werfen sie den Mädels verachtende und beleidigende Worte an den Kopf und demonstrieren damit nur ihre eigene Hilflosigkeit. Die Horde brüllt vor Lachen. Doch das Problem verstärkt sich, denn die jungen Frauen wollen nun erst recht nichts mehr von den kleinen Machos wissen.

Ein Schamane geht einen anderen Weg. Er nährt sich selbst durch den Kontakt mit seiner spirituellen Mutter, der Erde, und er sucht seinen eigenen Weg im Gespräch mit den Geistern der Wildnis. Diese findet er in den Bergen, in der Wüste, im Wald oder in der Einsamkeit auf See. Wenn er sein Ziel aus den Augen verloren hat, zieht er sich hierhin zurück. Neue Impulse und neues Leben entstehen aus dem Stillhalten und Schweigen und dem Kontakt mit den inneren Dämonen. Er weiß, in der Horde ist er einer unter vielen, er wird gemessen und verglichen. Einer wird immer stärker, schöner, besser sein – wenn er aber seinen eigenen Weg geht, ist er einzigartig. Er ist nicht zu vergleichen. Egal, wie groß er ist, egal, wie schön, egal, wie stark: Er ist ein Mann. Er ist Schamane, folgt seiner eigenen Fährte und bereitet sich auf eine sehr lange Reise vor. Er zielt höher und sieht weiter. Er geht durch die Wandlungen durch und bereitet sich darauf vor, als älterer und weiserer Mann erneut zu «donnern» – gezielt, strategisch und nachhaltig.

Da der starke Donner in vielem dem Klischee des Mannes schlechthin entspricht, möchten viele Männer ihr Leben lang Donner sein. Aber ein Gewitter kann nicht lange anhalten, und es bedarf langer Sammlung mit zunehmendem Druck und Schwüle, bis es richtig kracht. Je weniger Essenz ein Mann hat, umso länger dauert es bis zum «Donner». Hat er sich in seiner Jugend zu sehr verausgabt, so kann es sein, dass er diesen Zustand gar nicht mehr erlebt. Dies führt zu Panik, Midlifecrisis und Hass auf die jungen «Chaoten» und auf Frauen im Allgemeinen. Dann kommt der Mann nach Hause und schreit, vom Alkohol umnebelt, seine Frau und die Kinder an, bevor er in Tränen des Selbstmitleids zerfließt, weil er nicht mehr «donnern» kann.

Daher sind gerade ältere Männer, die eigentlich kluge Vorbilder und liebevolle Unterstützer der jüngeren sein sollten, vor allem daran interessiert, die jungen Männer zu unterdrücken, sie klein und unmündig zu halten. Statt ihnen vorzuleben, wie man das Leben schützt, schicken sie sie in den Krieg, machen sie zum Kanonenfutter, zu Arbeitstieren und zu Sündenböcken für die Unwirtlichkeit unserer Städte, an der die Jungen die wenigste Schuld tragen. Auch wenn die Ziellosen unter ihnen dort gern in Horden herumhängen, um alles in Angst und Schrecken zu versetzen – manchmal scheinen sie nur darauf zu warten, dass sich jemand über ihr Aussehen beschwert und sie den Impuls zur Entladung bekommen, eine Schlägerei anfangen können –, der Donner an sich ist unschuldig.

Die Geliebten des Donners

Junge Donner haben es oft schwer, ihre ungestüme erotische Kraft an die Frau oder den Mann zu bringen. Sie sind schüchtern und unsicher.

Schwule Donner haben es oft etwas leichter. Ihre Virilität macht sie zu beliebten Geliebten des älteren und mächtigen Berges. Dessen überlegene Klugheit und Macht zieht den Donner an. Und die Kälte im Unterleib des Berges ergänzt sich mit dem hitzigen Unterleib des Donners zum Bild des Feuers, der Leidenschaft. Diese Leidenschaft schadet beiden zunächst nicht. Schließlich muss der Jüngere sich jedoch befreien, sonst wird er zum Spielball des mächtigen Berges, der ihn nach Belieben ausnutzt und wieder verwirft und dabei selbst letztendlich kalt bleibt. Aber bis dahin hat der Donner das Spiel gelernt.

Diejenigen Donner-Männer, die auf Frauen stehen, wissen oft nicht, wie sie in Kontakt mit ihnen kommen sollen. In der Horde fühlen sie sich stark. Aber allein? Mann gegen Frau? Die Jungs fühlen sich picklig und ungeschickt, und das sind sie auch. Wohin also mit der ungestümen sexuellen Energie? Dass Frauen weniger Sex wollen als Männer, ist ein Mythos, der wohl nur im Westen existiert! Die Chinesen warnten seit alter Zeit vor der Unersättlichkeit der Frauen. Andere Völker unterdrücken die «haltlose Gier» der Frauen durch grausame Beschneidung. Dass Männer Angst haben vor fordernden Frauen, die sie an ihre Grenzen kommen lassen, ist verständlich. Nicht so der Donner: Er ist (noch) jeder Frau gewachsen. Doch junge Frauen zieht es fatalerweise oft zu älteren, mächtigeren und reicheren Männern hin – wobei nicht immer Gutes herauskommt (wie im *«Weg der Kaiserin»* nachzulesen). Junge Männer mit ihren leeren Machtposen finden sie kindisch und angeberisch. Gleichzeitig macht den jungen Frauen der Donner Angst. So viel Vitalität ist ihnen zu viel, sie wollen Gespräche und Romantik.

Ältere Frauen aber werden, so heißt es in China, zuerst zu Wölfinnen und dann zu Tigerinnen. Eine Frau ab 40 könnte drei gleichaltrige Liebhaber gebrauchen – oder einen jüngeren (wenn sie nichts anderes zu tun hat). Der schlaue junge Schamane sucht sich daher eine ältere, mütterliche Frau als Geliebte. Bei einer reiferen Frau kann er seine Kraft zeigen und ausleben, ohne sich zurückhalten zu müssen. Eine solche Frau will nichts von ihm außer Sex und Leidenschaft. Sie will nicht sein Geld, will nicht seine Zukunft. Sie will ihn nicht erziehen, weil sie weiß, dass Männer nicht zu ändern sind. Eine ältere Frau ist nicht daran interessiert, den Mann ihren Eltern vorzustellen, und sie muss nicht mehr die Nächte durchdiskutieren. Eine ältere Frau nimmt den jungen Schamanen so, wie er ist – wild, ungestüm und zunehmend selbstbewusst. Bei ihr muss er sich nicht für den Rest seines Lebens binden und sich festlegen. Sie freut sich über seine kindliche Begeisterung und fördert seine Impulse. Sie nährt ihn und gibt ihm Raum und lässt ihn einfach sein, wie er ist – bis er sich dankbar aufmacht zu neuen Gefilden. Sollte sie nun doch klammernd und fordernd werden, wird er sie darauf hinweisen, dass sie ihm zu alt geworden ist. Nicht weil er böse ist, sondern weil er weiterwachsen muss. Wenn sie weise genug ist, wird sie ihn gehen lassen. Was sie ihn über das Spiel der Verführung lehren konnte, hat er nun hoffentlich gelernt.

Vielleicht ist er nun bereit, allein auf die Jagd zu gehen. Je mehr er sich dabei auf seinen kindlichen Charme verlässt und an sich selbst glaubt, umso leichter wird ihm dies fallen. Außen weich und geschmeidig, innen unbeugsam und zielstrebig, lässt er sich von ersten Abweisungen nicht entmutigen und geht unbeirrbar seinen Weg. Pickel und schlaksige Gliedmaßen hat er nun unter Kontrolle. Er weiß sogar Bescheid über die Anatomie der Frauen, die ihm lange ein Rätsel geblieben war, und selbst Kondome schrecken ihn nicht mehr. Auch Frauen können den Weg des Donners gehen, doch brauchen sie oft ein bis zwei Jahrzehnte länger, bis sie sich richtig trauen.

Störungen im Zeichen des Donners

Je größer die Widerstände sind und je weniger die Donnerkraft durch Klugheit und Weisheit geleitet wird, umso mehr leidet der Donner unter Schmerzen: quälende Kopfschmerzen, Stechen bei der Ejakulation, stechender Schmerz im Hoden und Knieprobleme – alles Ausdruck für die nicht gelebte Kraft des Donners. Die Energie, das Qi, des Donners baut sich auf, wenn sie anschließend nicht entweichen kann, entsteht eine Qi-Blockade. Die genannten Beschwerden sind nur ein körperlicher Ausdruck dieser Blockade.

Manchmal schafft sich der Stau in rasender Zerstörungswut und blinden Aggressionen Raum. Dies passiert auch, wenn Alkohol im Spiel ist.

Feuchte Hitze

Durch Alkohol begünstigt, entstehen leicht feuchte Hitze, Pickel in allen Farben und Formen, fettige Haare, klebrige Hände. Das brodelnde Yang in ihrem Unterleib macht jungen Männern oft zu schaffen. Es führt zu heftigen, oft krampfartigen Ejakulationen und manchmal auch zu harmlosem Blut im Sperma. Kocht das Yang nach oben, äußert es sich als Akne und fettiges Haar und in dem berühmten Königstigergeruch.

Die chinesische Medizin spricht hier von Hitze und Feuchtigkeit im Lebermeridian. Hitze entsteht durch Stau und Druck. Der Schamane begreift, dass sein Körper aus den Dingen besteht, die er zu sich nimmt. Alkohol, Fastfood und Fleisch erzeugen Hitze, Zucker und Softdrinks erzeugen Feuchtigkeit. Wer sich überwiegend von solchen Dingen ernährt, braucht sich also nicht über die Folgen zu wundern. Der Schamane ändert seine Ernährungsweise, um der Hitze entgegenzuwirken.

Neben Hitze und Feuchtigkeit in den Nahrungsmitteln muss auch die Stagnation des Qi behoben werden. Ein beliebtes Stimulans ist Alkohol, der aber so hitzig ist, dass er letztendlich alle Störungen verschlimmert.

Cannabis

Gleichfalls beliebt als Entspannungsmittel ist Cannabis (Hanf). Hanf ist ein wichtiges Kraut in der chinesischen Medizin. Man verwendet vor allem die Samen, sie befeuchten den Darm bei Verstopfung. Die Blätter gelten als scharf und giftig. Scharfe Drogen öffnen die Meridiane und lösen Staus. Daher verwendet man es gegen Schmerz, gegen Asthma und gegen Würmer. Die Blüten gelten als bitter, scharf, nicht so giftig und wärmer. Man verwendet sie bei Schmerz, Juckreiz, Taubheitsgefühlen und bei Menstruationsbeschwerden. So weit zu den positiven heilkundlichen Aspekten von Cannabis. Der starke Geschmack schwächt langfristig das Qi. Das aus der Hanfpflanze gewonnene Rauschmittel (Haschisch, Marihuana) hat bei langfristigem Gebrauch, wie die neuere klinische Forschung festgestellt hat, einen sinkenden Testosteronspiegel zur Folge. Zu viel Entspannung macht schlaff. Ein Schamane weiß das. Zitat junger Mann: «Unter uns Jungs. Dope haut euch das Nierenyang so zusammen, dass schon einfaches Pissen zur Kraftanstrengung wird. Oder?»

Sonderfall Sterilisation

Das «Syndrom nach Sterilisation» ist im familienplanerisch erfahrenen China wohl bekannt. Nach einer Sterilisation kommt es öfter zu Störungen des Qi-Flusses: Spannungsaufbau und Entladung, Erektion und Ejakulation, werden gestört, schmerzhaft stechend. Die Sterilisation ist chirurgisch gesehen ein kleiner Eingriff und sehr viele Männer fühlen sich danach wohl und unbeeinträchtigt. Dieser Eingriff findet aber in einem energetischen Zentrum statt, im Kreuzungsbereich von für die Sexualität wichtigen Meridianen. Kommt es hier zu Qi- oder Blutstagnation, können die Beschwerden erheblich sein und lange anhalten, beispielsweise Erektionsbeschwerden oder Schmerzen und Stiche bei der Ejakulation sowie Kopfschmerz und Schwindel. Männer, die nach der Sterilisation sexuelle Probleme haben, sollten nicht gönnerhaft darüber aufgeklärt werden, dass sie ein falsches Bild von Männlichkeit haben und Potenz mit Fruchtbarkeit gleichsetzen, sondern stattdessen eine angemessene Behandlung erhalten. Eine individuelle Kräuterverordnung bringt oft schnelle Abhilfe, manchmal reicht auch Akupunktur.

Lösungen

Das Kind will alles – und zwar sofort. Andernfalls wirft es sich auf den Boden und schreit: ein kleiner Donner.

Das Bild des Donners illustriert, wie Spannung langsam und in Ruhe aufgebaut wird. Der eigentliche Knall kommt dann von selbst.

Der Schamane fühlt sich als Kind der Mutter Erde, anarchisch und wild. Er misstraut allen Lehren, die blinden Gehorsam fordern und dabei das mütterliche Prinzip missachten. Er lässt sich weder als christliches Kanonenfutter noch als muslimischer Selbstmordattentäter noch als Konsument der Spaßgesellschaft verheizen.

Der Schamane lernt, Spannung zunehmend wachsen zu lassen. Er überheizt sich nicht künstlich mit Pharmazeutika und Alkohol und in wilden Horden. Alkohol macht impotent und Cannabis, langfristig genossen, leider auch. Der Schamane entwickelt seinen Geist und seine Phantasie und lernt, strategisch zu denken. Er entwickelt einen Blick für das Ganze. Er will nicht mit 30 Schluss machen, nur weil er sich umgeben sieht von scheintoten Greisen um die 35. Er weiß, sein Weg ist noch lang. Er bricht nicht vorzeitig die Schule ab, um schnell zu Geld zu kommen und es später zu bereuen. Auch dann nicht, wenn er an der Phantasielosigkeit des Unterrichts schier verzweifelt. «Mit 15 beschloss ich, mich durch Lernen selbst zu vervollkommnen», schrieb Konfuzius. Auch Schulunterricht lässt sich nutzen. Auch hier finden sich richtige Lehrer, wenn man danach sucht und ihnen eine Chance gibt. Der Donner braucht einen Lehrer. Schon Ge Hong beschrieb in einem seiner Bücher ausführlich, wie schwer die Suche nach dem richtigen Lehrer ist. Die Welt war schon damals voll von falschen Gurus, aber auch von Wissen und Weisheit, die oft im Verborgenen lebt.

Findet der Donner keinen Lehrer, gestaltet er seine Initiierung selbst, gemäß den Zielen, die er erreichen will. Er sucht nach ungewöhnlichen Erfahrungen, nach tiefem Wissen und nach Geheimnissen. Wie seinen Geist, so kultiviert er auch seinen Körper. Gut sind Lehren, die beides nicht künstlich trennen, zum Beispiel Kongfu, Segeln oder Bergsteigen. Der Donner geht auf lange Reisen – nicht zum Ballermann, sondern eher nach Sibirien. Er lernt Sprachen und fremde Menschen kennen, ohne die Mühen zu scheuen, die tiefes Wissen erfordern. Er fährt eher in ein thailändisches Kloster als nach Phuket. Oder er verbringt einen Sommer auf einer Alm und lernt Kühe melken. Der Phantasie des Schamanen sind keine Grenzen gesetzt. Je weiter die Ziele gesteckt sind, umso größer wird die Spannung und damit seine Kraft. Er hütet sich vor Machtmenschen und besserwisserischen Gurus und stellt alles in Frage. Schließlich will er sich befreien und nicht gleich wieder binden.

Viele junge Schamanen stellen fest, dass es in der Gesellschaft scheinbar keinen angemessenen Platz für ihre Kräfte gibt. Eine Arbeitsbeschaffungsmaßnahme, damit sie «weg von der Straße» sind, hilft ihnen wenig. Sie wollen ihre Ideen leben, die bürgerliche Kaffeetafel aufmischen. Dabei werden ihnen die etablierteren unter den alten Männern kaum helfen. Bestenfalls verführen sie den jungen Donner mit Geld und Glamour und lassen ihn ackern bis zum Abwinken, um ihn dann anschließend wieder auf die Straße zu setzen. (Dabei ist es in Europa noch gut, in anderen Gegenden der Welt weiß das Heer der jungen Männer ohnehin, dass es auf der Straße bleiben wird. Falsche Illusionen kommen hier kaum auf.)

Gut ist es, zu erkennen, dass die Kraft des Donners noch andere Dinge anpeilen kann als ein Häuschen im Grünen oder einen tollen Job an der Wallstreet. Der Schamane durchschaut diese Perspektiven als das, was sie sind: ein kollektiver Werbespot, der ihn von seinem eigenen Weg abbringen soll. Er lernt, er wächst und er wird stärker. Wenn sich starke und kluge Donner mit offenen Augen zusammentun, sind sie mehr als eine blindwütige Horde, sie können die Welt bewegen. Geschichte entsteht von unten und nährt sich aus den Träumen der Erde.

So wie Ge Hong das Elixier der Unsterblichkeit suchte, achtet jeder Schamane darauf, seinen Körper zu bewahren. Die Kraft, die ihm in jungen Jahren noch selbstverständlich gegeben scheint, muss lange halten. Der Donner erkundet dazu zunächst seine Sexualität. Er begreift, dass die Vereinigung von

Yin und Yang ein magischer Weg ist, der sich nicht aus den Sexseiten des Internets lernen lässt. Er will mehr als abspritzen, denn er kultiviert seine Essenz – das Sperma. Im Sperma liegt die Weisheit verborgen, die neues Leben entstehen lässt. Bevor das Leben entsteht, wird aus Geist Qi und Essenz. Nachdem man auf der Welt ist, wird aus Essenz wieder Qi und Geist. Überströmende Essenz zeigt sich in überströmendem Sperma oder in den weiblichen Säften. Wer körperlich stark ist, kann seine Gedanken und sein Qi weit reichen lassen. Dies geschieht vor allem in der Sexualität, und zwar spontan und ohne bewusste Kraftanstrengung. Sexualität ist ein Traum, der im Wachzustand geträumt wird.

> Die sophistizierten Herrschaften folgen oft dem Weg des Erzwungenen, deshalb sind sie häufig leer und erschöpft. Die schlichten und einfachen Gesellen handeln spontan und frei. Deshalb sind sie körperlich reichlich ausgestattet. Wisse um diesen Mechanismus, edler Herr. Es ist der wahre Mechanismus, den Weg des Yang zu unterstützen.
>
> Zhang Jingyue

Diese Weisheit des chinesischen Arztes kann sich der Schamane zunutze machen. Das beste und preisgünstigste Mittel gegen Stau und schlechte Laune ist Bewegung: geistig, körperlich, je mehr desto besser.

Ein echter Schamane kann Spannung und Frustrationen aushalten und bündelt seine Kraft. Er weiß, bei allen wichtigen Dingen des Lebens kommt es auf den richtigen Moment an. Der Schamane genießt den Aufbau der Spannung, im Sex wie im übrigen Leben. Wenn sich im körperlichen Yin der

Entspannung von unten die Yang-Spannung aufbaut, so ist dies das Bild des Donners. Konkret entspricht dies der Erektion. Je stärker und körperlicher der Mann ist, umso besser sind die Bedingungen für eine Erektion – vorausgesetzt, er baut entstehende Spannung nicht sofort wieder ab, zum Beispiel durch Sport. Umgekehrt kann sexuelle Erregung die Körperkraft vermehren. Nach dem Donner kommt Regen, und alles wird entspannt und sanft. Kluge Sportler verzichten daher vor Wettkämpfen nicht auf Sex, sondern auf die Ejakulation, den Regen.

Exkurs: Impulse und von der Spontaneität bei der Eroberung (der von Frauen, versteht sich)

Impulse sind spontane Gelegenheiten. Es ist wie bei kleinen Kindern, die sofort aufstehen, wenn sie wach werden. Sie denken noch nicht darüber nach, sie folgen einfach ihrem Impuls. Jeder kennt es: Man wird frühmorgens wach und könnte eigentlich sofort aufstehen. Doch ein Blick auf den Wecker und der Gedanke, dass es noch zu früh ist, lassen einen wieder einschlafen. Das zweite Erwachen ist meist viel schwerer und quälender, und das Aufstehen fällt dann viel schwerer. Das liegt daran, dass der erste Impuls der stärkste ist.

Die chinesische Kriegskunst lehrt: Wenn ein General nicht beim ersten Impuls zum Angriff ruft, ist die Armee verloren. Das Zögern verbraucht Kraft. Jeder nicht genutzte Impuls schwächt das Selbstvertrauen.

Manchmal verspürt man den Impuls, etwas zu sagen oder zu tun. Zum Beispiel sich in einer großen Runde spontan zu Wort zu melden oder aufzustehen, weil in der S-Bahn jemand belästigt wird. Angst oder übermäßiges Nachdenken und Abwägen verhindern, dass man dem Impuls folgt. Und dann verliert man seine Kraft. Wenn der Mut nicht genutzt wird, bleiben Feigheit und Scham. Der Zustand des Donners ist der des Impulses. Er handelt erst und denkt dann.

Der Impuls entsteht aus der Erde, dem Spätsommer, der Feuchtigkeit – und aus der brütenden «Haremsatmosphäre». Ein schwitziger, überheizter Club und ein paar befeuchtende Getränke lassen jeden Mann zum Helden werden. Ein kaltes Parkhaus oder die Treppe zum Hörsaal sind schon viel schwierigere Territorien. Ein wahrer Jäger – und Donner sind Jäger – denkt nicht lange nach, ob er blöd wirken könnte. Er macht nicht auf cool à la «harte Schale, weicher Kern» und (insgeheim, damit die eventuelle Abweisung nicht so sehr kränkt) auf «was bildet die Tussi sich überhaupt ein?». Er nutzt stattdessen seine kindliche Spontaneität. Was kann ihm schon passieren, wenn er auf die Frau zugeht und fragt: «Tante, krieg ich ein Eis?» Was soll's, wenn sie ihm keins kauft: Er kann ja noch mal fragen und noch mal. Irgendwann wird sie lachen, und vielleicht kauft sie ihm dann das Eis. Wenn nicht – ihr Pech! Mit Hilfe der «Eisübung», die die meisten Donner schon in sehr jungen Jahren absolvieren, lernt ein Mann die zwei wichtigsten Komponenten der Verführung: Spontaneität und Beharrlichkeit. Beharrlichkeit heißt, Spannung und Misserfolge zu ertragen und nach und nach in eine gemeinsame Schwingung zu kommen. Verführung ist eine Form des Gong Fu, das bedeutet Zeit und Mühe. Nach langer Übung wird es immer leichter und natürlicher. Jede Frau ist verführbar, wenn der Donner die Zeit und die Mühe nicht scheut. Der Weg ist das Ziel.

Verführung, Lektion 1
Aber worauf stehen die Mädels denn nun?

Wer da denkt, mit einem Drink lasse sich Sex erkaufen, handelt sich nur Ärger ein. Gewitzte Mädels bezahlen ihre Drinks ohnehin lieber selbst oder laden den Typen ein. Auch Frauen haben heute Geld.

Dumme, provozierende Sprüche erregen zwar Aufmerksamkeit, aber keine Sympathie. Freundlichkeit und Geduld erreichen mehr als Imponiergehabe. Je geruhsamer die Spannung aufgebaut wird, umso lauter wird es knallen. Anfänger unterliegen oft dem Irrglauben, sie müssten jederzeit wie ein Filmheld einen rasanten Spruch produzieren, ohne zu bedenken, dass diese Sprüche das Gemeinschaftsprodukt eines hochbezahlten Teams von Drehbuchschreibern sind, die zur Sicherheit der Heldin vorschreiben, adäquat beeindruckt zu sein. Sonst kommt es schließlich nicht zur Sexszene, die zu jedem Film gehört. Warum eigentlich? Damit die Pärchen im Kino eine Anleitung für danach haben? Welch ein Stress! Schon allein die Optik werden die meisten kaum adäquat umsetzen können, was selbstgedrehte Heimpornos zur Genüge beweisen. Statt falschen Vorstellungen aus der Mitte des vergangenen Jahrhunderts nachzuhängen, als ein John Wayne und ein James Bond den Inbegriff von Männlichkeit verkörperten, geht der Schamane auch hier seinen eigenen Weg. Auch Frauen sind Menschen – ja, wirklich! Menschen lieben Freundlichkeit, Rücksichtnahme und Achtung. Statt verkrampft-geistreich reicht es, freundlich und offen zu sein. Das lässt sich gut üben, indem man beispielsweise alte Damen nach der Uhrzeit fragt oder ihnen anbietet, ihre Tasche zu tragen. Bekommt die Dame daraufhin einen panischen Gesichtsausdruck und umklammert ihr Portemonnaie, so war die Haltung noch nicht freundlich genug. Dann heißt es weiterüben. Wahre Freundlichkeit ist nicht das schleimige Grinsen, das einer aufsetzt, der eine dickbusige Blondine aufreißen will. Es ist ein natürlicher Impuls, der Verbindung zwischen Menschen schafft. Zwischen allen Menschen – dick und dünn, alt und jung, arm und reich, Mann und Frau. Unwiderstehliche Menschen lieben es, überall, wo sie hinkommen, diese Verbindung zu suchen. Sie wechseln ein freundliches Wort mit der Kassiererin im Supermarkt. Sie helfen ihren Nachbarn beim Umzug. Sie strahlen die Omi an, die ihren Hund spazierenführt, und wünschen ihr einen wunderschönen Tag. Sie helfen der genervten Mami, ihren überdimensionierten Kinderwagen in den Bus zu heben und fangen mit Händen und Füßen ein Gespräch mit dem Baby an. Sie laden einen Obdachlosen zum Eisessen ein. Sie bleiben sogar beim Autofahren freundlich. Wahre Verführer können gar nicht anders.

Quickie nach Donnerart

Hektik und Geschwindigkeit werden beim Donner schon früh eintrainiert. Für den Donner ist es schön, wenn er schnell und leicht losdonnern, ohne viel Drumherum zur Sache kommen kann. Später kann er sich gar nicht mehr so schnell sammeln. Der junge Donner kommt noch schnell und heftig. Später aber, wenn er einen Teil seiner Donnerkraft verloren hat, dann fließt der Samen nur noch kraftlos und ohne Befriedigung, eben weil die Sammlung gefehlt hat. Das entspricht dem Zustand des Windes. Dieser sammelt nie genug Qi, weil er vor allem an schnellen und ständig wechselnden Reizen interessiert ist. Beharrliches Zusteuern auf ein Ziel liegt ihm nicht.

Die Augen öffnen

Das Wichtigste im Donnerszustand sind die Öffnung der Augen und der klare Blick. Kurzsichtigkeit ist ein Jugendübel. Am meisten sind die Braven betroffen, die ihre Augen immer nur auf das Naheliegende richten und sich von der «großen Welt» verblenden und beeindrucken lassen. Ihnen fehlt die innere Stärke zu weitreichenden Visionen. Diese Stärke entspricht dem Saft, den die Pflanzen aus der Erde ziehen, damit ihre Zweige sich weit entfalten können. Ist diese Stärke ausreichend, werden die Gedanken geschmeidig und flexibel. Die Spannung des Lebermeridians, der bis zu den Augen reicht, richtet sich weit nach außen und erblickt ferne Ziele, Visionen. Die beste Droge ist ein klarer Kopf.

Das Elixier für den Donner

Das Elixier, das die Augen öffnet

Fructus Tribuli	36 g
Flores Carthami	36 g
Radix Polygalae	24 g
Fructus Schisandrae	18 g

Die Kräutermischung wird im Laufe einer Woche nach dem Essen eingenommen. Die Anwendung kann wiederholt werden. Die Mixtur belebt das Blut und senkt rebellisches Yang ab. Die Nieren werden befeuchtet und stabilisiert. Der «Boden» wird weicher und fruchtbarer, so dass Visionen und Strategien leichter wachsen können. Die Verkrampftheit lässt nach. Dies ist eine einfache, aber sehr durchdachte Kombination gegen Kurzsichtigkeit – körperlich oder geistig. Die genaue Zubereitungsanleitung finden Sie im Anhang.

震 *zhen* Donner

MÄNNERWORTE

Man muss sich abhärten, aber man darf nie die Zärtlichkeit verlieren.

Ernesto «Che» Guevara

Gegen den Neoliberalismus zu sein ist wie gegen das Gesetz der Schwerkraft zu sein. Nun denn! Nieder mit dem Gesetz der Schwerkraft.

Subcomandante Marcos

Es ist nicht notwendig, die Welt zu erobern. Es reicht, dass wir sie neu erschaffen. Wir! Heute!

Subcomandante Marcos

3.

Der Wind ☴

Schlafwandler, Phantasten und Minutenmänner: Haltlosigkeit und Verankerung

An einem windigen Tag kam der Wind und sagte: "Ich habe gehört, Ihr habt das berühmte Elixier für den Jadestab. Bitte gebt es mir."

"Nein", sagte Ge Hong, "du bist zu haltlos."

Auf dem Luo Fu Berg. Ge Hong saß mit seinen Schülern im Schutz der Hütte. Kein Feuer brannte, Blätter wirbelten, Staub flog über den Platz. Da kam ein Besucher den Berg hinaufgeweht. Es war der fahrende Geschichtenerzähler Sun.

"Ich habe gehört, zu Euch kann man alle Bekümmernisse des Lebens tragen", sagte er zu Ge Hong.

"Bitte setzt Euch doch erst einmal", sagte Ge Hong. "Gibt es einen Unterschied zwischen Gut und Böse? Muss ich das fürchten, was andere fürchten? Wie sinnlos. Der Weise hat kein normales Herz. Ich habe das Herz eines Narren", sagte Ge Hong. "Sprecht nur frei heraus, was Euch an diesen einsamen Ort verschlagen hat."

"Ich durchstreifte die Lande in allen vier Himmelsrichtungen", antwortete Sun. "Ich habe viel gesehen. Nur bis hierher war ich noch nicht vorgedrungen."

"Hier ist der Ort, wo Sonne und Mond ihren Glanz ausstrahlen und wo es unzählige Sterne in Fülle gibt. Hier ist der verborgenste Winkel", sagte Ge Hong.

"Ja", rief Sun begeistert aus, "schön ist es bei Euch in den Bergen! Letzte Woche war ich beim Meister Li. Denn ich besuche die lebenden weisen Meister, um der Welt davon zu erzählen. Ich sah die fünf heiligen Berge. Kein Ort unter dem Himmel ist mir fremd."

Ge Hong schaute den fahrenden Geschichtenerzähler Sun an und sah, er war sieben Klafter hoch. Noch bevor Ge Hong etwas sagen konnte, sprach Sun weiter: "Viel sah und hörte ich auf mei-

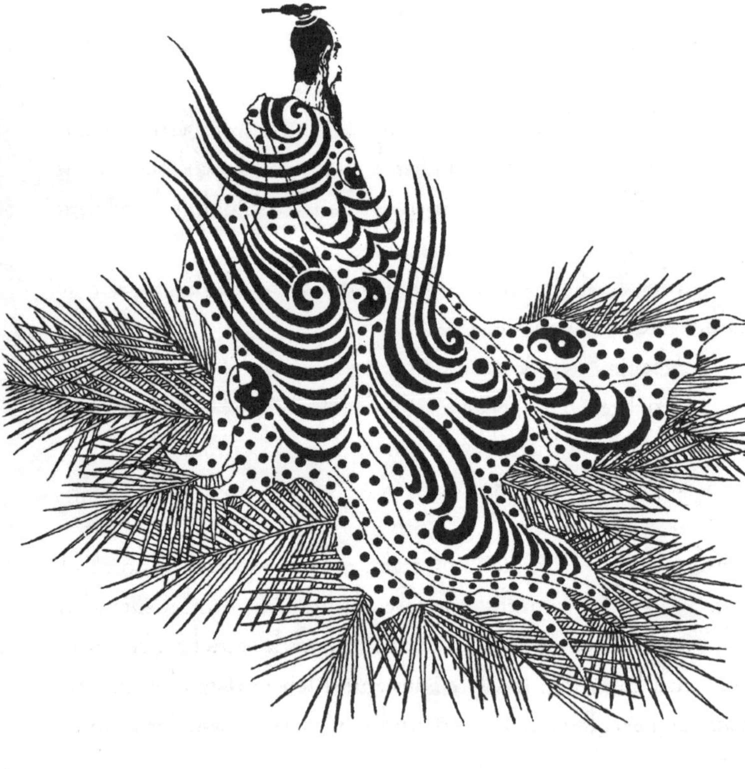

nen Reisen, soll ich von Hua Ziji erzählen? Er konnte 500 Meilen an einem Tag gehen und war allseits gern gesehen."

Da sprach der Meister: "Das ist alles sehr schön. Aber darum seid Ihr nicht hier, nicht wahr? Habt Ihr nicht Schwierigkeiten beim Wind-und-Regen-Spiel? Der Wind trägt die schwächlichen Wolken davon und der Regen tröpfelt ohne Kraft."

"Woher wisst Ihr?", fragte Sun und errötete.

"Das liegt in der Natur der Sache", antwortete Ge Hong, "wer mit seinem Geist nicht an einem Ort verweilen kann, dessen Essenz verweilt auch nicht lange."

"Ich habe gehört, zu Euch kann man alle Bekümmernisse des Lebens tragen", begann Sun noch einmal, "und viele Bekümmernisse auf der Welt habe ich gesehen."

"Das stimmt", antwortete der Meister, "aber erzählt keine Geschichten. Sprecht von Euch!"

"Ihr habt Recht, meine Essenz entgleitet mir. Mein Jadestab erholt sich erst nach Tagen. Je älter ich werde, umso schlimmer wird das. Die Ärzte im Dorf sagen, in fünf Jahren ist Schluss, dann geht gar nichts mehr."

Da lachte der asketische Schüler Ge Hongs auf: "So geht sie dahin, die Manneskraft."

"Dabei beherrsche ich andere Künste", fuhr Sun fort, ohne den Schüler zu beachten, "ich kann stundenlang Geschichten erzählen und mich in die Lüfte erheben."

Der Meister aber sprach:

"Wen es zu sehr in die Ferne zieht, dessen Wurzeln sind nicht fest. Doch höre zunächst die Geschichte dieses unbedeutenden Gelehrten: Auch er war einst von Neugierde getrieben. So zog es ihn nach Luoyang, in die schönste und lebendigste aller Städte. Luoyang aber lag weit entfernt und er musste weit wandern. Endlich kam er an. Waren aus aller Welt sah er dort, Düfte verwirrten ihn und er fand Zerstreuung. Eines Morgens, als er allein unterwegs war, nur zwei Schwalben flogen an seiner Seite, hielt ihn eine Frau an. Es war Bao Gu.

'Wie ich sehe, seid Ihr ein Suchender', sprach sie und führte ihn zu ihrem Vater. Dies aber war der berühmte Meister Bao Jing. So wurde Ge Hong zum Schüler des Bao Jing. Der Meister erkannte in Ge Hong die angeborenen Fähigkeiten und gab ihm seine Tochter zur Frau.

Bald darauf sprach Bao Gu zur Schwester: 'Dem jungen Meister entglitscht die Essenz.'

'Dem jungen Meister entglitscht die Essenz', sagte die Schwester zur Dienerin.

'Dem jungen Meister entglitscht die Essenz', sagte die Dienerin zur älteren Dienerin.

'Dem jungen Meister entglitscht die Essenz', sagte die ältere Dienerin zur Konkubine.

Die Konkubine sprach zu Bao Jing: 'Was für ein wunderbarer Mann Ihr seid, dem jungen Meister dagegen, so heißt es in den Frauenzimmern, entglitscht die Essenz.'

Da brauste Bao Jing auf: 'Das Entglitschen der Essenz ist kein Anlass für Weibergetratsche, sondern ein Ereignis von höchster spiritueller Tragweite. Ich werde diesen windigen Schwiegersohn belehren müssen, sonst wird seine Ausbildung zum wahren Menschen ein frühzeitiges Ende nehmen.'

Also sprach er zu mir, und seine Worte sind mir unvergessen: 'Wer nicht die richtige Methode beim Wolken-und-Regen-Spiel kennt, der mag so viel Drogen schlucken, wie er will, er hat doch keinen Nutzen davon. Du willst deinen Körper unsterblich machen und es gelingt dir nicht einmal, einen Teelöffel Essenz festzuhalten, wie soll das gehen? Wer die Bedeutung der Pflege von

Yin und Yang zu erfassen vermag, der kann die Methode zur Unsterblichkeit ergründen und erlangen. Er darf aber seine Gedanken nicht in Worte fassen. Dies ist ein Weg zur Unsterblichkeit. Ich bin bereits ins Dao eingetreten. Ich kann die feinsten Delikatessen essen, mich elegant kleiden, mein Sexualleben pflegen und meinen Beamtenposten ausfüllen. Meine Knochen und Gelenke sind kräftig, meine Gesichtsfarbe ist glänzend und rosig. Ich bin alt, aber nicht schwächlich. Kälte und Hitze können mir nicht schaden. Dämonen und Geister und alle übernatürlichen Wesen wagen es nicht, sich gegen mich aufzulehnen. Denn wisse: Mann und Frau vollenden sich gegenseitig, wie sich Himmel und Erde gegenseitig ergänzen. Wenn du aber tausend Eindrücke im Kopf hast, verlierst du deine innere Festigkeit und das Mark läuft dir aus. Wenn der stetige Wind das Wasser in die Ferne trägt, trocknet die Erde aus. Wenn du jetzt nicht für Festigkeit sorgst, geht in zehn Jahren gar nichts mehr. Die Pflege der Essenz muss an den Wurzeln beginnen. Der Regen fällt erst, wenn er zuvor zum Himmel aufgestiegen ist.'

So belehrte mich Bao Jing. Seitdem übe ich mich in Festigkeit und Atmung und pflege die zehntausend Götter in meinem Leib. Später fand ich Pflanzen und Elixiere, die mir helfen, die Essenz zu halten.

Wenige Wochen nach meiner Unterweisung sprach die Konkubine zur älteren Dienerin: 'Der alte Meister hat den jungen Meister unterwiesen.'

'Der alte Meister hat den jungen Meister unterwiesen', sagte die ältere Dienerin zur Dienerin.

'Der alte Meister hat den jungen Meister unterwiesen', sagte die Dienerin zur Schwester.

'Der alte Meister hat den jungen Meister unterwiesen', sagte die Schwester zur Bao Gu.

'Gut', sprach Bao Gu, mein Weib. Und seitdem folgt sie mir um die Welt ohne Klagen."

"Welch bemerkenswerte Geschichte", sagte da der Geschichtenerzähler Sun. "Und wie viel Weisheit liegt in Euren Worten. Aber langweilig ist mir das Üben. Warum gebt Ihr mir nicht ein Amulett, das mir hilft, die Essenz zu stärken?"

"Hoho", lachte Ge Hong. "Das stärkste aller Amulette tragt Ihr doch von Geburt an bei Euch, Ihr müsst es nur zu gebrauchen wissen. Macht die berühmte Übung für den Jadestab täglich im Morgengrauen, dann wird dieses Amulett noch größer, mächtiger und standfester." Ge Hong lachte noch mehr und die Schüler fielen ein. Selbst Sun musste lachen.

"Ja", sprach Sun, "aber dabei hilft mir sicher das berühmte Elixier für den Jadestab."

"Ihr Narren, alle miteinander. Mächtige Elixiere wollt Ihr schlucken und könnt nicht einmal die eigenen Kräfte zusammenhalten. Meint Ihr nicht, die fremde und hitzige Kraft der Drogen würde Euch noch schneller aus dem Körper flutschen als die der eigenen Essenz? Wer am Abgrund steht, sollte kein Öl auf den Weg gießen. Schnell würdet Ihr auch noch den letzten Rest Eurer Essenz verlieren und das Leben dazu. Ihr zerstreut Euch zu sehr, seid flatterhaft und getrieben. Meidet die Zerstreuung und sammelt Euch. Werdet still, verschließt die Augen und die Ohren. Schweigt und meditiert. Das Wesen des höchsten Dao ist dunkel, geheimnisvoll und unergründlich. Man kann es weder sehen noch hören. Indem der Geist in Ruhe verweilt, wird der Körper von selbst aufrecht. Behandelt sorgsam Euer Inneres, verschließt Euch nach außen. Allzu viel Wissen bringt Schaden. Von mir bekommt Ihr das Elixier, das die Wurzeln bildet."

So sprach der Meister. Dann ging er zu seinem Ofen und braute das Elixier.

«War das schon alles?», fragt die neue Geliebte den Mann, der schweißgebadet neben ihr liegt. Er hat wieder mal mehr versprochen als er halten konnte. Er war kreativ, phantasievoll und mitreißend, aber wie üblich zu schnell. Es fällt ihm nicht schwer, neue Frauen kennen zu lernen, aber es hält ihn bei keiner sehr lang, und er hinterlässt auch keinen bleibenden Eindruck. Wie alles bei ihm, ist auch der Sex eine flüchtige Angelegenheit, die er beginnt, aber nicht zu Ende führt. Auf halber Strecke flutscht ihm die Essenz davon und der Schwung verlässt ihn. So treibt es ihn immer weiter, bis zur völligen Erschöpfung. Sein Leben ist wie das Surfen im Internet: Er möchte eine Fahrkarte kaufen und verfängt sich in einem Gewirr von Links, die ihn im Netz dreimal um die Welt surfen lassen, ohne die eine Fahrkarte zu kaufen, die ihn wirklich an einen anderen Ort gebracht hätte.

Das Bild

Der Wind ist Bewegung. Er wirbelt auf, trägt fort, trocknet und treibt voran. Der Wind trägt Dinge und Gedanken herbei und weht weiter. Der Wind ist flüchtig und schnell. Er ist freundlich, wandelbar und neugierig. Er bleibt nicht an einem Ort. Er strebt nach oben und hat eine Schwäche, die zugleich seine Stärke ist: Er kann sich von der Basis ablösen, den Kontakt zum Boden verlieren. An den Bäumen entspricht die Windenergie den Wassertrieben, die schnell und hoch hinaufschießen. Weil sie keine Früchte tragen und dem Hauptstamm Kraft rauben, schneidet der Gärtner sie ab. Windkinder sind aber auch jene Ausläufer, die die Erdbeerpflanze bildet und die sich entfernt von der Mutterpflanze verwurzeln können. Andere Pflanzenkinder haben Fallschirme, Segel oder Propeller, und der Wind trägt sie weit fort. Einige Samen kleben sich an das Fell eines Tieres oder lassen sich von einem Vogel fressen. Ausgeschieden, abgefallen oder weggeweht, können sie in der Ferne eine neue Heimat finden, wenn es ihnen gelingt Wurzeln zu schlagen. Im menschlichen Leben spricht man vom Wind des Schicksals, wenn man den Ort, die Firma oder den Liebsten verlassen muss und noch nicht weiß, wohin der Wind wehen wird. Alles ist ungewiss, nur die Bestimmung schlummert im Kern.

Das Trigramm ☴

Der Wind wird dargestellt durch einen durchbrochenen Yin-Strich, über dem zwei Yang-Striche sich ins All recken. Der beherrschende Strich ist der untere Yin-Strich. So kann der Wind sich aufmachen, frei seinen Visionen folgen und doch auf der Erde einen bleibenden Eindruck hinterlassen. Die Stärke der materiellen Basis, der Yin-Strich, entscheidet, ob seine Träume kraftlos verpuffen oder zu einer tief verwurzelten Leidenschaft werden. Der Wind muss sein Yin stärken, dann kann er viel erreichen. Das funktioniert ähnlich wie der Ballast im Kiel eines Segelschiffes. Der Kiel eines Schiffes oder das Schwert der Jolle ist nötig, damit der Steuermann den Kurs halten, hoch am Wind kreuzen und sein Ziel erreichen kann. Ohne Kiel treibt das Schiff ab und wird unlenkbar.

«Ick bün all dor», ruft der Igel dem Hasen zu, und der Hase rennt noch mal los. Immer wieder rennt er mit dem Igel um die Wette. Jedes Mal, wenn er das Ziel erreicht, ist der Igel schon da und ruft: «Ick bün all dor!» Der Igel bewegt sich nicht, er hält still. Der Hase aber rennt und rennt, bis er tot zu Boden fällt. Er verliert – nicht weil er zu langsam ist, sondern weil er zu schnell ist. Zu schnell, um zu verstehen, was da vor sich geht.

In den Seemannsliedern aus der Zeit der großen Segelschiffe sind sie verewigt, die Matrosen. Es zieht sie in die Ferne und einige bleiben immer unterwegs. In jedem Hafen wartet eine andere Braut. Die Welt ist bunt und voller Möglichkeiten für jemanden, der bereit ist, weite Wege zu gehen. Er ist überall gern gesehen, doch keiner kann sich an ihn erinnern. Er ist wie die Luft, er hinterlässt keinen bleibenden Eindruck. Er braucht nichts. Er ist der Entdecker und Träumer, der Heimatlose und Getriebene. Besitz bedeutet ihm nichts, und so gibt er alles her, behält nichts für sich. Oft verliert er ganz den Boden unter den Füßen. Der Wind häuft nichts an, er kann jederzeit weiter ziehen. Er zieht gern um, darum ist seine Wohnung auch nicht vollgestopft mit Besitztümern. Frischer Wind trägt die überflüssigen Stücke hinaus und es wird leichter. Zu viel Wind weht alles davon, haltlos wirbeln wichtige Papiere davon und nichts bleibt. Der Wind liebt die Schönheit und die Kunst. Er schafft Sandkunstwerke, die von der nächsten Flut weggetragen werden, oder Eisschlangen, die in der aufgehenden Sonne kurz aufleuchten und dann zerschmelzen. Leuchtende Gebilde aus bunten Blättern, Werke die den Zauber der Vergänglichkeit zelebrieren. Dahinter aber steht ein fester und entschlossener Wille, solche Kunstwerke zu schaffen, wo andere sie nur flüchtig erträumen. Der Wind hat eine bleibende und unbeirrbare Liebe zur Mutter Erde und dem Spiel ihrer Elemente. Dies macht ihn stark. Viele Menschen sehen Bilder und hören Musik und erträumen Geschichten. Damit daraus ein Kunstwerk wird, bedarf es großer Beharrlichkeit. Genie bedarf der Willenskraft, an dem einmal gewählten Weg festzuhalten. Sonst bleibt das Leben ein Traum. Die Chinesen sprechen in diesem Zusammenhang von gefestigter Essenz.

Ein Wind ohne gefestigte Basis schwebt über den Dingen, ohne sie zu berühren. Er bleibt nicht beim Thema, wandert stets weiter. Warum verweilen, wo es doch noch so viel zu sehen und zu entdecken gibt? Er wirkt freundlich, faszinierend, geistvoll, aber irgendwie unwirklich. Wer sich darüber hinaus auch noch vom Zeitgeist treiben lässt, wird völlig unruhig und rastlos. Der Schamane, der sein Handy mit auf Visionssuche nimmt, wird keinen Besuch von Adler oder Schwalbe bekommen, sondern höchstens Einladungen auf Partys. Eine fremde Sehnsucht übernimmt den Antrieb. Winde ohne Basis wirken haltlos und zerstreut, weil sie nie wirklich dort sind, wo sie sich gerade aufhalten. Ihre Seele kommt nicht nach. Die Welt ist so groß und so reizvoll. Ein Studium oder eine Lehre abzuschließen erscheint ihnen zu öde. Sie träumen davon, den höchsten Turm zu bauen, ohne sich länger mit Statik oder Finanzierungsfragen auseinandersetzen zu müssen. Eher schon möchten sie als Pornostar jobben, Juwelenhändler werden oder eine Bank überfallen. Vielleicht auch eben mal einen Film drehen. Vor allem schnell muss es gehen. So rasen sie durch ihr Leben, bis sie bemerken, dass die Dinge, die sie einst erträumten, von anderen verwirklicht wurden – von Menschen mit weniger Visionen, die aber mehr Standfestigkeit besitzen. Der Wind, der sich ohnehin schon ausgelaugt hat, wird nun bitter und trocken.

Eines Tages sind die Kräfte des Windes verbraucht. Es zieht ihn immer weniger in die Ferne. Wenn es ihn dennoch zum Reisen treibt, kann es gut passieren, dass ihm die materiellen Mittel dazu fehlen. Er ist verschuldet und damit unfreier denn je. Oft gehen ihm mit den Jahren auch die Visionen aus. Zurück bleibt die Erinnerung an eine flüchtige Jugend, in der alles glänzender und verheißungsvoller war als jetzt. Immer noch macht er auf jugendlich, aber sein Rücken ist schwach und sein Leben mühselig. Die Essenz ist verbraucht. Er sieht sich gezwungen, Hilfsjobs anzunehmen, Arbeit, die er immer noch als unter seinem Niveau empfindet. Aber er hat keinen Lebenslauf vorzuweisen, aus dem man seine Talente erkennen könnte, die nun nur noch eine Erinnerung sind. Viele ehemalige Winde machen Kneipen auf, in denen sich andere Winde versammeln können. Das Lokal soll aber keine normale Kneipe werden, oh nein: Es wird die geilste Kneipe westlich des Yangzi. Eine In-Kneipe, wie die Welt sie noch nicht gesehen hat. Ein Club, in dem die Musik von morgen gespielt wird. Wenn es dem Wind gelingt, dieses eine Mal genug Geld, Willenskraft und Durchhaltevermögen zusammenzukratzen, könnte dieses Vorhaben sogar gelingen – nach Art des Windes.

Der Freiberufler – Wurzeln für den Wind

Gerade Künstler oder andere Freiberufler führen oft ein Wind-Leben. Häufig haben sie gleichzeitig mehrere angefangene Projekte: Fragmente zweier Romane, seit Jahren liegt die Doktorarbeit angefangen herum, dann noch eine Artikel- oder Fotoserie, die Steuererklärung, oh weh, und unaufhörlich kommen neue Vorhaben dazu. Der Wind fängt ständig neue Projekte an und bringt sie nicht zu Ende. Ihm fehlt die Beharrlichkeit, irgendetwas abzuschließen. Unvollendete Projekte aber verbrauchen auch dann noch Energie, wenn der Wind nicht mehr daran arbeitet. Es ist so, als würden kleine Energieleitungen zu diesen Projekten führen. Jedes unbewusste «oh, das habe ich noch nicht fertig gemacht, das muss ich irgendwann in meinem Leben noch einmal beenden», speist diese Leitungen neu. Energie folgt den Gedanken: Je mehr unerledigte Angelegenheiten ein Mensch hat, desto mehr Energie wird ihm entzogen. Die Kraft fehlt dann für das Tagesgeschäft. Nicht abgeschlossene Projekte sind Energielöcher und sie geben gleichzeitig allen zukünftigen Vorhaben ein wackeliges Fundament. Abgeschlossene Projekte hingegen – seien es nun fertig geschriebene und veröffentlichte Bücher, gebaute Häuser oder aufgeräumte Keller – geben Selbstvertrauen, Kraft und Verwurzelung.

Eine gesicherte Stellung, ein fester Job, Gewohnheiten, feste Rituale, eine vertraute Umgebung, ein fester Lebensrhythmus geben Halt und verwurzeln das Yin. Sie bilden eine stabile Basis und helfen vielen Menschen, die kein besonders ausgeprägtes Freiheitsbedürfnis haben, ihr Leben in den Griff zu bekommen. Wer darauf bewusst verzichten möchte, um seinen Geist nicht einzuengen, muss andere Mittel der Verwurzelung finden. Kinder, die sich auf Reisen begeben, oder Erwachsene in einer Quizshow tragen gern ein Kuscheltier als Talisman oder «Rettungsring» mit sich. Künstler auf Tournee bestehen beispielsweise auf einer bestimmten Blumensorte, immer derselben Seife oder demselben Stuhl im Hotelzimmer. Alles äußere Hilfsmittel, um nicht den Boden unter den Füßen zu verlieren. Zu größerer Festigkeit verhilft ein klarer geistiger Standpunkt, der feste Glaube, dass der eigene Weg der richtige ist. Eine solide Ausbildung im Spielen von Tonleitern und Etüden, in den Grundschritten eines Tanzes, im eigenen Handwerk bildet eine bessere Basis für die Ausübung von freier Kunst als ein kleiner Plüschelefant. Ein Schamane, der als Künstler oder Freiberufler lebt, sorgt beizeiten für eine solche stabile Basis. Zusätzliche Hilfen für die Konzentration bilden feste Gewohnheiten und Rituale, ein aufgeräumter Schreibtisch, saubere Werkzeuge sowie feste Uhrzeiten für die eigene Arbeit. Nur wer sich konzentrieren kann, kann etwas abschließen. Und nur abgeschlossene Projekte bilden die Basis für neue Vorhaben.

Exkurs: Vom Halten der Körperflüssigkeiten

Ein Baby ist noch nicht in der Lage, seine Körperflüssigkeiten zu kontrollieren. Speichel läuft ihm aus dem Mund, Urin und Kot gehen unkontrolliert in die Windel. In diesem ganz jungen Menschenalter ist das normal, da die Essenz noch nicht gefestigt ist. In den folgenden ein bis drei Jahren lernt das Kind normalerweise, die Körperausscheidungen so weit zu kontrollieren und zurückzuhalten, bis es eine Toilette aufsuchen kann.

Der junge Mann, der seine erste Ejakulation bekommt, kann diese zunächst ebenfalls nicht kontrollieren, da seine Essenz so überreichlich ist, dass sie einfach überquillt. Nächtliche Ejakulationen sind für eine kurze Zeit physiologisch. Dieser Überfluss bleibt nicht lange. Genau wie die anderen Körperflüssigkeiten lernt der junge Mann auch den Samenerguss zu kontrollieren. Bei schweren Krankheiten, im Zustand extremen Stresses und in Todesangst geht diese Fähigkeit verloren.

Unkontrollierbare Ejakulationen gelten als der Beginn nicht nur von Impotenz, sondern auch des allgemeinen Verfalls. Kontrollverlust über die eigenen Substanzen wie Einkoten und Einnässen ist aus Sicht der chinesischen Medizin ein Ausdruck des Verfalls. Dies gilt nicht nur für Urin und Kot, sondern auch für das Sperma.

Essenz ist der Stoff, der unsere unveränderlichen Eigenschaften und unsere eigene Kraft ausmacht. Wer viel Essenz hat, kann Großes erreichen und lange leben. Bei Männern wird der Überfluss der Essenz zum Sperma. Auf der Höhe seiner Kraft kann ein Mann mit seiner Essenz neues Leben erzeugen, indem er sie mit der weiblichen Essenz vermählt. Jeder Essenzverlust bedeutet einen unwiederbringlichen Verlust an Kraft. Essenz ist ein ganz besonderer Saft. Man verliert beispielsweise an Essenz, wenn man einen Schicksalsschlag erlitten hat, wenn liebe Menschen sterben, wenn man in Todesangst ist, aber auch, wenn man einen Lebenstraum aufgeben muss. Jedes Mal geht etwas unwiederbringlich verloren. Jedes Mal rückt man dem Tod ein spürbares Stückchen näher. Daher darf Essenzverlust niemals leicht genommen werden. Ejakulationen, möglichst mehrmals hintereinander, sind nur bei sehr jungen Männern einigermaßen harmlos. Davon abgesehen sind sie für ein aufregendes Sexualleben auch gar nicht notwendig.

In der chinesischen Medizin gilt vorzeitige Ejakulation als mangelnde Standfestigkeit, als Vorstufe zur Impotenz und als Schwäche. Zu Beginn bestehen meist keine Erektionsschwierigkeiten, sondern eher eine sehr leichte Erregbarkeit. Das leere Yin hält das Yang nicht. Nach und nach geht dies in eine generalisierte Leere von Yin und Yang über: Impotenz. Die Orgasmen bei Yin-Leere sind flüchtig und manchmal fast nicht zu spüren. Der Beckenboden beginnt unbeeinflussbar und kraftlos zu zucken. Die Essenz «entflutscht», hier fehlt der Kontakt zum Unterleib. Auch Samenverlust im Schlaf ist nur bei ganz jungen Männern physiologisch. Bei erwachsenen Männern ist er ein erstes Zeichen von allgemeinem Kraft- und Essenzverlust. Lebenskraft geht verloren. Wer seine Körperflüssigkeiten nicht kontrollieren kann, ist entweder ein Säugling, ein schwacher alter Mann oder in ständiger Angst. Ein starker Mann, der gedenkt, seine Stärke bis ins Alter hinein zu bewahren, lernt daher, so selten wie möglich zu ejakulieren und kultiviert stattdessen starke und multiple Orgasmen. Die Regeln der chinesischen Kunst der Lebenspflege durch Sex sind sehr leicht zu behalten: Möglichst häufiger Sex mit möglichst intensiven Orgasmen bei möglichst wenig Samenverlust.

Die Geliebten des Windes

Der Wind muss wehen, es ist seine Natur zu reisen. Damit es ihn nicht spurlos verweht, braucht er viel abkühlendes und nährendes Yin. Er hält sich an der Mutter Erde fest. Wenn sie ihn ertragen kann, ohne auszutrocknen, wird sie von ihm belebt. Der Wind ist leicht zu begeistern und immer verliebt. Er ist nicht monogam, aber auf seine Art kann er sehr treu sein, denn er glaubt an die Liebe. Im Unterschied zum Feuer kann der Wind freundlich und charmant sein, ohne Besitz ergreifen zu wollen. Lieber bezaubert und beglückt er tausend Frauen, wie der Gelbe Kaiser. Bei all dem hat ein kluger Wind eine einzige Kaiserin als Basislager. Für eine Frau allein ist er ohnehin zu anstrengend. Am Anfang faszinieren sie seine endlosen Geschichten und seine ständig neuen Ideen und sie kann ihm stundenlang zuhören. Darüber hinaus ist er wirklich neugierig darauf, zu erfahren, wie Frauen denken. Frauen lieben das. Ein Mann der zuhört, der sogar fragt! Auch im Bett ist er freundlich und phantasievoll und voller verrückter Ideen. Sie ist praktisch ständig scharf auf ihn. Vor allem, weil er stets mehr zu versprechen scheint, als er dann halten kann. Kaum ist sie richtig in Fahrt, ist die ganze Veranstaltung schon vorbei und er ist in Gedanken bereits ganz woanders oder einfach eingeschlafen.

Auf Dauer werden der Frau seine Sprunghaftigkeit und Unruhe zu viel. Sie selbst wird zunehmend gereizter, wortkarger und schnippisch. Ständiger Wind trocknet die Erde, er schwächt und macht schutzlos. Während sie noch über seine Pläne nachdenkt, hat er diese selbst schon wieder verworfen. Je stärker der Wind weht, desto gereizter wird die, die ständig mit ihm zu tun hat. Jeden Tag kommt er mit neuen Ideen und

Gedanken, und während er davon erzählt, schweift er ab, kommt wiederum auf neue Ideen und Gedanken. Sie magert ab, raucht, trinkt Kaffee und vermutet nicht ganz zu Unrecht, dass seine umfassende Neugier auch neue Frauen mit einschließt. Zu ihr kommt er vor allem zum Auftanken und um sich auszuweinen. Die phantasievollen Vorspiele entfallen zunehmends, übrig bleiben Veranstaltungen von wenigen Minuten Dauer, die sie in Erinnerung an bessere Zeiten nur deshalb über sich ergehen lässt, weil er doch eigentlich ein lieber Kerl ist und außerdem wirklich talentiert, in der Hoffnung, dass er irgendwann wieder zu sich kommt. Zunehmend kann er gar nicht mehr. Er braucht jetzt neue Stimulanzien – Sex in der U-Bahn oder Sushi von ihrem Körper essen. Auf Dauer aber verliert jedes Spiel seinen Reiz. Der Dampf ist raus. Vielleicht macht die Frau es nun wie die Menschen, die an der ständig windigen Nordseeküste leben, sie wird stur und schweigsam und glänzt durch trockenen Humor oder ätzenden Sarkasmus. Zu viel Wind trocknet eben aus. Vor allem, wenn der Kerl es nicht versteht, sie wieder richtig zu befeuchten.

Vielleicht aber ist die Geliebte des Windes selbst eine unabhängige Natur – mit einer starken Mitte, einem eigenständigen Leben, eigenen Gedanken und eigenem Geld und genug Yin. Oft ist sie älter und erfahrener. Sie ruht genügend in sich selbst und lässt sich nicht vom Wind wegwehen, sondern bietet ihm gerade genug Widerstand, um seine Gedanken neu zu beflügeln. Er schenkt ihr Inspiration und Anregung, um ihrem eigenen Leben etwas Würze zu geben. Mehr erwartet sie nicht, zumindest nicht von ihm! Dann kommt ihr der Wind gerade recht. Er wird sie bereichern. Wie der windige Sohn, der ins Ausland gegangen ist, um dort zu studieren oder die Sprache zu lernen. Die Mutter freut sich über einen Brief oder einen Anruf aus der Ferne. Wenn der Sohn hereingeweht kommt, stellt sie, ganz Mutter Erde, das Essen auf den Tisch, lauscht seinen Geschichten und Erlebnissen und freut sich, dass ihr Spross so bunte Blüten treibt. Die Gefährtin des Windes ist die kluge Brieffreundin, die hilfreiche Galeristin, sein Schutzgeist und seine Göttin. Dabei lässt sie sich nicht ausnutzen und setzt ihn nicht unter Druck. Statt von ihm zu erwarten, dass er ihrem Leben Stabilität und Inhalt gibt, lässt sie ihn immer wieder ziehen. Sie ist die Kaiserin und sie weiß das. Alle anderen Frauen sind Nebenfrauen, von denen er sich frische Säfte holt. Oft berät sie ihn bei Liebeskummer und tröstet nicht selten auch die anderen Frauen, wenn er das Interesse an ihnen verloren hat.

Eine solche Beziehung kann lange Bestand haben und sehr innig sein, solange die Frau ihr Yin zu sammeln versteht (vielleicht mit Hilfe eines Wasser- oder Erde-Mannes). Auch wenn die Umwelt den Kopf schüttelt über dieses exzentrische Pärchen, wenn es mitsamt den Nebenfrauen in den Urlaub fährt und sich alle anscheinend prächtig verstehen.

Störungen im Zeichen des Windes

Der Wind hat viele Träume. Er ist schnell erregbar, gibt sich leicht flüchtigen Beziehungen hin und leidet an Entkräftung und Auszehrung und vorzeitiger Ejakulation. Wind-Menschen sind oft dünn, mit wenig Substanz. Ihre Aufmerksamkeit bleibt nie lange an einem Ort, auf diese Weise geht unaufhörlich Kraft verloren. Beim Sex ergeht es dem Wind ähnlich. Sex ist für ihn sehr wichtig. Es treibt ihn von Frau zu Frau. Frauen interessieren ihn wirklich, wie alles Neue und Fremde. Sie sind für ihn eine Quelle an Inspiration und Säften. Letztere bekommt er jedoch selten, denn da er es so eilig hat, gelingt es ihm selten, das «weibliche Yin zu pflücken», wie es im Chinesischen heißt. Er ist der Minutenmann, der seine Essenz vergießt, ehe die Wolken sich ballen. Er denkt, dass er alles gibt und leidenschaftlich ist wie keiner, aber in Wirklichkeit verbraucht er sich sinnlos. Seine Gefühle bleiben oberflächlich, und statt richtiger Orgasmen bekommt er zunehmend Schweißausbrüche, Schwindelgefühle und Anfälle von Zittrigkeit. Sein Yin wird immer schwächer. Die Säfte trocknen aus und er bekommt einen schwachen Rücken und Schlafstörungen. Am Ende wird er impotent. Leer ist bei ihm vor allem das Leber-Yin. Seine Emotionen sind flüchtig und reizbar, er ist übererregbar und führt es auf seine künstlerische Sensibilität zurück. Die Hun-Seele, der sensible und sehnsüchtige Seelenaspekt, der nach chinesischen Vorstellungen in der Leber wohnt, wird nicht mehr gehalten. Wenn die Hun-Seele auf Wanderschaft geht, bekommt der Wind wilde Träume, beginnt zu schlafwandeln, erleidet Angstattacken und schrickt leicht zusammen. Seine Sehnsucht umfasst die ganze Welt und er kann nicht mehr zufrieden an einem Ort verweilen. Leichter als andere bekommt er Kontakt zu Geistern, was nach chinesischer Ansicht ebenfalls ein Ausdruck von Schwäche ist, da er dabei zunehmend fremdbestimmt und zerfahren wird. Spirituelle Größe sieht anders aus.

Der Wind, der sein Yin stärkt, einen starken Kontakt zur Basis hat oder eine erdige Frau, kann viel erreichen. Wenn es dem Wind gelingt, lange genug an einer Stelle zu verharren, kann er ein Feuer entfachen. Seine Träume werden wahr. Ein Kunstwerk ist entstanden.

Wenn der Wind eine zu schwache Basis hat, bekommt er leicht Angst, sich selbst zu verlieren. Die Gedanken beginnen zu fliehen und er verliert die Orientierung. Oft wird ihm dabei angst und er versucht sich mit trüben Substanzen zu betäuben und zu beschweren. Er kifft sich zu, statt sich dem Gedankenstrom zu stellen und den einen, wertvollen Impuls herauszupicken und daran zu arbeiten. Statt weiter zu ziehen, versucht er sich selbst Substanz zu geben. Er beginnt zwanghaft zu essen, zu kaufen, zu konsumieren. Da er fürchtet, selbst nicht gut genug malen zu können, um seinem inneren Reichtum Ausdruck zu verleihen, und da er nicht über die Ausdauer verfügt, es immer wieder zu versuchen, kauft er teure Farben, lädt sich ständig neue Grafikprogramme herunter und fährt nach Japan auf der Suche nach dem besten Papier. Er sammelt Bilder, Kunstzeitschriften und elektronisches Spielzeug. Dies tut er mit atemberaubender Geschwindigkeit, so dass die vielen bunten Dinge nicht zu seinen eigenen werden können. Er zappt durch die Fernsehprogramme und rast durch das Internet. Er sammelt Platten. Jeder Eindruck von außen, jede Nachricht im Fernsehen oder aus der Zeitung, jede Beschäftigung mit den Promis oder den Stars, jedes Chatten bedeutet Entfernung vom Selbst, von der eigenen Mitte und Kraft. Inmitten all der angefangenen und nie vollendeten Projekte verzettelt er sich immer mehr. Die Essenz schwindet dahin. Er umgibt sich mit künstlerischen Freunden, denen es zum größten Teil genauso geht. Dann kiffen sie sich gemeinsam zu und fühlen sich beflügelt. Währenddessen haben andere den Erfolg, von dem der Wind träumt. Meist sind es die, die ihm am Anfang weniger inspiriert, dafür bodenständiger und langweiliger erschienen waren. Mit der Beharrlichkeit, die ihm fehlt, verwirklichen andere nun, was er sich einst erträumte. Er wird unglücklich und feucht und verzweifelt. Impotent, versoffen, verkifft. Ein gescheiterter Künstler.

Die Schritte des Yü gehen vom Wind durch das Zentrum hindurch zum Nordwesten, dem Himmel. In seltenen Fällen gelingt es dem Wind, seine Haltlosigkeit anzunehmen und zu ertragen, indem er sich seiner Einsamkeit stellt und sich selbst annimmt, wie er ist. Er geht in sein eigenes Zentrum und gelangt vom Südosten in den Nordwesten. Da wo die reine, ungebundene Freiheit ist. Er lässt die Welt hinter sich, will nichts mehr erreichen und strahlt als Weiser aus sich selbst. Er wird zum Himmel, geht in ein Kloster und wandert mit den Wolken.

Wenn der Wind die Impulse, in die Ferne zu ziehen, unterdrückt und statt zu reisen sammelt, wird er leicht zum Messie. Er sammelt Reisekataloge, Briefmarken, Kleinkunst aus Übersee.

Er ist der Wind, er lässt sich geschmeidig dorthin tragen, wohin es ihn zieht. Er weiß, er muss wehen, und er sieht die Gefahr der Zerstreuung. Es ist seine Aufgabe sich zu lösen, aufzumachen, Neues zu entdecken. Dabei behält er den Kontakt zu seinem ureigensten Kern. Er weiß, wer er ist, auch in der Fremde. Das Wissen um das, was er ist, ist seine Essenz. Sein ureigenes Wesen. Damit ihm diese Essenz niemals abhanden kommt, festigt er seine Basis.

Zeit und Mühe – Gong Fu

Der Schamane sorgt für eine Grundausbildung, die ihm hilft, auch unter widrigen Umständen auf seinem Weg zu bleiben. Diese Festigung der Basis bezeichnet man auch als Basisarbeit. Ist sie gestärkt, verfügt man über Gong Fu. Wir kennen den Ausdruck als Kung Fu und denken dabei an die Kampfkünste, wo Gong Fu eine besondere Rolle spielt. Der chinesische Ausdruck Gong Fu hat eigentlich gar nichts mit Kampfkunst zu tun. Er bedeutet «Zeit und Mühe». Egal, was für ein Talent ein Mensch besitzt, ohne Gong Fu muss es wirkungslos verpuffen. Gleich welche Disziplin – Basisarbeit besteht immer aus ziemlich monotonen, gleich bleibenden Übungen, die ein Leben lang immer wiederholt werden müssen. So werden in den Kampfkünsten die Beine täglich Hunderte von Malen in die Luft geschwungen oder gedehnt, bis zunehmend schwerere Übungen hinzukommen. Ein Koch muss Tausende von Gemüsescheibchen schneiden, ein Kalligraph immer wieder denselben Pinselstrich ziehen. Selbst Mozart schwor auf das tägliche Üben von Tonleitern. Wer chinesische Medizin erlernen will, muss zunächst Tausende von chinesischen Schriftzeichen lernen. Zeit und Mühe – keine leichte Übung für den Wind. Er kann sich damit trösten, dass das Ziel dieser Veranstaltung Spontaneität ist. Sobald er über das nötige Gong Fu verfügt, kann er sich seiner windigen Natur überlassen und seinem Talent folgen. So wie ein Kämpfer mit Gong Fu im richtigen Moment automatisch das Richtige tut. Gong Fu – Zeit und Mühe – bedeutet Erdung, weshalb im Erde-Kapitel mehr darüber zu finden sein wird.

Bei einer Sache bleiben

Wer ein Ziel hat, muss dabeibleiben. Wer immer wieder neue Wege einschlägt, wird irgendwann ermattet am Ausgangspunkt stehen. Gerade am Anfang eines Weges aber ist es schwierig, zu wissen, ob es der richtige ist. Noch während der Wind die Beine schwingt, um die Shaolin-Kampfkunst zu erlernen, wird ihm ein anderer sagen, dass Kendo eigentlich das einzig Wahre sei. Oder Bogenschießen. Oder Boxen. Wer gerade seine Portugiesisch-Vokabeln büffelt, trifft auf jemanden, der fließend Suaheli kann. Das wäre doch was! Jeder Weg erscheint am Anfang lang, öde und aussichtslos, und Berichte von wundersamen Ländern, die auf anderen Pfaden liegen, lassen den Reisenden leicht vom Wege abkommen. Besser ist es, sich wenig mit anderen Wegen auseinander zu setzen. Notfalls muss man eben das Telefon abstöpseln und anregenden Versammlungen aus dem Weg gehen. Und zwar solange, bis man auf seinem eigenen Weg über den Point of no return hinaus ist.

Stille und Einsamkeit aushalten

Wer diesen Punkt auf seinem Weg erreicht hat, wird bemerken, dass er nicht mehr viele Menschen findet, die ihm folgen können. Was, du klebst Blätter auf Felsen? Im Winter? Jeden Tag? Und was soll das bringen?

Was, du übst jeden Tag mehrere Stunden Blues-Gitarre? Blues? In welchem Jahrhundert lebst du eigentlich? Er wird einsam und es stört ihn nicht.

Wenn der Mann irgendwann einmal Erfolg hat und alle wieder um ihn herumspringen, wird ihm das nun nicht mehr zu Kopf steigen. Er wird weiterhin sein Ding machen – und zwar gut.

Die untere Wurzel stärken – der Beckenboden

Der materielle Ausdruck der Essenz des Mannes ist das Sperma. Dieses sollte nicht verschleudert werden. Andererseits sind Frauen eine Quelle des Yin, sexueller Austausch stärkt die Wurzel. Je mehr, desto besser – vorausgesetzt, die Essenz bleibt dabei erhalten. Vom Gelben Kaiser, dem legendären Urvater der chinesischen Medizin, heißt es, dass er mit großem Genuss pro Nacht tausend Frauen befriedigen konnte – ohne ein einziges Mal zu ejakulieren.

Sex ohne Ejakulation ist der beste Weg, die untere Wurzel zu stärken. Ein interessanter Nebeneffekt sind multiple Orgasmen und nahezu unbeschränkte Potenz. Ein Wind, der diesen Weg geht, wird sich nie mehr anhören müssen: «War das jetzt schon alles?»

Ejakulation und Orgasmen treten zwar oft gemeinsam auf.

Sie sollten aber nicht verwechselt werden: Orgasmen entstehen oben, im Kopf, und sind ein Ausdruck extrem aktivierten Yangs. Orgasmen stimulieren den ganzen Körper und fördern die Ausschüttung eines ganzen Cocktails von interessanten Stoffen: das muskelstärkende Wachstumshormon STH, entspannendes Dopamin und die bei uns als Medikament nicht zugelassene «Anti aging»-Hormonvorstufe DHEA, glücklich machendes Oxytocin und natürlich die berühmten Endorphine. Der Testosteronspiegel wird erhöht. Die Immunglobuline vermehren sich. Der Cholesterinspiegel sinkt. Kurz: Orgasmen sind das Yang-Tonikum schlechthin. Vor allem multiple Orgasmen, die auch Männer durchaus erlernen können.

Ejakulationen dagegen entstehen unten, im Unterleib, und bedeuten eine Schwächung des Yin. Wertvolle Säfte gehen verloren, deren Produktion sehr viel Kraft erfordert. Wenn das Yin geschwächt wird, fühlt es sich oft an, als wäre das Yang relativ stärker: Der Mann zittert, schnauft, schwitzt und denkt, das wäre ein Orgasmus. Ist er älter und wenig trainiert, kommen oft Schwindel, Hörstürze und Kopfschmerzen hinzu. Manchem Mann verschlägt es die Sprache. Nach wenigen Minuten verfällt er in einen komatösen Schlaf. Bei brüchigen Adern und klebrigem Blut kann es noch weit schlimmer kommen, vor allem wenn latente Angst und Aufregung im Spiel sind. Angst lässt die Essenz haltlos zusammenbrechen. Gerade konservativen Politikern, die auf ihren Ruf achten und negative Schlagzeilen fürchten, möchten wir daher von prickelnden Mutproben wie Bordellbesuchen mit Ejakulation dringend abraten. Es könnte ihre letzte Schlagzeile werden.

Männer mit multiplen Orgasmen haben zunächst gelernt,

ihre Ejakulationen zu kontrollieren. Sie bleiben lange im Zustand der Erregung, ohne von diesem Gipfel abzustürzen – so lange, bis sich langsame und starke Orgasmen einstellen. Einer, dann noch einer und noch einer. Wie sie das machen? Zwei Dinge sind wichtig: eine ruhige Atmung und ein gut trainierter Beckenboden. Männer, die zu schnell kommen, schnaufen meist wie eine Lokomotive, ehe sie erschöpft zusammenbrechen. Männer, die in Kontakt mit ihrem Unterleib sind, atmen ruhig und tief weiter und konzentrieren sich auf die Gefühle, die sich langsam in ihrem ganzen Körper ausbreiten.

Unwillkürliche Zuckungen des Beckenbodens, die zu unkontrollierten Ejakulationen führen, sind ein Ausdruck von Muskelschwäche. Nur schwache Muskeln zucken bei Belastung. Starke Muskeln sind gut durchblutet und zucken nicht. Sie werden warm und schwellen an, und davon profitiert auch die Penisgröße.

Beckenbodenübungen gibt es unzählige. Ursprünglich wurden sie vor allem von Frauen gemacht, die unter Gebärmuttersenkung und Blasenschwäche litten. Dann sprach sich schnell herum, dass diese Übungen den sexuellen Genuss erhöhen. Männer praktizierten diese Übungen nicht, da man meinte, eine Schwäche des Beckenbodens habe vor allem mit zu vielen Schwangerschaften zu tun. In China war dies immer anders. Erst durch die Aktivierung des Beckenbodens bekommen die chinesischen Kampfkünste, aber auch Qi Gong und Taijiquan, ihren Sinn. Andernfalls bleiben sie eine Art Ballett für esoterisch ambitionierte Ausländer.

Was ist der Beckenboden?

Der Beckenboden ist ein komplexes Geflecht von Muskeln, die wie eine Hängematte kreuz und quer im Beckenring ausgespannt sind und den Körper nach unten abschließen. Ist der Beckenboden schlaff, sinken Blase und Darm nach unten und auch der Penis macht schlapp. Die Chinesen nennen den Beckenboden den «Ahn aller Muskeln». Ein starker Beckenboden bedeutet nicht nur einen starken Penis. Ein stimulierter und tonischer Beckenboden bildet die Basis für alle anderen Muskeln. Von hier nimmt die gesamte Körperkraft ihren Beginn – bis zum Kopf. Auf alten chinesischen Zeichnungen des Körpers ist anstelle des Beckenbodens ein Wasserrad eingezeichnet, das zwei junge Mönche ständig treten, um damit die Essenz wie eine Wassersäule in der Wirbelsäule aufsteigen zu lassen. Steht das Wasserrad still, sinkt diese Wassersäule ab. Die Nackenmuskeln verspannen sich, der Kopf wird vergesslich, der Rücken schwach und die Essenz läuft aus.

Wie bekommt man ein Gefühl für den Beckenboden?

Direkten Zugang zum Beckenboden erlangt man über den Akupunkturpunkt Hui Yin. Hier vereinigen sich die Hauptmeridiane des Körpers, um von dort aufzusteigen. Der Punkt ist eine Vertiefung zwischen After und Hoden, in der Mitte des Damms. Wer mit dem Finger tief in diesen Punkt hineindrückt und gleichzeitig eine Bewegung macht, wie um den Urinstrahl zu stoppen, spürt, wie sich dort in der Tiefe Muskeln bewegen. Der Hauptmuskel, der Pubococcygeus, kurz PC-Muskel genannt, geht vom Steißbein zum Schambein. Wird er angespannt, zieht sich das Steißbein etwas nach vorn. Mit etwas Übung lässt sich dieser Muskel mal rechts und mal links anspannen. Zunächst kommt es oft zu Muskelkater. Da der Beckenboden bei den meisten Menschen ziemlich schlapp ist, bewirken wenige Übungen, die sich überall machen lassen – auf langweiligen Sitzungen, beim Autofahren, beim Workout – sehr schnell eine große Stärkung. Eine verblüffende Wirkung lässt sich schon erzielen, indem man in Situationen, bei denen einem der Kamm schwillt, die Schultern sich verkrampfen und der Nacken hart wird, einfach ein paarmal den After hochzieht. Schon ist die Spannung eine Etage tiefer gerutscht – da wo sie hingehört.

Wer bisher unter chronischen Prostataentzündungen gelitten hat und nicht lange sitzen konnte, ohne sich unwohl zu fühlen, wird nach längerem Üben feststellen, dass dieses Problem nun ein Ende hat. Das Steißbein kommt in Bewegung, die Haltung wird elastischer, der Gang raubtierartig, der Kopf schwebt. Verspannungen am ganzen Körper lassen nach. Orgasmen werden stärker, der Penis größer. Das unwillkürliche Zittern des Beckenbodens, das ungewollt Ejakulationen auslöst, hört auf.

Manche chinesischen Ratgeber empfehlen, zur Unterdrückung der Ejakulation den Punkt Hui Yin zu stimulieren. Wer dies falsch versteht und kurz vor der Ejakulation einfach diesen Punkt drückt, wird merken, dass die Erektion nachlässt und eventuell der Samen kraftlos ausfließt. Das Yang ist abgesunken und hinterlässt ein zittriges Gefühl. Auch wenn die Ejakulation dabei ausbleibt, findet sie doch statt, aber «retrograd», was bedeutet, dass das Sperma später mit dem Urin ausläuft.

Dies ist nicht Sinn der Sache, denn auch hier geht es um Gong Fu und nicht um faule Tricks. Der Beckenboden muss täglich und in allen Lebenslagen immer wieder aktiviert werden. Dann kann ein kurzes Anspannen während des Sex den Punkt Hui Yin aktivieren und alle Reflexe im Unterleib harmonisieren. Gleichzeitig sollte der Mann den Atem ruhig in den Unterleib führen und alles Hecheln und Schnaufen vermeiden. Wer dies lange genug übt, kann so lange Sex haben, wie er will, wobei sich nach und nach immer stärkere Orgasmen einstellen werden – ohne Ejakulation.

Ein erlaubter fauler Trick

Am Anfang dieses Weges lassen die Orgasmen zunächst auf sich warten. Zu sehr werden sie im Unterbewusstsein mit «Abspritzen» gleichgesetzt. Manchen Männern hilft es an diesem Punkt, einen Orgasmus zu spielen, mit allem Drum und Dran (außer Schnaufen, Hecheln und Kontrollverlust). Dies wiederum erfreut die Frau, die ja mittlerweile gemerkt hat, dass sie es hier mit keinem Minutenmann zu tun hat, sondern mit einem echten Profi. Die Erregung der Frau wiederum überträgt sich auf den Mann, was nun eine Weile hin- und hergehen kann – mit zunehmend erfreulichen Gefühlen auf beiden Seiten.

Übung für Fortgeschrittene

In Büchern aus dem Shaolin-Kloster finden sich Abbildungen von Mönchen, die zu Trainingszwecken mit ihrem Penis große Lasten heben, etwa ein Mühlenrad. Hier geht es nicht um Männlichkeitswahn – wir sprechen von daoistischen Mönchen –, sondern um die Stärkung der Basis. Auch wer keine Mühlenräder an seinem Penis herumschleppen will, kann versuchen, an seinem erigierten Penis leichte Gewichte aufzuhängen, zum Beispiel einen Waschlappen. Diesen kann man nun durch Spielen mit dem Beckenboden hin- und herschwenken oder auf- und absenken. Vom Gästehandtuch zum großen Saunabadetuch sind nun vielfältige Spielchen möglich, die nicht nur als Partygag immer wieder gut ankommen, sondern auch helfen, die untere Wurzel zu stärken und die Langlebigkeit fördern sollen.

Wer orientalische Kampfkünste betreibt, sollte vor allem anderen immer den Beckenboden aktivieren und das Steißbein vibrieren lassen. «Hebt den After an» ist eine der regelmäßigen Aufforderungen zu Beginn chinesischen Kampfkunsttrainings. Hinter dieser knappen Aufforderung verbirgt sich die Vorstellung, dass durch die Kontraktion der Zentralkanal in der Wirbelsäule aktiviert wird, so wie die Mönche das Wasserrad bewegen. Erst dadurch erhalten die ansonsten leicht schlappen Übungen ihre innere Kraft – andernfalls wird vor allem aus dem Taijiquan, wie gesagt, esoterisches Ballett.

Aber nicht nur für die Kampfkünstler ist der Beckenboden wichtig. Der «Ahn aller Muskeln» hilft auch all denen, die bisher vor allem mit anderen, sichtbareren Muskeln beschäftigt waren. Wer viel Zeit mit Gewichten verbringt, um das eigene Lebensgefühl und die erotische Ausstrahlung zu fördern, weiß meist schon, dass er dabei, wie beim Sex, Schnauferei und Pressatmung vermeiden muss. Weil er sonst statt Waschbrettbauch einen Leistenbruch bekommt. Genauso wichtig ist es, bei allen diesen Workouts immer zuerst den Beckenboden zu aktivieren. Dadurch wird nicht nur vermieden, dass sich im Unterleib ein Druck aufbaut, der der Hodendurchblutung schadet und die Potenz reduziert. Übungen, die mit aktiviertem Beckenboden durchgeführt werden, lassen das Yang aufsteigen. Die Hoden werden stimuliert statt gestresst. Miteinbeziehen des Beckenbodens in alle Übungen fördert sowohl die Männlichkeit als auch den Aufbau von Muskeln. Dies betrifft insbesondere die Oberschenkel und, durch die Stimulation des Steißbeines, die oft erwünschte und selten erreichte knackige Hinterpartie, von der Frauen so gern auf die erotischen Fähigkeiten des Mannes schließen. Zu Recht, wie wir nun wissen.

Die Sache mit dem «Samenkoller»

Wer ehrlich mit sich ist, wird feststellen, dass der berühmte Druck gar nicht so groß ist. Es sei denn, er ist ein junger Zuchtstier. Die meisten Männer sind eher erschöpft als übervoll. Allerdings leben viele, durch ihre Lebensumstände bedingt, unter einer großen Spannung. Je weniger Yin – die weiche und nährende Seite des Qi – ein Mann hat, umso mehr wird die hitzige und aktive Yang-Seite überwiegen, zumindest relativ

In Wirklichkeit ist bei solchen Männern das Yang gar nicht so stark. Oder warum sterben die meisten früher als sie müssten? Der Tod tritt erst ein, wenn das Yang sich abtrennt, sagen die alten Zinnoberschriften. Frühes Altern, geistige Erschöpfung, fehlende Freude und Mangel an neuen Visionen sind auf einen Yang-Mangel zurückzuführen – oft bedingt durch mangelnden Schlaf, innere Unruhe und Überreizung, also einen Yin-Mangel.

Bei einem Yin-Mangel fehlt die weiche entspannte Seite und das Yang scheint noch zu überwiegen. Der Mann denkt, er sei voller Spannung und will diese unbedingt loswerden.

Sonst ist er gereizt, sonst kann er nicht schlafen, sonst wird er aggressiv. Zur Spannungsabfuhr reicht ihm einmal abspritzen. Danach sind Yin und Yang beide leer und er bricht zusammen. Das nennt er dann Entspannung. Nicht wenige Frauen lassen sich darauf ein, auch wenn das kurze Gezappel sie eher wütend macht als froh. Oder die Frau gibt dem Mann, was in Zeitungsannoncen auch so nett als «Entspannungsmassage» oder «Handentspannung» beschrieben wird. Dann hat sie wieder für ein paar Tage Ruhe. Wenn sie das ein paar Jahrzehnte lang durchhält, dann hat sie Ruhe für immer.

Ein Schamane will das nicht. Er will sein Leben vollständig und wahrhaftig leben. Er will seine magisch-sexuelle Kraft nutzen und nicht abmelken, und er würde sich schämen, wenn er wüsste, dass eine Frau nur deshalb mit ihm schläft, damit er endlich nicht mehr genervt durch die Wohnung tigert oder sie anschreit. Wenn er unter Spannung steht, weil ihn etwas erzürnt oder belastet, dann gesteht er sich das ein. Ist er wütend, dann macht er Sport und singt unter der Dusche oder lebt seine Welt dort aus, wo sie hingehört (s. Kap. Donner). Ist er in Wirklichkeit nervlich ausgezehrt, dann weiß er, dass weiterer Essenzverlust die Lage nur verschlimmert. Umgekehrt kann ein langer und intensiver sexueller Austausch, ohne Ejakulation, mit einer Frau sein eigenes Yin stärken, wodurch die innere Unruhe von selbst nachlässt. Danach ist er nicht abgeschlafft, sondern angenehm stimuliert. Yin und Yang sind wieder in Harmonie.

Für die Biochemiker: Nach mindestens (!) 20 Minuten Sex beginnt der Körper Dopamin auszuschütten, das eine entspannende und stressbeseitigende Wirkung hat – ohne zu wirken wie ein Hammer auf den Kopf.

Das Elixier für den Wind

Sechs Samen festigen die Essenz

Semen Cuscutae	12 g
Semen Allii tuberosi	12 g
Fructus Schizandrae	12 g
Fructus Ligustri lucidi	12 g
Fructus Rubii	12 g
Fructus Lycii	12 g

Das Wort Zi, «Samen», bedeutet im Chinesischen auch «Kinder» oder «Weise» – wie zum Beispiel im Beinamen des Daoisten «Lao Zi»: «Alter Weiser». Der Zustand des Samens ist der Zustand, in dem eine Pflanze das größte Potenzial für Veränderung und Entfaltung besitzt. Die Pflanze besteht hier noch ganz aus Essenz, und aus Essenz wird Qi und Geist. Diese alchemistische Kraft der Essenz ist in Samenkörnern, wie auch in jedem Kind, noch voll enthalten. Dies ist genau der Zustand, der von daoistischen Weisen angestrebt wird. Übermäßiger Verlust von Samen-Essenz ist sehr schädlich und führt zu Schwäche der angeborenen magischen Veranlagung, der Sexualität. Essenz sollte entweder zu Geist werden oder aber während der Vereinigung von Yin und Yang, in der Sexualität, transformiert und durch Austausch erneuert werden. Ein Mann, der zu früh kommt, verliert Essenz und bekommt dafür nichts zurück.

Bei Ejaculatio praecox, nächtlichen Samenergüssen und Gedankenflucht mit zunehmender Schwäche sollen diese sechs Samen helfen, die «Basis zu stabilisieren» und die Kraft zu bewahren.

Die Zutaten werden pulverisiert und 6 Gramm zweimal täglich mit warmem Wasser vor dem Essen eingenommen. Wenn die Apotheke die Droge nicht pulverisieren kann, was meistens der Fall ist, werden alle Zutaten 30 Minuten lang geköchelt und der Tee über sechs Tage vor dem Essen verteilt eingenommen. Die Anwendung kann wiederholt werden. Wer die sechs Samen einnimmt, sollte sich beim «Stabilisieren der Basis» nicht auf das Elixier allein verlassen. Beckenbodenübungen, oder ersatzweise zumindest das Anziehen des Afters während körperlicher Anstrengungen, gehören dazu.

Dazu ein Hinweis: Dieses Elixier enthält unter anderem getrocknete unreife Himbeeren. Diese können auch allein, unabhängig vom Elixier eingenommen werden. Unreife Himbeeren helfen nach der chinesischen Medizin gegen Impotenz und vorzeitige Ejakulation. Wer also einen großen Garten hat, könnte dort auch selbst Himbeeren anbauen. Die unreifen Beeren können getrocknet und pulverisiert werden. Die Tagesdosis beträgt 6 Gramm.

巽 *sun* Wind

MÄNNERWORTE

Diejenigen, die zwischen Körper und Seele irgendeinen Unterschied sehen, haben beides nicht.

Oscar Wilde

Auf die Dauer treffen die Menschen nur das, wonach sie zielen. Deshalb sollten sie, wenn sie es zunächst auch verfehlen, ein hohes Ziel wählen.

Henry David Thoreau

4.

Das Feuer ☲

Charismatiker, Bosse und Playboys: Erfolg und Vernichtung

An einem heißen Tag kam das Feuer und sagte: "Ich habe gehört, Ihr habt das berühmte Elixier für den Jadestab. Bitte gebt es mir."

"Nein", sagte Ge Hong, "du bist zu gierig."

Auf dem Luo-Fu-Berg: Die Luft war heiß und flirrend. Bao Gu war unterwegs. Ge Hong saß allein im Schatten unter einem Feigenbaum. In der größten Mittagshitze kam ein Besucher den Berg hinaufgewandert, es war Gan Bao, Dichter und Freund. Sein Gesicht rot und der Atem schnaufend, seine Kleidung edel und kostbar.

Ge Hong begrüßte den Freund voller Freude: "Seid willkommen älterer Bruder. Euer Ruhm eilt Euch voraus, mehr aber noch dieser riesige Bauch. Wie habt Ihr ihn ohne Sänftenträger den Berg hochbekommen, oh dickster der Dichter?"

"Lange haben wir uns nicht gesehen, wahnsinniger Waldmensch. Wie vertraut Eure Ansprache. Die Menschen in der Hauptstadt brauchen eine lange Schriftrolle, um all meine Titel abzulesen. Mein Kollegium verfasst endlose und vielgerühmte Abhandlungen zur Glorifizierung der Dynastie. Doch keiner nennt mich mehr Dichter."

"Lasst uns trinken, mein Freund", sagte da Ge Hong. "Freilich müssen wir mit Salzbohnen und Pökelfleisch vorlieb nehmen, denn das alte Weib ist unterwegs."

"Umso besser, so lenkt uns nichts vom Anblick der Wolken ab, die die ehrwürdigen Kiefern umhüllen. Lasst uns in Freiheit Verse schmieden, statt unsinnige Trinksprüche auf Männer zu zelebrieren, die noch fetter sind als ich."

"Dies scheint mir kaum möglich", spottete Ge Hong. "Es geht Euch also gut."

"Der Unbegabte darf nicht klagen. Doch ach, es sind der

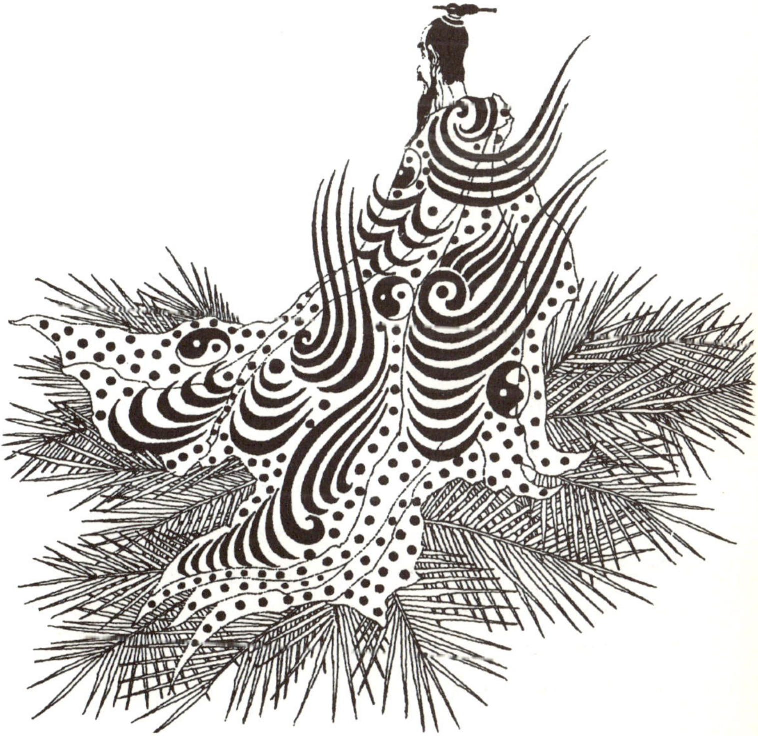

Verpflichtungen viele. Ein Gelage löst das nächste ab. Bei allen muss ich mich sehen lassen. Es ist schwer zu ertragen. Und selbst nach zehn Bechern Wein heißt es, die Titel und Anreden nicht zu vermischen. Man singt und grölt, doch ein falsches Wort, und man sitzt verbannt in der Wüste."

"Trinkt unbesorgt", sprach da Ge Hong. "Der Wein ist schlechter, als Ihr es gewohnt seid. Doch Ihr könnt ihn unbesorgt trinken. Weiter weg von der Zivilisation als hier könnt Ihr kaum noch verbannt werden."

Da tranken sie heftig.

"Ihr werdet es kaum glauben, aber ich habe zu viele liebliche Konkubinen. Wer immer auf ein Empfehlungsschreiben aus ist, schenkt mir zuerst ein Weib oder ein Pferd. Ein Jammer, früher hatte ich zu wenig Weiber und heute zu viele."

"Hoho", lachte Ge Hong, "ein Weiser sagte einst: Schütze mich vor meinen Wünschen."

Gan Bao fiel in das Lachen ein. Die beiden Freunde saßen und schauten in die flirrende Hitze.

"Was macht übrigens die ehrwürdige Schwester?", fragte Ge Hong nach einiger Zeit.

"Die Ehefrau dieses unwürdigen Beamten erfreut sich bester Gesundheit. Leider ist sie in letzter Zeit dieser neuen ausländischen Lehre, dem Buddhismus, zugetan. Zunächst lief sie nur in Hanfkleidern umher und räucherte uns alle mit großen Mengen teurer, importierter Duftstoffe zu. Wie weise, dass unsere Nation die Gemächer der Weiber von den eigenen fernhält. Nun aber, da sie sieben mal sieben Jahre vollendet hat, redet sie davon, ins Kloster zu gehen, und dies kann ich unmöglich erlauben."

"Jeder Weg zur Weisheit ist der Richtige!", sagte Ge Hong, und prostete Gan Bao zu.

"Was heißt denn weise? Die Leute werden denken, ich hätte sie aus den Haus gejagt! Das Weib, mit dem man die Jugendarmut geteilt hat, darf man später, wenn sie alt und hässlich ist, nicht des Hauses verweisen, heißt es. Als kaiserlicher Beamter muss ich die Regeln beachten und die Form wahren."

Da sprach Ge Hong: "Was kümmert Euch das Geschwätz der Leute. Der Edle kümmert sich nicht um die öffentliche Meinung. Wo man laut von Moral spricht, ist im Inneren bereits der Verfall. Freilich, ihr hohen Würdenträger habt es schwer, denn wer, der nicht gern an eurer Stelle wäre. Auch dieser unwürdige Sohn war einmal versucht, einen Beamtenposten anzunehmen."

Ge Hong zwinkerte Gan Bao zu und fuhr fort: "Ein gewisser Freund, der heute meinen minderwertigen Wein nicht verschmäht, hatte für mich gesprochen, und die Hallen quollen über vor Lob und Geschmeichle. Wen locken nicht Macht und große Namen! Doch da fiel mir der erste Kaiser von Qin ein, dessen Macht und Name alle Menschen unter dem Himmel übertraf. Doch was ihn wirklich trieb, war die Suche nach der Unsterblichkeit. Während seine Weisen danach suchten, fraß er selbst sich zu Tode. So starb er an seiner Gier. Unsterblichkeit muss jeder für sich selbst suchen. Da zog ich weiter auf meiner Suche und schickte stattdessen Euch in den Ruhm.

Mein Ruf eilte mir jedoch voraus. Im Süden hielt der Präfekt Deng Yüe mich und meine Familie auf und bot mir eine hohe Stellung an. Leichter fiel es mir, all dies abzulehnen, nachdem es mir schon einmal gelungen war. Nun könnte mich gar nichts mehr von diesem Berg herunterlocken. Jeder soll seinen eigenen unsichtbaren Wegen folgen. Dies gilt auch für die ehrwürdige Schwester."

"Soll ich etwa das alte Weib allein in ein Kloster gehen lassen.

An einen Ort fragwürdiger Moral, wo die Weiber machen, was sie wollen, und sogar unbegleitet auf der Straße herumlaufen?"

Ge Hong schaute seinem Freund in die Augen und sagte: "Wenn Ihr sie sowieso schon aus Eurem Herzen entlassen habt, dann mag sie auch das Haus verlassen. Jeder soll seinem eigenen Weg folgen. Ich wäre auch ohne Bao Gu in die Berge gegangen, und ich fürchte, sie ohne mich", fügte er leiser hinzu. "Dieses verrückte Weib ist im Besitz ihrer eigenen Geheimnisse und nichts lockt sie mehr als der Abgrund, der überall um diese Berge klafft. So gingen wir zusammen. Dies erfreut mein Herz, muss ich gestehen. Auch wenn sie leider selten kocht. Noch etwas Wein, mein Freund?"

Die beiden Freunde tranken und schwiegen.

Nach einer Weile fasste Gan Bao sich ein Herz: "Ich habe gehört, Ihr habt das berühmte Elixier für den Jadestab. Ihr wisst, die vielen Konkubinen ..."

"Ja, ich weiß um Eure Bedrängnis. Ihr aber braucht etwas anderes", lachte Ge Hong. "Ihr braucht nicht mehr Manneskraft, liebster Freund, sondern Freude. Ihr fresst, sauft, hurt und lasst Euch feiern und mit Titeln und Gütern überhäufen, doch freut es Euch schon lange nicht mehr. Wie üblich ist die Ehrwürdige Schwester dem Herrn weit voraus. Sie lässt den roten Staub der Verblendung hinter sich, während der Herr dabei ist, sich vollzubuddeln. Nehmt noch einen Schnaps, dann seht Ihr klarer."

Gan Bao trank. "Wo ist eigentlich Bao Gu?", fragte er dann.

"Unterwegs, sie besucht Kranke, brennt und zaubert, wie es ihre Art ist", lächelte der Meister.

"Habt Ihr keine Angst das Gesicht zu verlieren, mit eurem wilden Weib?"

"Ach", sagte Ge Hong, "was kümmern sich Stechmücken, Bergdämonen und Giftschlangen um unser Gesicht? Aber um

Euch sorge ich mich, bester und fettester Freund. Ihr verbraucht Euer Herz für die Wahrung der Fassade. Ihr schlagt Euch so lange auf die Wangen, bis das Gesicht größer wirkt. Dann seufzen alle, was für ein großes Gesicht! Doch wen wollt Ihr täuschen, wenn Ihr allein seid und weint?"

"Und was rät der Meister?"

"Morgen bekommt Ihr das Elixier für das Herz. Denn die Freude wohnt im Herzen, und der Jadestab folgt dem Herzen wie das Schiff dem Polarstern. Doch lasst uns zunächst neuen Wein holen und Verse schmieden wie einst und unser Herz offenbaren."

So sprach der Meister. Am Morgen aber ging er zu seinem Ofen und braute das Elixier.

Das Haftende

Er ist schon ein toller Hecht. Alles, was er hat, ist vom Feinsten. Jedes Ereignis eine Steigerung. Er hat die allerneueste Hi-Fi-Anlage und das neueste Automodell mit der besten Ausstattung, und er isst nur in den besten Restaurants und residiert nur in Luxushotels. Sein Leben scheint perfekt und glanzvoll. Die Luft um ihn herum flirrt. In seinem Innern aber ist es leer. Um diese Leere nicht zu fühlen, muss er sich unaufhörlich mit Glanz und Glimmer und dem Besten, das zu kaufen ist, umgeben. Er ist die fleischgewordene Leistungsgesellschaft.

Nur einer spielt nicht mit: Sein Jadestab. Er bleibt zunehmend öfter klein und schlapp und erinnert an die dunklere und verborgenere Hälfte der Realität. Hier ist jemand lust- und kraftlos und insgesamt ziemlich am Ende. Neben der völligen Impotenz kommt es zu Störungen wie Augenflimmern, Kopfschmerzen, Hörstürzen und noch weitaus gefährlicheren Störungen des Herzens und der Durchblutung, die nicht selten während oder nach der Ejakulation, eventuell noch Tage später.

Das Bild

Knisterndes, prasselndes, alles vernichtendes Feuer – Inbegriff der Kreativität, der Verwandlung und der Zerstörung. Feuer kann einen Flächenbrand entfachen, Angst und Schrecken verbreiten oder alles in rotes Licht, Zauber und Schönheit tauchen. Es verändert die Wirklichkeit und wirft Licht auf das, was vorher unsichtbar war. Das Feuer des Alchemisten macht Transformationen möglich: Die Oberfläche schmilzt und das tiefer Liegende wird plötzlich sichtbar. Wabernde Dämpfe entsteigen Hexenkesseln und Reagenzgläsern über dem Feuer.

Schon kleine Jungs fühlen sich vom Feuer magisch angezogen. Eine Faszination, die auch der Hobbykoch in seiner ulkigen Grillschürze verspürt, wenn er aus wabbeligem Kühlschrankfleisch knusprig-angekohlte Rippchen zaubert. Auch wenn er das Feuer mit Hilfe mehrerer Liter stinkender Brandbeschleuniger entfachen muss; da ihm die uralte Kunst, ein Feuer zu bauen, nicht mehr geläufig ist und er wie immer in Eile ist. Feuerteufel setzen Scheunen in Brand und manchmal ganze Länder, um ihren Hass zu zelebrieren.

Hier am Feuer fühlen sich alle lebendig. Wie nichts anderes zieht es alle Aufmerksamkeit an sich. Wer sich in der Nähe des Feuers aufhält, sieht nur das, was sich in Feuerschein befindet. Wer am Feuer sitzt, ist anschließend ruhig und geläutert. Die Flammen haben alle überflüssigen und belastenden Gedanken zu sich herangezogen und vernichtet. Die Wirklichkeit kommt abhanden. Das Feuer blendet – Tiere im Scheinwerferlicht, Stars auf der Bühne – alle Blicke sind gebannt auf das Licht gerichtet.

Feuer bedeutet Freude, Erregung, Illusion. Ob es ein großes Mitternachtsfeuer, ein stinkender Gartengrill, ein kaiserliches Feuerwerk, eine kerzengeschmückte Geburtstagstorte oder eine glitzernde Discokugel ist: Kein Fest ohne Feuer. Doch weit reicht ein Feuer nicht, es haftet an der Materie. Daher ist es außerhalb des Feuerscheins dunkel und kalt, und von den ohnehin geblendeten Menschen trauen nur die Mutigsten sich hinaus in die dunkle Welt außerhalb des hellen Scheins. Einen Menschen im Feuerzustand zu verlassen, auch wenn er noch so gefährlich und selbstsüchtig ist, fällt daher ebenso schwer, wie in einer dunklen Winternacht einen warmen und verführerisch beleuchteten Club zu verlassen.

Das Trigramm ☲

Das Feuer entsteht aus dem Bild des Himmels, indem in dessen Zentrum ein Yin-Strich zu wirken beginnt. Das endlose, sich unendlich weit erstreckende und dabei kalte Yang bekommt Substanz. Es materialisiert sich um den zentralen Yin-Strich wie Sonnenstrahlen in einem Brennglas. Aus dem reinen Yang der Sonnenstrahlen wird heißes, brennendes Feuer. So nehmen Visionen Gestalt in der Realität an. Liebe, Freude, Orgasmus, Reichtum, Erkenntnis, Exstase – sie alle gehören zum Feuer. Im Zustand des Feuers lässt der Mensch seine Alltagsexistenz hinter sich. Im Jahreskreis entspricht das Feuer der Zeit des Mittsommers, wenn die Tage ihre längste Ausdehnung und größte Hitze haben, die Blumen erblühen und die Menschen den Höhepunkt des Jahres mit gewaltigen Mittsommernachtsfeuern feiern.

Während das klare Yang des Himmels sich endlos erstreckt und keine Grenzen kennt, reicht die transformierende Hitze des Feuers nicht endlos weit. Da es sich um seinen Yin-Brennpunkt sammelt, bleibt es außerhalb des Feuerkreises kalt und dunkel. Das Feuer wird auch das Haftende genannt, da seine besondere Eigenschaft darauf beruht, dass es sich um ein zentrales Yin sammelt und somit an der Materie, die es nährt, haften bleibt. Die Flammen, die an der Außenseite züngeln, verflüchtigen sich sehr schnell und ohne Hitze, sobald sie sich vom Zentrum, der Kohle oder dem Holz des Streichholzes, lösen. So kann man es in geringer Entfernung vom Feuer gut aushalten und getrost den Finger durch die Flamme einer Kerze führen.

Gerät Feuer außer Kontrolle, so vernichtet es schnell seine eigenen Grundlagen. Zurück bleibt kalte Asche. Ein gut gebautes Feuer hat daher immer eine feste Begrenzung, einen Steinring, einen Ofen, eine Grube. Gerät Feuer außer Kontrolle, wird es nicht mehr innehalten, bis es alles um sich verzehrt hat. Dies entspricht der Gier, im Buddhismus eines der drei menschlichen Hauptübel, neben Wut und Unwissenheit. Menschen im unkontrollierten Feuerzustand werden von ihrer eigenen Gier zerfressen. Sie wollen immer weiter brennen, immer heißer, und verbrauchen dabei ihr eigenes Qi und das der Menschen um sich herum – ohne Bedenken und ohne innezuhalten, bis sie ihre eigenen Grundlagen zerstört haben.

Der Zustand des unkontrollierten Feuers kann nicht lange anhalten. Der Schamane feiert seine Feste des Feuers, doch er fürchtet sich nicht vor der Dunkelheit und durchlebt so alle Phasen des Kreislaufs mit gleicher Intensität. Nur so kann er das heilige Feuer in seinem Inneren für lange Zeit bewahren.

Im Menschen gibt es zwei Feuer: geistiges Herzfeuer und sexuelles Nierenfeuer. Beide erregen sich gegenseitig. Ein erregtes Herz führt zu sexueller Erregung – und umgekehrt. Geht dies ohne Unterlass, verbraucht das Feuer seine eigenen Grundlagen:

> «Das fürstliche Feuer beruht auf dem Herzen. Das Herz ist die fürstliche Herrschaft. Das Ministerfeuer beruht auf der Niere. Die Niere ist die Wurzel. Nun beeinflussen die zwei Feuer sich gegenseitig. Ohne Töne gibt es keinen Widerhall. Darum passt zum Herzen die Stille. Ist es nicht still, dann wird das Feuer durch Begierden aufgestachelt und vom Herzen wird die Niere provoziert. Es ist zuerst das Herz und dann die Niere, wodurch das Yang das Yin zum Schmelzen bringt. Dies ist ein Zwang. Zwang führt dazu, dass das Qi dem folgt und nach unten sinkt und das untere Zinnoberfeld seine bewahrende Kraft verliert. Schon verliert das Ursprungs-Qi seine Wurzel und die sexuelle Kraft geht verloren.»
>
> *Zhang Jingyue*

Im Süden, dem Feuer, endet der Tanz des Yü. Das Feuer lodert auf – ein kurzes Erkennen, eine Ekstase, in der alle Täuschungen und Scheinrealitäten sich auflösen. Danach kommt das Nichts. Alles ist vorbei. Es ist die Vollendung. Wie das schwarze Loch, in das man nach großen Erfolgen fällt: Man kann an nichts mehr anknüpfen. Es ist zu Ende, bis irgendwann ein neuer Zyklus beginnt, denn das Nichtsein ist der Beginn aller Dinge.

Der Mann im Zeichen des Feuers

Der reinste Ausdruck des Feuers findet sich bei Kindern. Sie lachen aus vollem Herzen und freuen sich über jede Kleinigkeit. Sie sind schnell übererregt, wenn sie mit Reizen überfüttert werden, und fiebern dann. Manche chinesische Mediziner sagen daher, dass Kinder «ganz Feuer» sind.

Der Mann im Zustand des Feuers fühlt sich am Ziel. Seine Visionen, Hoffnungen und Träume realisieren sich. Sein eigenes Feuer übertritt für einen Moment seine inneren Schranken und erfasst die ganze Welt. Er sonnt sich im Schein seiner eigenen Brillanz. Seine Ausstrahlung reißt alle um ihn mit, Herzen fliegen ihm zu. Er steht im Mittelpunkt, sprüht voll Geist und Charisma, brilliert und glänzt und fasziniert seine Umgebung. Einige Menschen besitzen diese Qualität: Wenn sie den Raum betreten, ist es, als ob die Sonne aufgeht. Es muss gar nicht immer der Papst oder ein Popstar sein, manchmal ist es das Familienoberhaupt – oder ein fröhliches Kind. Der Feuer-Mann ist der Partylöwe, der Playboy, der wie ein Lagerfeuer sofort zum Mittelpunkt eines Festes wird. Solange er einen von Sorgen und Verpflichtungen weitgehend unberührten Privatier-Lebensstil pflegt, kann er abends in prächtiger Kleidung oder schriller Aufmachung seinen gesellschaftlichen Vergnügungen nachgehen. Solange ihn nicht viel mehr als Spaß und Freude und stetige Neugier bewegt, lässt sich dieser Lebensstil über einen längeren Zeitraum ohne große Erschöpfung kultivieren. Er ist sich selbst genug und richtet keinen Schaden an.

Das Kino lebt fast ganz vom Feuer. Im Licht der Projektoren entstehen Illusionen von einer Welt, in der die Frauen immer schön und strahlend und die Männer unbesiegbare Helden sind. Ein gutes Beispiel für die magische Kraft des Feuers zeigt sich in der Hauptfigur des Films *Der Regenmacher* mit Burt Lancaster. Der Regenmacher zieht durch das Land und behauptet, dass er Regen machen kann. Die Menschen in dem Film sind hin- und hergerissen zwischen Verzauberung und misstrauischem Verstand. Am Ende wird der Regenmacher ein Scharlatan gescholten und des Landes verwiesen, aber gerade als er abreist, fängt es an zu regnen und seine misstrauischsten Feinde werden zu glühenden Anhängern. Vor allem aber wandelt er selbst sich vom Zyniker zurück zum charismatischen Kindskopf, denn sein misstrauischster Gegner war insgeheim er selbst gewesen.

Ein Mann – und genauso eine Frau – im Zeichen des Feuers möchte die Welt bewegen, seine Visionen realisieren und nicht spurlos im Dunkel der Nacht verschwinden. Solange sein inneres Feuer eine feste Yin-Basis hat, wird es gut genährt und er brennt nicht aus.

Der Schamane, der an sich glaubt, kann Berge versetzen, Menschen verzaubern und Regen machen. Wenn er sich selbst dabei nicht begrenzt und alles gibt, sein ganzes Herz hineinlegt in seine Arbeit, dann beginnt das Feuer zu leuchten. Einem solchen Geiger fließt das Herzblut aus den Fingern. Er spielt göttlich, aber der Preis ist hoch. Das Feuer ist gefährlich. Wer sich ganz dem Feuer überlässt, sei es einem fremden oder dem eigenen, kann leicht verbrennen. Darum hat der Schamane eine Feuerstelle. Die unveränderliche und uralte Weisheit der Steine begrenzt das Feuer.

Starkes Feuer verleiht das Charisma des großen Propheten, des visionären Chefs oder begnadeten Künstlers, dem alle folgen, auch wenn sie kaum zu sagen wüssten, warum. Wer kann seinen Blick schon vom Feuer abwenden? So zieht Erfolg oft weitere Erfolge nach sich. Wo erst einige wenige die kleine Flamme bemerkten, schließt sich bald die Menge an und ein Flächenbrand entsteht. So sind die Konzerte in großen Stadien oft schneller ausverkauft als die in kleinen Clubs, und so werden gerade die Aktien rasend schnell verkauft, die ohnehin schon längst überbewertet sind.

Ein solcher Mensch schlägt sich nicht mit kleinkarierten Problemen herum. Fragen von Liebe und Hass, Leben und Tod bewegen ihn und er blickt verächtlich auf die graue Masse, die Hemden bügelt und Steuererklärungen ausfüllt. Ihn interessieren die großen Fragen, er hat Visionen und fühlt sich zu Höherem berufen. In Filmen und Werbespots wird dieser Mann dargestellt als der mit dem blitzendsten Auto, der die Faust nach oben reckt, das Siegeszeichen macht und die Champagnerflaschen knallen lässt.

Aber wer kann schon immerfort den gleichen Werbespot durchleben? Das Ganze ist ziemlich anstrengend, denn irgendwann geht einem Feuer, das sich selbst nicht begrenzt, die Nahrung aus. Wenn er zu heiß läuft, zerstört der Mann seine Yin-Basis und das innere Feuer brennt aus. Er wird zum

Schauspieler seiner selbst im Augenblick des größten Erfolgs. Sein äußerer Erfolg wird zum Selbstzweck. Es geht ihm nicht mehr um die Realisation innerer Visionen, denn er hat keine mehr. Er wird zum Streber und das Feuer zur blendenden Attitüde. Elegante Kleidung, Titel und Ehren müssen nun die Funktion wirklichen Talents einnehmen. Wie ein Schauspieler braucht er die anderen, um im Mittelpunkt zu stehen. Das Interesse der anderen, ihr Beifall, ist seine Nahrung. Auch wenn es ihn zunehmend erschöpft, zeigt er sich zielgerichtet und beredt. Seine Sprache ist wohltönend und klar. Er liebt Schlagworte. Wenn er von seiner Firma spricht, so nennt er sie eine große Familie. Wenn er von Kriegen spricht, so ist es stets ein Kampf für Gerechtigkeit und Freiheit und universelle Liebe. Ein Gespräch mit einem solchen Menschen ist eigentlich ein Monolog, bei dem das Feuer sich selbst zelebriert und alle Antworten oder Einwände des Gegenübers nur als Material für seine eigenen Gedankengänge aufgreift. Sie begeistern durch ihre Enthemmtheit, sie drücken die Dinge aus, vor denen sich andere scheuen, aus Furcht, sich zu irren oder zu sehr zu exponieren. Er zeigt sich ganz von seinen Ideen durchdrungen und kann sich einfach nicht zurückhalten. Dies oder jenes muss doch einfach einmal ausgesprochen werden, und die verblüffte Menge nickt.

Menschenansammlungen sind das eigentliche Terrain dieses Mannes. Sein Interesse an den anderen ist nicht tief, aber er braucht ihre Unterstützung und ihren Beifall. Er weiß, dass gut motivierte Menschen alles für ihn geben werden. So fragt er, wie es denn so geht, stellt intime und verblüffende Fragen, aber er wartet die Antwort gar nicht ab, ist schon zum nächsten gewandert. Mehr und mehr wird das Feuer zum leeren

Schein. An der Stelle, wo einst innere Substanz war, entsteht ein großes Loch. Männer in diesem Zustand scharen viele Zuhörer um sich, sie reden laut und dominieren eine Gesellschaft spielend, während sie gleichzeitig große Mengen von Essen und Trinken in sich hineinschaufeln. Ihre gierigen Blicke bleiben nacheinander an allen Frauen hängen und kaum eine, die sich unter seinen Blicken nicht lebendiger und schöner fühlt – auch wenn sie den Typen eigentlich gar nicht mag.

Das Feuer kann nicht übersehen werden. Männer und Frauen wollen gern um ihn sein – glücklich, etwas von seinem Glanz und seiner Inspiration abzubekommen. Andere Männer verblassen in seiner Nähe. Er ist das Alphatierchen, kein Zweifel. Damit das Ganze auch funktioniert, blendet er die anderen. Er weckt die Gier in den anderen. Sie wollen sich mit so einem erfolgreichen Freund schmücken, für so einen tollen und angesehenen Chef arbeiten, der ihnen blendende Titel und glamouröse, heutzutage meist amerikanische Berufsbezeichnungen verleiht. Welche einstige Chefsekretärin möchte nicht gerne «Managing Assistent» sein? Mit geschickt kreierten Titeln und Events bindet der Feuer-Mann seine Untergebenen an sich und verheizt sie.

Manch ein Doktorand, der stolz darauf war, unter einer echten «Kapazität» forschen zu dürfen, findet plötzlich die Früchte seiner Bemühungen unter anderem Namen publiziert. Er ergraut frühzeitig, während der große Mann von Tagung zu Tagung fliegt. Dabei entgeht dem Feuer-Mann nicht, dass alles Schein ist, und so wird er zum Zyniker. Nicht selten lässt er sich von professionellen Schauspielern und PR-Leuten beraten, um seine theatralische Präsenz noch zu steigern. Das Publikum ist begeistert, obwohl im Nachhinein kaum jemand zu sagen vermag, was der gute Mann eigentlich wirklich gesagt hat. Seine Rede ist zur leeren Rhetorik verkommen, aber den Job kriegt er ohnehin, und wenn er nach kurzer Zeit wieder gehen muss, dann nur mit einer fantastisch hohen Abfindung, weil er, trotz offensichtlich mangelnder Resultate, eigentlich doch so brillant ist.

Das Feuer blendet nicht nur, es erzeugt auch Furcht und Druck, droht mit Entlassung oder Liebesverlust. Wenn die Untergebenen verbrannt und ausgelaugt sind, werden sie auf die Straße gesetzt. Doch auch der Mann selbst kann nur noch verlieren. Zum Beispiel, wenn plötzlich die Bewunderer fehlen oder ihn die Frau wegen eines jungen Donners oder einer feurigeren, visionäreren Idee verlässt. Dann geht dem Feuer die Nahrung aus und es fällt in sich zusammen – ein Häuflein Asche. Der Feuer-Mann hat eine Krise.

Die Gier des Feuers, die alles im Innern verbrennt, steckt auch in dem Märchen von dem armen Mann, der seine Seele an den Teufel verkauft, für unbegrenzten Reichtum, Erkenntnis, Macht und ähnliche Dinge, die ohne Seele schnell ihr Leuchten einbüßen. Am Ende bleibt von ihm nichts als ein Häufchen Knochen, und der Mann bekommt seine Seele nicht zurück.

So sehr ein wirkliches, von innen genährtes Feuer die Menschen mit seiner überströmenden Liebe erwärmen und beseelen kann, so gefährlich ist die Gegenwart eines ausgebrannten Feuers für andere. Dies ist der Unterschied zwischen einem liebevollen Blick, der tief in die Seele des Gegenübers eindringt, und dem flüchtigen Lächeln des Stars für den treuen Fan. Ein Star, der die Attitüde des Feuers kultivert, versteht es, andere Menschen sehr persönlich anzusprechen und zu begeistern. Dann gibt er ihnen für einen Augenblick seine volle Aufmerksamkeit. Vielleicht nur sehr kurz, weil er wenig Zeit hat, da er versuchen muss, wie ein Flächenbrand möglichst viel Terrain zu gewinnen. Aber einen Moment seiner wertvollen Zeit opfert er, was diese Begegnung für die Beglückten noch kostbarer macht. Seine Augen sind freundlich und er ist aufmerksam, präsent und unglaublich charmant und schön. «Er hat mir in die Augen geschaut. Er hat meine Hand gehalten, mir ein Autogramm gegeben.» Dieser Moment muss bewahrt werden, und so findet das Autogramm seinen Ehrenplatz auf dem Hausaltar, wo es verstaubt und kaum noch Wärme abgibt. Aber die Erinnerung haftet und ein Fan ist geboren, in dessen Erinnerung der Star göttliche Dimensionen annimmt, wobei der Fan vergisst, dass es nichts als sein eigenes Feuer ist, das das Feuer des Stars nährt.

Die Geliebten des Feuers

Frauen lieben das Spiel mit dem Feuer, und nichts ist erotischer als ein Feuer-Mann, der seine eigenen Visionen realisiert und dabei nur so sprüht. Feuer ist Liebe und Begeisterung. Feuer kann alle Dinge transformieren, solange es gut genährt ist und warm und hell scheint. Aber im Zusammenleben mit einem überhitzten Feuer-Mann wird schnell deutlich, wie viel Brennstoff er braucht. Egal, wie brillant das Feuer vor Publikum ist, im Alltag kann es das ständige Sprühen nicht aufrechterhalten. Wer seine Aufmerksamkeit immer im Außen hat, wird blind für die Menschen in seiner nächsten

Nähe. Gerade Feuer-Männer ziehen aber leicht bedürftige und kühle Frauen an, die sich in seinem Sonnenschein wärmen wollen. Oft aber wird aus dem Partylöwen zu Hause ein ausgebrannter Egoist, bedürftig, ruhelos und hypochondrisch. Die Frau bekommt nicht das, was sie erwartet hat, obwohl sie ihrerseits tut, was sie kann. Sie wird kleinlich, nörglerisch, nachtragend und erpresserisch. Die Geschenke zum Hochzeitstag und anderen «heiligen» Tagen, Blumen und Schnickschnack, erlangen wichtigen Symbolcharakter. Die Frau will selbst nichts mehr hergeben, traut sich nichts mehr und trocknet aus. So wird er zum großen imposanten Mann mit der grauen, kleinen Maus an seiner Seite. Auf dem Klassentreffen wird sie nicht von sich, sondern nur von ihm erzählen. Die Umwelt fragt sich: Wie kommt dieser brillante, lebenslustige Typ an diese vertrocknete Ziege? Oft spürt sie, dass er ihr nicht gut tut, und dass er diverse Geliebte hat, weiß sie schon lange. Aber häufig gelingt es ihr aus eigenem Antrieb nicht, ihn zu verlassen, zumal er meist eine richtig gute «Partie» ist und alle anderen ihn «so toll» finden. Es geht ihr wie dem Muslimjungen in dem chinesischen Sprichwort, der einen großen Schinken findet, den er wegen seiner Religion nicht essen kann, den er aber auch nicht wegwerfen mag, weil er ja so teuer ist.

Daher wartet die Frau insgeheim darauf, dass ein äußerer Anstoß sie von ihm wegträgt. Dies kann ein noch imposanterer Mann sein oder aber ein feuriger, charmanter Donner oder eine andere feurige Vision. Im letzteren Fall wendet sie sich allen möglichen religiösen Gruppierungen zu und belegt teure Kurse. Wenn sie Glück hat, findet sie etwas, das stark genug ist, sie aus dem Bann des Feuers zu befreien. Andernfalls tut ihr ein kleiner Schubs in die Freiheit ganz gut.

«Sind Sie wahnsinnig? Ich muss einen ganzen Konzern leiten, und Sie wollen mir das Telefonieren verbieten. Sie bringen mir sofort ein Telefon, oder ich gehe!», schreit der Privatpatient im Krankenbett, noch geschwächt vom Herzinfarkt am Tag zuvor und dennoch schon wieder mit zunehmender Zornesröte im Gesicht. «Nach Herzinfarkt ist hier Telefonverbot für eine Woche. Anordnung vom Chef.» – «Wie stellen Sie sich das vor, Hunderte von Arbeitsplätzen hängen von mir ab! Und Sie wollen mir das Telefonieren verbieten. Lächerlich!»

«Ich möchte wieder glücklich werden. Nichts freut mich mehr», jammert der Gründer und Inhaber einer bekannten Firma. «Meine Frau hat mich mit dem Au-pair-Jungen betrogen und mich verlassen – und mein Kompagnon mit der Hälfte der Kunden und Mitarbeiter. Die Arbeit ist sinnlos. Ich will wieder schlank werden, stark und muskulös, aber ich kann mich nicht zum Sport aufraffen. Die Abende verbringe ich mit zwei Freunden, und wir saufen und jammern. Mir ist einfach alles egal!»

Er hat vielleicht ein rotes Gesicht, Übergewicht, hervortretende Adern, einen hohen Cholesterinspiegel und leidet unter Bluthochdruck, Ohrgeräuschen, rasendem Kopfschmerz, Ejaculatio praecox. Er ist der typische «Minutenmann», immer in Eile. Aus Begeisterung wird langsam Krampf. Sein Herz-Qi verliert seine Grundlage und er brennt aus. Starke, quälende Schmerzen in der Brust mit Blutstagnation und Kollaps bis hin zum Herzinfarkt bilden den dramatischen Höhepunkt dieses Bildes. Oft leidet er unter Impotenz, denn seine Wasserquelle ist versiegt und seine Blutgefäße sind oft zu starr. Um seine Leere zu kompensieren, isst er schnell. Solange sein Feuer brennt, wird er nicht dick. Irgendwann aber entsteht ein Bauch, der zeigt, dass dieser Mensch seine Nahrung nicht mehr in Qi umwandeln kann.

Bei der Arbeit kann er immer noch ungemein viel Power entwickeln, aber sobald der äußere Druck wegfällt, weiß er nichts mit sich anzufangen. Er hasst Wochenenden. Erfolg drückt sich für ihn in Zahlen aus: Verkaufszahlen, Publikationen, Umsätze, Zuhörer. Dies bewirkt ein ständiges Gefühl von Gehetztheit. Dabei freut ihn kaum etwas, denn ständig steigende Zahlen sind für ihn zum notwendigen Normalfall geworden.

Da sein Qi verbraucht ist, kann es sich nicht ausbreiten. Er hat keine Visionen mehr, nichts freut ihn. Ein kleiner Rückschlag, meist in Form von sinkenden Zahlen, vielleicht kombiniert mit einer kleinen Grippe, setzt ihn für Wochen außer Gefecht. Oft erholt er sich gar nicht mehr richtig und schleppt sich nur noch so dahin. Er kennt keine Freude mehr. Der Mann wird hypochondrisch und sucht Ärzte auf, am liebsten hochbezahlte Spezialisten, denn sicherlich muss es etwas Ernstes sein, wenn es ihm so schlecht geht. Nun, es ist etwas Ernstes: Er hat seine Seele verloren. Burn-out ist der moderne Name, auf Chinesisch heißt dies schlicht Herz-Qi-Mangel.

Zuhause findet keine Kommunikation statt, er ist ausgebrannt und hat nichts mehr zu sagen. In der Öffentlichkeit brilliert er wie eh und je, aber es ist reine Routine, und sobald das Publikum wegfällt, wird er zum halbtoten Zombie, der sich mit einer Flasche Rotwein in den Schlaf wiegt. Dann kommt es mitunter zu Attacken von heulendem Elend, denen im schlimmsten Fall heftige Wutanfälle vorausgehen. Alle sind Idioten, niemand versteht ihn und so weiter.

Richtig offenbart sich seine innere Leere aber erst, wenn dieser Mann seine Arbeit verliert oder ein anderer ihm vor die Nase gesetzt wird. In seinem Zustand ist dies ein Verlust seiner Identität, die nur noch aus Äußerlichkeiten bestand. Nimmt man ihm diese weg, so bleibt nichts übrig. Er fällt ganz tief. Im Grunde aber hat er Glück gehabt, denn in seinem Zustand hing sein Leben oft an einem seidenen Faden. Nicht wenige sind es, die weitermachen bis sie sterben. Das Herz macht am Ende schlapp.

Aus andrologischer Sicht interessiert uns vor allem das Problem, dass ein Mangel an Herz-Qi die vielleicht häufigste Ursache von Impotenz ist. Eine solche Impotenz ist ein Mangel an Begeisterung. Kurzfristig gelingt es dem Mann vielleicht, die Begeisterung durch stets neue und immer blendendere, ihn anhimmelnde Frauen wieder zu beleben. In vielen chinesischen Büchern wird Männern empfohlen, die eigene Essenz durch Sex mit immer neuen und jungen Frauen zu ergänzen. Langfristig aber erschöpft die ständige Jagd nach Neuem das Herz-Qi umso mehr, und die Frauen trocknen aus, da Yin und Yang sich auf diese Weise nicht magisch transformieren und erneuern können. Da Männer ohnehin dazu neigen, sich zu verheizen, sollte die Jagd nach ständig neuen Reizen eher die Sache tendenziell kühler Frauen sein. Nicht umsonst brennt die Frau des Chefs gern mit einem jungen Donner durch, der genug Impulse besitzt, um sie zu begeistern, statt ihr einfach Brillanthalsbänder zu schenken. Männer täten gut daran, in ihrem Inneren nach neuen Kraftquellen zu suchen, statt immer weiter ins Außen zu gehen.

Impotenz und ihre Ursachen

Herzprobleme und Impotenz hängen direkt zusammen.

Im Laufe des Lebens verbraucht sich Essenz, indem aus dieser Qi und Geist wird. Wenn alles verbraucht ist, fehlt die Kraft zum Sex. Es fängt vielleicht mit vorzeitiger Ejakulation (siehe Wind-Kapitel) an. Später will der Penis gar nicht mehr erregieren. Irgendwann muss der Mann sich eingestehen, dass er unter Impotenz leidet. Gerade für den Erfolgsmann ist das eine große Schmach – alle tun, was er will, nur sein Schwanz macht schlapp. Aber die Pharmaindustrie tut ihr Bestes, um ihn darin zu unterstützen, die Fassade aufrechtzuerhalten. Sein Motto lautet: Ich kann noch, ich bin noch wer. Dagegen wäre nichts einzuwenden, wenn dieses Doping nicht oft tödlich wäre. Wenn das Herz schwach ist, sorgt der Körper als Überlebensstrategie für Impotenz. Die Kraft des Mannes wird auf diese Weise geschont. Besser der Penis macht schlapp als das Herz. Wenn nun plötzlich, Potenzpille sei Dank, die restliche Lebensenergie in den Unterleib geht, macht manchmal das Herz schlapp. Impotenz als physiologischer Schongang tritt nicht nur im Alter, sondern vorübergehend auch bei Stress und nach großen Anstrengungen auf. Durch das Sexdoping mit Medikamenten wird der Körper zu etwas gezwungen, für das er in diesem Moment nicht bereit ist – oder nur unter Lebensgefahr. Der Zustand des Penis zeigt die wahren Verhältnisse, aber der Kopf will etwas darstellen, das nicht der Wahrheit entspricht. Kein Mensch käme auf die Idee einen Mann so zu dopen, dass er an einem Marathonlauf teilnehmen kann, wenn er es noch nicht einmal schafft, fünf Kilometer zu laufen. Da hilft nur Training.

Wahrheit und Lüge

Das ehrlichste Kompliment für eine Frau sei doch, hat einmal ein Mann gesagt, wenn der Schwanz stehe. Und wenn nicht? «Ich liebe meine Frau und ich will sie doch zufriedenstellen», sagt der Mann zum Arzt und will kleine blaue oder gelbe Pillen. Was aber will die Frau? Vielleicht will die Frau hauptsächlich sein Herz: Sie möchte Aufmerksamkeit, massiert und gestreichelt werden und das Gefühl haben, dass es um sie geht. Ob sie nun die Liebe des Mannes teilt oder nicht, seinen «Exitus nach Koitus» will sie auf keinen Fall miterleben. Und wenn sie wüsste, was er für das «ehrlichste Kompliment» alles an sich manipulieren muss, hätte sie sowieso schon gar keine Lust mehr. Was ein erfahrener Liebhaber sonst noch so kann, auch ohne ausgefahrenen Fassadenstab, das dürfte er ihr gern beweisen. Täglich Sex ohne zu ejakulieren ist denn auch das Training, das die Chinesen empfehlen.

Damit ist keineswegs zu spaßen: Wenn die Essenz verbraucht ist und zudem das Herz schwach, ist Impotenz eine wichtige lebenserhaltende Maßnahme des Körpers.

Wandlungen

Feuer kann auch weniger gierig sein, verfeinerter, brillanter. Dann ähnelt es mehr dem Bild des Windes. Es kommt und geht wie ein warmer Hauch. Es hat Visionen und übt seinen Einfluss auf Menschen in wärmender und klärender Weise aus.

Wenn das Feuer immer mehr in sich hineinstopft, kann es verschlacken. Der Austausch mit der unteren Wurzel wird blockiert. Wasser und Feuer verlieren ihre Verbindung. Die Wasserquelle versiegt. Trotz massiver Brennstoffzufuhr glimmt das Feuer nur noch müde. Der Mann muss es ständig nähren – mit Reizen, mit Kunst, mit Sinn, mit Liebe – und bekommt doch nicht genug davon. Die versiegte Wasserquelle lässt Substanzen nicht mehr in die Tiefe dringen. Nahrung bleibt in der Mitte hängen – als Fett. Sein Bauch wird dick und dicker: Er bekommt Bauchprobleme und Probleme in der Mitte. In der chinesischen Medizin erkennt man dies als Schleimkrankheit.

Lösungen

Das wirkliche Feuer brennt im Inneren. Es nährt sich aus Phantasie und Inspiration, die jeder Arbeit ihren Sinn geben und Ziele realisieren helfen. Es ist die Liebe, die einen vertrauten Menschen immer wieder neu und schön erscheinen lässt, auch wenn der oder die Betreffende rein äußerlich schon etwas welk erscheinen mag. Ein solches Feuer lässt das Feuer der Sexualität, das so genannte Mingmen-Feuer, immer wieder aufflackern, ohne es zu überhitzen, wie es durch Drogen und Potenzmittel geschieht.

Feuer ist Magie. Wer sein Gegenüber wirklich erkennt und liebend annimmt, kann dessen Herzfeuer erwärmen. Gerade bei Frauen, die kühl sind und sich nicht zeigen, wird dadurch das zweite Feuer, das Feuer im Unterleib aktiviert. Ein Gespräch, ein liebevoller Blick wirkt erotisierender als alles andere. Dann schmilzt das kühle Wasser, und die Essenz wird aktiviert. Zhang Jingyue beschreibt, wie in diesem Zustand das Gesicht der Frau errötet und ihr Speichel zu fließen beginnt. Nun kann man beim Küssen Jadewasser trinken. Auf der Nase erscheinen Schweißperlen und die Frau wird nass und der Austausch kann stattfinden.

Wer eine Frau durch Missachtung traurig macht, lässt sie austrocknen und beraubt sie ihrer Essenz. Es findet kein Austausch statt und die Wasserquelle versiegt.

Die Feuerstelle reinigen

Um das eigene Feuer wieder klar und hell brennen zu lassen, müssen zunächst alle «Brandbeschleuniger», wie Alkohol, Erfolgsrausch und Selbstbetrug, entfallen. Die Feuerstelle muss abgekühlt und gereinigt werden. Der Mann sollte fasten oder zumindest auf Fleisch, scharfe Gewürze und Drogen (Alkohol!) verzichten. Einsamkeit ist angesagt – allein verreisen, eine Auszeit nehmen. Ein Schweigegelübde oder ein Aufenthalt im Kloster. Intensives Zuhören lernen, statt brillant zu monologisieren. In den Morgenstunden die inneren Gedanken aufschreiben. Einen Garten anlegen. In Höhlen sitzen. Eiscampen, Angeln. All dies sind keine Kindereien, sondern seit eh und je beliebte Maßnahmen weiser Männer, die sich weniger um die Meinung ihrer Umwelt als um ihr inneres Feuer kümmern. Oft werden solche lang gehegten inneren Wünsche immer und immer wieder vertagt – bis zur Zwangsauszeit auf der kardiologischen Station, die weit weniger romantisch ist als ein Zelt im Schnee.

Zum Reinigen der Feuerstelle gilt es oft, Abschied zu nehmen.

Für viele Männer ist dies zuallererst der Abschied von der Hoffnung, den eigenen Vater beeindrucken zu können. Da viele Männer ihren Vater als Menschen kaum oder gar nicht kannten oder kennen und daher nicht genau wissen, was er eigentlich wollte, versuchen sie ihm dadurch zu gefallen, dass sie allgemeinen gesellschaftlichen Erwartungen entsprechen. Anstatt den eigenen Vater ungefragt als Durchschnittsmenschen zu sehen, ist es sicherlich besser, mit ihm zu reden – vorausgesetzt, er mag überhaupt sprechen. Häufig lebt er genauso schmerzlich und allein wie sein Sohn. Wenn er tot ist oder über alle Berge, kann «mann» nur das eigene Herz befragen. Auch Eltern blenden ihre Kinder, um sie nicht mit ihrer vermeintlichen Schwäche abzustoßen. Selbst wenn er es nie ausgesprochen hat, weil er vielleicht ohnehin kaum sprach, wird daher mancher Vater nicht so konventionell, so stark oder so unfehlbar gewesen sein, wie er dem Sohn einst erschien. Vielleicht war er einfach hilflos oder lieblos oder überarbeitet, wie jetzt der Sohn. Oft leben die geheimen Wünsche des Vaters im Herzen des Sohnes fort. Die Chinesen verglichen den Geist, der im Herzen wohnt, mit dem Polarstern. Dieser lenkt einsame Seeleute meist besser als das Gerede der Leute. Diesem Stern gilt es zu folgen. Auch wenn dieser Weg zunächst weniger Erfolg verspricht, einen anderen Weg gibt es nicht.

Häufig gilt es, einen weiteren Abschied zu nehmen. Manche Gattinnen sind keine Gefährtinnen, sondern hängengebliebene Fans – abhängig und leer, voller Traurigkeit und Unzufriedenheit. Das Feuer folgt seinen eigenen Gesetzen, solange es brennt, entsteht auch Asche, um die das Feuer sich nicht kümmern kann. Feuer ist Liebe, aber der Feuer-Mann ist kein zwanghafter Kümmerer. Menschen, die man nicht mehr liebt, soll man gehen lassen und sie notfalls unterstützen und sanft anschubsen, denn oft fällt es ihnen schwer, das Feuer zu verlassen. Die Verlockung ist groß, durch Reichtum oder Begabung Menschen von sich abhängig zu machen und sie gleichzeitig immer weiter auszusaugen. Es schmeichelt der eigenen Eitelkeit, Menschen um sich zu scharen, die ohne einen selbst nicht mehr leben zu können glauben, aber ein Schamane hält keine menschlichen Haustiere, auch nicht zu Dekorationszwecken. Ein gefräßiger Machtmensch lebt oft an der Seite einer magersüchtigen Gattin. Spätestens wenn der Bauchumfang des Mannes dreimal so groß ist wie der seiner Gattin, gilt es zu überlegen, wer hier wem die Nahrung wegnimmt. Ein Besuch in eleganten Modegeschäften, wo die weiblichen Kleidergrößen ausschließlich für unterernährte Teenager gedacht sind, während es die eleganten Herrenanzüge in jeder beliebigen Ausdehnung gibt, lässt vermuten, dass dies ab einer bestimmten Einkommenshöhe fast der Normalfall ist. Aber gesellschaftliche Normalitäten müssen nicht zur eigenen Wahrheit gemacht werden.

Ein neues Feuer anlegen

Maßnahmen wie die genannten kühlen überhitztes Feuer ab und machen Platz für ein neues Feuer. Um ein neues Feuer zu entfachen, gilt es, die eigene Kraft und Lebenszeit gut einzuteilen. Eine Kosten-Nutzen-Analyse mit kühlem Kopf wird zeigen, ob die bisherigen Ziele tatsächlich wert sind, unter Gefahr von Herzinfarkt, Impotenz und Depression weiter verfolgt zu werden. Auch wenn es trivial klingen mag: Im Unterschied zu dem, was uns amerikanische Filme glauben lassen, ist nicht alles machbar. Der Schamane geht nicht mehrere Wege gleichzeitig, sondern den eigenen bis zum Ende. Dazu gehört Kraftmanagement.

Ein gut gepflegtes Feuer bleibt am besten innerhalb seiner eigenen Begrenzung. Dies sind die inneren Werte, die eigenen Träume. Diese gilt es durchzuglühen und zum Strahlen zu bringen. Da Feuer gierig ist, erliegt es leicht den Verlockungen und Verführungen von Ruhm und Reichtum. So wurde aus dem Dichterfreund Ge Hongs ein gefeierter Hofschreiber, reich und mit Titeln überhäuft, doch innerlich freudlos und leer. Je begabter ein Mensch ist, umso mehr Verlockungen kommen auf ihn zu.

Es fällt nicht leicht, einen Spitzenjob abzulehnen, um den einen fast jeder beneiden würde – so wie Ge Hong es tatsächlich mehrere Male in seinem Leben getan hat. Wer nicht klug zu wählen versteht, wo der eigene Weg liegt, muss die Bewunderung der anderen nicht selten mit Burn-out und Co bezahlen.

Das Gleiche gilt für Mitarbeiter. Es ist schwierig, sie nicht mit glamourösen Berufsbezeichnungen zu ködern, sondern sie bei dem zu unterstützen, was ihnen wirklich entspricht. Eine solche Firma wird oft kleiner bleiben, doch sie hat mehr Bestand. Ein Schamane verbrennt weder sich noch andere für Ziele, die leeren Erfolgen oder reinem Profit dienen. Er hält Ausschau nach einer Arbeit, die ihn seinen Weg gehen lässt. Die richtige Arbeit macht Freude. Er stellt sich die Frage: Arbeite ich zielstrebig an der Realisierung meiner Visionen, oder bin ich ein gefühlsarmer Streber? Der Schamane macht sich nichts vor! Dinge, die als normal gelten, sind ihm allemal suspekt. Die Entschuldigung, «andere tun das auch» lässt er nicht gelten.

Sich nähren

Nur ein Narr glaubt, er könne ewig brennen, ohne sein Feuer zu nähren. Das Herz-Qi wird im Kontakt zwischen Menschen genährt. Die brillante Ein-Mann-Show des Egomanen ist kein Kontakt, sondern dessen Verhinderung. Zum Kontakt gehört auch, dass man sich innerlich berühren lässt.

Dennoch wird ein Mann auf seinem Weg zum Erfolg unauffällig genährt. Immer noch reißen Frauen sich darum, begabte Männer zu unterstützen, nur um in ihrem Glanz baden zu dürfen. Sie haften am Feuer und geben ihm – als Assistentinnen, als Geliebte und Ehefrauen – oft alles. Außer dem schönen Schein erhalten sie aber nichts. Dies geht häufig so lange, bis sie so verbraucht sind, dass sie es nicht mehr aushalten. Erst wenn die Frau geht, merkt mancher Mann, was ihm fehlt. Die kleinen Dinge des Alltags, die bisher von dienstfertigen Wesen erledigt wurden, damit das Genie seiner Bestimmung nachgehen konnte, bleiben nun ungetan. Der Mann verwahrlost schnell, oder er begreift. Ab jetzt wird er sich selbst nähren und die kleinen Dinge achten lernen und die Menschen, die sie erledigen. Er wird lernen, Putzfrauen und «Tippsen», Krankenschwestern und Kellnerinnen und seine Frau, die meist alles in einer Person ist, nicht nur mit gelegentlichen Geburtstagskarten und gezielt eingesetztem Charme bei der Stange zu halten, sondern sie wirklich zu sehen. Dann kann die Frau ihn nähren und er sie. Hochmütige werden früher oder später verhungern. Zu starkes Feuer zerstört die Erde.

Besonders wünschenswert wäre es, weise Demut zu üben im Bereich der Künste und Wissenschaften, für manche Inbegriff des Feuers schlechthin. Ein Feuer, das versteht, sich gut zu nähren, ist nicht zerstörerisch und ausbeuterisch, sondern großzügig. Es sieht ein, dass es irgendwann erlöschen wird, und sorgt für die Jüngeren, die das Licht weitertragen werden. An chinesischen Universitäten sind die Professoren keine unerreichbaren Halbgötter und keine missgünstigen Intriganten, sondern väterliche und mütterliche Lehrer und Freunde, die sich am Erfolg der Jüngeren von Herzen zu freuen verstehen. Durch die Liebe und innere Zufriedenheit, die so entstehen, wird ihr Herz genährt und es brennt nicht aus.

Rückschläge bewusst durchleben

Da Yin und Yang einander abwechseln, wird jeder Expansion eine Sammlung folgen. Erfolg ist niemals unendlich. Auf Sommer folgt Winter. Wer weit nach oben will, muss tiefe Abgründe in Kauf nehmen, denn die Welt bewegt sich zyklisch und nicht linear. Der Schamane lässt sich nicht vom quantitativen Erfolg anderer blenden. Er schaut über den Rand des Feuerscheins hinaus und glaubt an die Kraft der Magie.

Schläft ein Lied in allen Dingen,
die da träumen fort und fort.
Und die Welt hebt an zu singen,
triffst du nur das Zauberwort.

Joseph von Eichendorff

Der Schamane bringt die Welt zum Singen.

Das Elixier für das Feuer

Das Elixier für den Fürsten

Radix Astragali	60 g
Rhiz. Curcumae	30 g
Rad. Codonopsitis	24 g
Radix Paeoniae lact.	24 g
Radix Platycodonis	18 g
Radix Bupleuri	18 g
Rhiz. Anemarrhenae	12 g
Radix Glyc. praep.	36 g

Die oben stehende Kräutermischung reicht für eine Woche. Sie sollte nach dem Essen getrunken werden. Genaue Hinweise für die Zubereitung finden Sie im Anhang.

Das Elixier stärkt das Herz-Qi und macht wieder froh. Es ist kein Yang-Tonikum, aber es hilft bei Impotenz mit Herz-Qi-Leere, bzw. wenn Herz-Qi-Leere zu Impotenz führt. Dieses Rezept sollte in Einsamkeit und unter strenger Abstinenz von Alkohol und Drogen eingenommen werden. Zusätzlich empfehlen sich karge Ernährung und das Praktizieren von Meditation. Das Elixier ist nur für diejenigen geeignet, die bereit sind, sich der Realität zu stellen. Wer denkt, er könne die innere Leere mit Alkohol und hohler Betriebsamkeit füllen, dem wird es schaden.

离 *Li* Feuer

MÄNNERWORTE

Wenn unser ganzes Tun und Lassen nur auf materielle Belohnung ausgerichtet ist, werden wir sowohl den Planeten wie uns selbst ausplündern.

Mihaly Csikszentmihalyi

Wenn jemand mit der Perle des Baron von Sui nach einem tausend Meter entfernten Spatzen schießt, wird die Welt gewiss über ihn lachen. Warum? Weil das, was man einsetzt, wertvoll ist, und das, was man erstrebt, keine Bedeutung hat.

Zhuangzi

Männer haben nicht genug Blut, um Schwanz und Kopf gleichzeitig zu versorgen.

Robbie Williams

Die Herzensangelegenheiten eines Edlen sind wie der blaue Himmel und die strahlende Sonne – man sollte sie immer andere wissen lassen.
Die Fähigkeiten eines Edlen sind wie versteckte Jade und verborgene Perlen – man sollte sie nie andere leichtfertig wissen lassen.

Hong Yingming, übersetzt von Erling Weinreich

5.

Die Erde ☷

Messies, Lebenskünstler und Zen-Meister: Verwahrlosung und Gong Fu

An einem feuchten Tag kam die Erde zu Ge Hong und sagte: "Ich habe gehört, Ihr habt das berühmte Elixier für den Jadestab. Bitte gebt es mir."

"Nein", sagte Ge Hong, "du bist zu träge."

Auf dem Luo-Fu-Berg: Unkraut überwucherte den Kräutergarten, herabgefallene Feigen bedeckten die Erde. Ge Hong saß träge in der schwülen Hitze des Mittags. Da kam ein Besucher gemäßigten Schrittes bei ihm an. Es war He Zhong, ein Anhänger des Buddha. Überrascht begrüßte Ge Hong seinen Freund: "Na, mein lasterhafter Abt, wie seid Ihr nur so schnell hier bei mir angekommen, ohne dass ich Euch bemerkt habe?"

"Ihr sitzt hier und starrt in den Staub, wie könnt Ihr da meine nichtige Gestalt bemerken", entgegnete der Abt mit Würde.

Bao Gu brachte Tabletts mit zahlreichen Schüsseln aus feinstem Lack, darin Klebreiskuchen mit Jujubenmus, eine Brühe aus Taro, Reis mit Lauch und Knöterich, Hirsebrei, Lotoswurzeln und gesalzene Sojabohnen.

"Warum gibt es kein Fleisch?", murrte da Ge Hong.

"Wollt Ihr unseren Gast beleidigen, der rein ist und sich ebenso ernährt?", sprach Bao Gu und machte sich auf ihre

Wanderung zu den Menschen im Dorf, wie es ihre Gewohnheit war.

"Oh verzeiht", wandte sich da Ge Hong an den Freund. "Ich vergaß, dass Ihr den roten Staub hinter Euch gelassen und den weltlichen Dingen abgeschworen habt. Aber greift zu."

"Was ist gegen ein knuspriges Schweinchen einzuwenden?", fragte He Zhong, der im Reis stocherte. "Ihr seid kein Mönch und dürft es verzehren."

"Hach!", rief Ge Hong. "Wisst Ihr nicht, dass Schweinefleisch träge und zufrieden macht und den Geist vernebelt? Lasst uns das Einfache genießen."

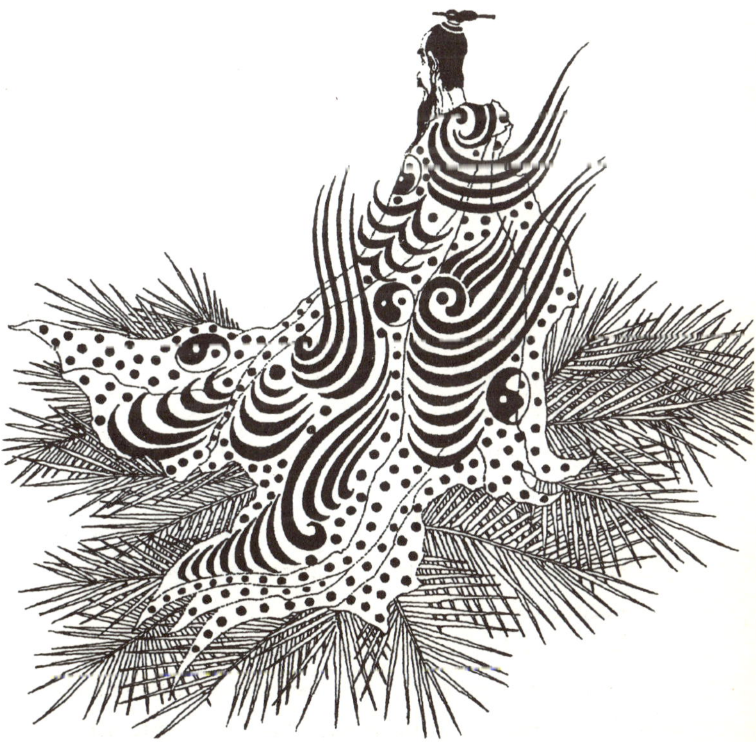

Die beiden Freunde aßen.

"Sie kocht selten, dieses Weib", sagte Ge Hong, "denn sie hat den Kopf voll mit Magie. Doch bevor sie dieses Anwesen verlässt, stopft sie mich meist mit ermüdendem Schwein voll. Sie weiß, wie sie mich beherrschen kann. Doch wie klar wird der Kopf vom Knöterichbrei."

"Liebster Freund", sagte He Zhong, "ist nicht dieses ganze Leben nur Verblendung und Illusion? Ist seine Kraft verbraucht, fällt der Pfeil zu Boden und im nächsten Leben folgen wieder Leiden. Wie fern sind wir von der Erkenntnis des Nichtseins."

"Wahr gesprochen", sagte Ge Hong und zeigte auf Berge von Manuskripten, die ungeordnet auf einem Haufen lagen. "Hier liegen meine Illusionen. Träume von Weisheit und Erkenntnis. Sie warten auf mühselige Arbeit."

"Wissen anzuwenden ist geringer als die Abwesenheit von Wissen", sagte da der Freund. "Alles, was ist, kommt aus dem Nichtsein."

Ge Hong aber sprach: "Der Weise setzt keine Standards des Fortschritts, um die Langsameren zu verwerfen. Er hilft allen Dingen in ihrem natürlichen Stadium und spielt sich nicht als Schöpfer auf. Daher heißt es: Der Weise verwirft nichts. Doch seht! Seht diese Ameise!"

Da blickten sie eine Weile auf die Ameise. Dann aber sprach He Zhong: "Ein erstaunliches Tier. Doch verzeiht, dass ich mich zur Meditation zurückziehe. Das schwere Essen beunruhigt meinen Geist." Wenig später klang lautes Schnarchgeräusch aus dem Schatten der Bäume hervor. Ge Hong aber blieb noch lange sitzen und sah den Ameisen zu.

Am Abend saßen die Freunde wieder zusammen. Da sprach Ge Hong: "Ich bin lange gewandert und habe die Wunder der Welt gesehen. Ich war auf dem Wu-Gong-Berg, auf dem

Kampferbaumberg, ich besuchte den Ge-Zhao-Berg bei Hangzhou, und ich erstieg den Bao-Shi-Berg. Ich braute Elixiere und sammelte Zinnober. Und ich kam hier an auf diesem wundersamen Berg, wo die Geister zu denen sprechen, die zu lauschen verstehen. Doch wie müde bin ich nun. Staubige Manuskripte, Jahre der Arbeit, alles verwirrt sich."

"Ihr haltet zu sehr fest an den Dingen. Die Wurzel des Seins ist das Nichtsein. Was ermüdet Ihr Euch so?", antwortete da He Zhong.

"Oh", rief da Ge Hong. "Wenn es doch nur die Dinge wären, die meinen Kopf benebeln. Sollten die Gelehrten Recht behalten, die spotten, die Suche nach Unsterblichkeit sei ein Irrweg verrückter Daoisten? Ich zweifle, ob ich je ein Unsterblicher werden kann. Ich schaffe es ja nicht einmal, meine Manuskripte zu ordnen. Das Gerede meiner Schüler dröhnt wie ein Bienenschwarm in meinem Kopf. Das ganze Land hält mich für einen Weisen, dabei bin ich nur ein Wirrkopf."

"Das Nichtsein ist die Wurzel. Alle Dinge kommen aus dem Sein. Das Sein aber kommt aus dem Nichtsein. Um zur Gesamtheit zurückzukehren, muss man das Nichtsein erfassen. Ihr verliert Euch in Illusionen", sagte He Zhong.

"Das Obst, das meinen Garten bedeckt, kommt mir sehr seiend vor. Es muss gesammelt werden und gedörrt. Der Kräutergarten ist überwuchert. Dieses Geschirr muss gespült werden, und wir brauchen Feuerholz, und kein Diener hält es inmitten der Berggeister lange aus. Ach, lieber Freund, wo soll ich beginnen?"

"Ihr sprecht wie ein Hausmeister. Was kümmert Euch der Weiberkram? Entsagt der Welt und sucht Weisheit. All dies hier ist nur Staub", beharrte He Zhong. "Roter Staub der Verblendung."

"Schaut, diese Ameise, unermüdlich geht sie ihren Arbeiten

nach", sagte Ge Hong. "Vielleicht ist sie eine Unsterbliche im Verborgenen?"

"Ihr mit Euren Ameisen. Alles Illusionen", murmelte da der Abt und schüttelte den Kopf. Die beiden Freunde saßen und schwiegen. Am nächsten Morgen machte der Abt sich auf den Weg.

"Denkt an meine Worte. Das Nichtsein ist die Wurzel. Dies hier aber ist nichts als Staub der Verblendung."

Als er zwischen den Bäumen verschwand, murmelte Ge Hong: "Mein weiser Freund. Doch was für ein Langweiler."

Dann machte er sich daran, die Haushaltung zu ordnen. Er hackte Holz, er sammelte die Früchte im Garten, er begoss die Pflanzen und reparierte den Zaun. Er wusch seine Gewänder im Fluss und hängte sie in die Sonne. Dann schlachtete er ein Schwein und schnitt Gemüse.

Am Abend kam Bao Gu und fragte: "Was, kein Elixier?"

"Dafür gibt es ein Festmahl. Das Elixier müsst Ihr selbst brauen", lachte da Ge Hong. "Heute bin ich zu müde, um Schamane zu sein, ich habe den ganzen Tag den Staub der Verblendung abgeschüttelt."

Das Empfangende

Hier kommt der Pantoffelheld. Der erschöpfte, phantasielose Kleinkrämer, der selbstmitleidige Messie. Dieser Mann ist eben kein Aktivist, sondern ein Denker, wie er sagt. Wenn sich niemand um ihn kümmert, er selbst tut es nicht. Er tendiert zur Verwahrlosung. Ob nun in Badelatschen oder in Cowboystiefeln, Bademantel oder Parka – hinter der allgemeinen Nachlässigkeit steckt eine niedrige Selbstschätzung. Er kümmert sich eben nicht um Äußerlichkeiten. Innere Werte sind schließlich wichtiger, und zu viel Waschen verbraucht nur unnütze Energie. Er fühlt sich schwer, träge und energielos. Er leidet an Verdauungsbeschwerden, Stoffwechselleiden, Ausschlägen, geschwollenen Hoden, er hat Plattfüße und manchmal Rheuma. Sein Penis wird nur noch halbsteif, er ist eben kein Rammler, sondern ein Genießer. Mit seinem allgemein verlangsamten Lebensgefühl bekommt er gar nicht mehr mit, wie leicht, wie bewusst und klar er sich fühlen könnte, wenn er sich aufraffen würde, seine tiefe Weisheit zu entdecken.

Das Bild

> Der Geist des Tales stirbt niemals. Es heißt das Geheimnisvolle Weibliche. Das Tor des Geheimnisvollen Weiblichen ist das, was Wurzel des Himmels und der Erde heißt. Ewig sich entwindend und doch endlos. Nutze es. Es wird sich niemals erschöpfen.
>
> *Lao Zi.*

Das ursprüngliche Yin, das Unergründliche, aus dem alles hervorkriecht und hervorsprudelt, wird aktiviert durch den Kontakt mit dem Yang, dem Himmel. Erst dann entstehen alle Dinge.

Auf der Welt entspricht diesem Bild die Mutter Erde, die alles hervorbringt, solange sie vom Himmel aktiviert wird. Sie ist die Mutter aller Pflanzen und aller Lebewesen. Sie quillt über und nährt, sie hat die Fülle und den Reichtum und macht alle satt. Die Erde lässt niemanden verhungern, sie sorgt für ihre Kinder, sie hegt und pflegt und dient. Ihre Fülle zeigt sich im Spätsommer, wenn das Licht beginnt, sich zurückzuziehen und die Früchte reifen. Wenn der Sommer sich dem Ende zu neigt, sind Erntefeste seit alten Zeiten die Würdigung dieser Fülle. Die Erde gibt, ohne etwas zurückzuhalten, weil ihre Fülle unendlich ist. Was aus der Erde kam, geht zur Erde zurück. Herabfallende Blätter und vergärende Früchte werden wieder zu Erde. Kleine verborgene Wesen, Würmer und Insekten, Pilze und Mikroben, wirken im Dunkeln. Im Kleinen wird die Erde immer wieder durchwühlt und aktiviert. Wird die Erde nicht auf diese Weine indirekt durch das Yang des Himmels aktiviert, wird sie zur Anhäufung von toter Substanz.

Hier im Zeichen der Erde erhalten wir materielle Kraft, Nahrung, Ruhe und Weisheit. Eltern, die ihre Kinder nähren und hüten, bekommen die Kraft und Energie, die sie aufwenden, täglich zurück: Kinderlachen und die Freude vieler kleiner Erlebnisse, die dem Außenstehenden unverständlich bleiben. Diese kleinen Yang-Impulse sorgen dafür, dass die Erde (in den Eltern) immer wieder aktiviert wird. Solange wir uns daran freuen, werden wir nicht müde, all die kleinen Dinge zu tun.

Solange wir tätig bleiben, wird die Erde belebt. Durch unser Tun: Wir tun einfach, was getan werden muss. In dem Märchen von Frau Holle tut das Mädchen das, was ihr Frau Holle, die Erdenmutter, aufträgt. Schon bevor sie das Haus der Erdenmutter betritt, folgt sie den kleinen Dingen, sie erntet die Äpfel, holt das Brot aus dem Ofen und folgt damit den Notwendigkeiten des Lebens.

Das Trigramm ☷

Die Erde wird durch drei durchbrochene Yin-Striche dargestellt. Die Erde der acht Trigramme ist nicht die nährende und ausgleichende Erde der fünf Wandlungsphasen, sondern die große Urmutter des Lao Zi. Im Chinesischen wird die Wandlungsphase Erde als *tu* und die große Urmutter als *kun* bezeichnet. *Kun* ist der Urgrund. Ein Zustand des reinen Yin. Da hier nur eine Tendenz, das Yin, wirkt, spricht man auch von «toter Erde». Erst durch den Kontakt mit dem erneuernden Yang des Himmels kommt es zur Wandlung. So wie auch der steinige Erdboden erst fruchtbar wird durch Sonne und Regen und die Arbeit von Kleinstlebewesen.

Ohne das Wechselspiel zwischen Yin und Yang bleibt die *Kun*-Erde tot. Es kommt zu einer leblosen Anhäufung von Substanz. Trägheit und Schwere greifen um sich. Die Erde steht für Demut, Tiefe, Passivität und damit für all das, was viele von uns eher gering schätzen. Die alten Chinesen aber wussten um die Geheimnisse aus einer Zeit, als die Menschen die Fruchtbarkeit der Erde noch verehrten, und lehren uns: Yin ohne Yang bedeutet Stillstand, aber Yang ohne Yin bedeutet den Tod. Leben kommt aus der Tiefe.

In den Kommentaren zum *Yi Jing** heißt es:

> «Der Himmel ist hoch und die Erde ist tief und so definieren sich die Zeichen Himmel und Erde. Wo hoch und tief klar werden, nehmen das Ehrwürdige und das Bescheidene ihre entsprechenden Plätze ein. Aktivität und Passi-

* Es gibt unzählige Ausgaben und Übersetzungen dieses chinesischen Weisheitsbuches. Wir verwenden die bekannte Übertragung von Richard Wilhelm.

vität haben ihre Beständigkeit, das Starke und das Schwache unterscheiden sich so. Am Himmel erscheinen die Formen der Sternzeichen und auf der Erde die Kreaturen. In ihnen lässt sich die Wandlung und Transformation erkennen. So interagieren Stark und Schwach und die acht Trigramme aktivieren sich gegenseitig. Die Dinge werden durch Donner und Blitz stimuliert und durch die Einflüsse von Wind und Regen bereichert. Sonne und Mond verfolgen ihre Bahnen und die kalten und heißen Jahreszeiten wechseln sich ab. Das Dao des Himmels bestimmt das Männliche. Das Dao der Erde bestimmt das Weibliche. Der Himmel weiß um den großen Anfang und die Erde bringt die Dinge zur Vollendung… Wenn wir den Kreislauf der Dinge untersuchen, erkennen wir Leben und Tod.»

Die Erde bringt die Dinge. In ihrer eigenen Zeit und bei guter Pflege entsteht in ihrer Tiefe der erste Sohn: der Donner. Das bedeutet Phantasie, neue Impulse, männliche Kraft – der große Anfang.

Der Mann im Zeichen der Erde

Er ist der Mann, der sich ein Haus baut. Er schleift Tipistangen, sägt Eisklötze, restauriert einen alten Dielenboden und ölt ihn sorgsam, oder er pusselt im Schrebergarten herum.

Er schafft Kunstwerke ohne Signatur: Alltagskunst, die wenig Geld, aber viel Sorgfalt erfordert. Dabei geht er sorgfältig mit Ressourcen um. Er repariert einen Auspuff mit einer alten Dose. Er bastelt Schuhe aus einem alten Autoreifen. Er schnitzt eine Puppenstube. Er bäckt sein Brot selbst und wird oft dabei recht eigenbrötlerisch. Er schafft Werte, die andere nicht erkennen. Er scheut nicht die herablassenden Blicke derer, die lieber ein formaldehydgetränktes Regal im Möbeldiscounter erwerben, während er seines unter großen Mühen selbst zusammenzimmert und glatthobelt. Was er schafft, ist von Bestand. Er bringt die Dinge zur Vollendung. Dafür scheut er keine Mühe. Zeit ist für ihn nicht nur Geld. Die Mühe und Zeit, die er investiert geben ihm Kraft, Bodenständigkeit, Gelassenheit und ein starkes Gefühl von Identität.

Mühe und Zeit werden auf Chinesisch als Gong Fu bezeichnet. Nur damit werden die besonderen Kräfte erworben, die auch bei uns als «Kungfu» so sehr bewundert werden. Gong Fu ist aber nicht nur die in jahrelanger Hingabe erworbene Fähigkeit, mit bloßen Händen eine Wand durchzuhauen. Gong Fu ist jede mit Zeit und Mühe erworbene Fähigkeit: Hefezöpfe backen, Violinespielen, Töpfern, Pulsfühlen, Skateboardfahren, Kalligraphie, Artistik. Hinter all diesen Dingen steht Gong Fu. Das Besondere am Gong Fu ist, dass es die meiste Zeit im Verborgenen stattfindet. Immer wieder dieselben kleinen Dinge zu tun, hat keinen Showcharakter, sondern bedarf der Beharrlichkeit und Geduld. Auch wenn Shaolin-Mönche manchmal für Publikum sehr spektakuläre Dinge zeigen, so besteht ihr Alltagsleben aus frühem Aufstehen, kargem Essen, Meditieren und täglicher, harter Übung über viele Jahrzehnte. Ihr Gewinn besteht nicht in kurzen Showeinlagen, sondern in einem starken, unerschütterlichen Selbst, das eigentlich keinen Wert darauf legt, sich zu zeigen.

Die Aufgaben der Erde – Zusammenhalten, Nähren, Dienen und Hervorbringen – geschehen meist unsichtbar. Solche unspektakulären und bescheidenen Aufgaben werden gern mit Frauen in Verbindung gebracht. Wir alle kennen das Idealbild der selbstlosen Mutter, die fünf Kinder versorgen und trösten kann, dabei die Nudeln selbst macht, Wäsche und Fußböden pflegt, einen blühenden Garten anlegt, Pullover oder Quilts selbst anfertigt, nebenbei putzen geht, keinen Geburtstag vergisst und zu Weihnachten ein großes Familienfest ausrichtet und bei alldem zufrieden und gelassen bleibt. Es gibt solche Frauen wirklich – gelegentlich.

Doch Gong Fu ist keine Frauensache. Da gibt es den Schuhmacher, der handgenähte Schuhe fertigt und repariert, und den Maßschneider, den Biobauern und den Biobäcker. Den Mann, der «nebenbei» ein altes Bauernhaus renoviert. Oder Behindertenlehrer, Altenpfleger, traditionelle Hausärzte. Vor allem aber Väter, die sich nicht mehr hinter der «großen Mama» verstecken müssen, sondern die kleinen Dinge des Alltags selbst in die Hand nehmen. Sie alle arbeiten für einen Gewinn, der in den Dingen selbst liegt. Sie schaffen Werte, die bleiben, und damit die Grundlage für unser Leben auf dieser Erde.

Echtes Gong Fu scheint in dem Maße seltener zu werden, wie Zeit mit Geld gleichgesetzt wird. Fünf Minuten Berühmtheit scheinen attraktiver als lebenslange Mühe ohne Anerkennung. Viele Menschen sind sich grundsätzlich «zu schade» für «unproduktiven» Kleinkram.

«Jetzt habe ich drei Stunden meines Lebens damit verbracht, in der Küche zu stehen und Gemüse zu schnippeln», murrt der Mann. Drei Stunden hat er mit dieser verachtenswerten Arbeit zugebracht und hofft, dies möge ein Ausnahmefall bleiben, ein Opfer, das er bringt, um mit dem Essen eine schöne Frau zu beeindrucken. Normalerweise aber ist er höheren Dingen zugewandt. Er regiert die Welt, und sei es im simulierten Computerspiel. Ein chinesischer Mann dagegen verbringt jeden einzelnen Tag seines Lebens viel Zeit mit diesen Tätigkeiten. Für ihn sind sie ein natürlicher Teil des Lebens. In einem chinesischen Actionfilm entspannt der harte Held, der gerade noch die Heroinmafia bekämpft hat, nicht bei einem trockenen Martini, sondern beim Gemüseschneiden. Er hat schließlich Hunger.

Im Zen geht es darum, das, was man tut, aufmerksam und mit der ganzen Konzentration zu tun: Zen in der Kunst des Bogenschießens, Zen in der Kunst Tee zuzubereiten, Zen in der Kunst einen Apfel zu schälen, Zen in der Kunst ein Essen zuzubereiten, Zen in der Kunst Geschirr zu spülen.

In den *Yi Jing*-Kommentaren steht, dass der Geist der Männer werden sollte wie die Erde, friedvoll und um die kleinen Dinge bedacht, ohne sich um äußeren Glanz zu sorgen. Das bedeutet nichts anderes, als mit der ganzen Aufmerksamkeit da zu sein, wo man gerade ist. Das Leben setzt sich aus klitzekleinen Momenten zusammen. Es ist nicht «wesentlicher» eine Firma zu gründen als eine Zwiebel zu schneiden. Wesentlich ist, dass man das, was man tut, achtsam tut, mit den Gedanken bei der Sache ist. Solche Menschen, die tagtäglich nichts anderes tun, als den so genannten kleinen Dingen ihre Aufmerksamkeit zu geben, haben oft eine große Würde. Im Kleinen zeigt sich das Große.

Den kleinen Dingen Respekt zu zollen bedeutet auch zu sortieren, abzustauben, den Tisch abzuwischen und ein wackliges Tischbein zu reparieren, statt den ganzen Tisch «wegzuhauen» und gegen ein neues Einweg-Designerstück auszutauschen.

Zeit und Mühe. Es gibt Männer, die kaufen ihre Wäsche und Hemden in Zehnerpacks, ziehen sie an, werfen die getragene Kleidung weg und sind auch noch stolz darauf, dass sie sich diese obszöne Verschwendungssucht leisten können.

Alles Material kommt von der Erde, und nur durch mühselige Tätigkeit vieler Menschen entstehen die Dinge, die wir oft so leichtfertig verwenden. Verschwendungssucht ist Missachtung dieser Mühe und damit eine Missachtung der Erde und ihrer Bewohner.

Männer im Zeichen der Erde setzen sich ihr Leben lang mit einem bestimmten Material auseinander – Holz, Ton oder Stein. So entstehen Häuser, Kunstwerke, Möbel, Schiffe. Sie sanieren Stück für Stück eine heruntergekommene Altbauwohnung. Sie bauen jahrelang an einem Schiff, geduldig, mit viel Ausdauer und in Auseinandersetzung mit dem Material. Sie zimmern eine Wiege für den Nachwuchs und pflegen selbst ihren Garten, auch wenn sie sich einen Gärtner leisten könnten. Bei dieser Arbeit werden sie ruhig und innerlich zentriert. Sie nehmen Teil am Kreislauf der Erde und der Dinge, die auf der Erde wachsen und gedeihen, und kultivieren dabei eine Aura von Kraft und Zuverlässigkeit. Der Stolz und die Begeisterung, die ein Mann ausstrahlt, der das selbst gebaute Haus, die eigenhändig sanierte Altbauwohnung, den Ökogarten, die selbst gezimmerte Wiege zeigt, ist mit nichts vergleichbar. Diese Freude springt über, es ist reine Daseins- und Lebensfreude.

Wer die Arbeit der kleinen Dinge anderen überlässt, den Handwerkern, den Gärtnern, der Putzfrau, der eigenen Frau, der verliert den Kontakt zu seinen eigenen Wurzeln. Den Realitäten des Lebens kann keiner ausweichen. Die kleinen Dinge müssen getan werden. Und sie müssen zur rechten Zeit getan werden, sonst wird alles nur schwerer. Der Babypopo wird wund, wenn der kleine Schatz nicht rechtzeitig gewindelt wird, und zwar mehrere Male am Tag. Die Äpfel, die nicht gepflückt werden, sondern vom Baum fallen, bekommen braune Stellen, und die Pflanzen auf der Fensterbank vertrocknen ohne Wasser. Wer als Mensch auf der Erde lebt, tut gut daran, die Bedingungen zu akzeptieren, die die Erde stellt, es gibt keine andere Möglichkeit.

Werden die Dinge nicht mit Achtung behandelt, so rächen sie sich und beginnen die Menschen zu beherrschen. Wer nicht mit Achtsamkeit isst, neigt dazu, sich vollzustopfen. Wer die Dinge nicht liebevoll beherrscht und immer wieder aussortiert, der verkommt im Müll. Bald ist kein Durchkommen mehr, man muss über Zeitungshaufen steigen oder kann voll geräumte Zimmer nicht mehr betreten, weil dort kein freier Platz mehr ist. Messies sind Menschen, die irgendwann vor den kleinen Dingen kapitulieren mussten, weil sie sie nicht rechtzeitig beachtet haben.

Hier ein paar Beispiele für den achtsamen Umgang mit den kleinen Dingen.

Pflegen

Geduld, Respekt und Achtsamkeit sind nicht nur im Umgang mit den eigenen Kindern notwendig. Die Tätigkeiten von Pflegern, Erziehern und Bauern stehen in der Rangliste des gesellschaftlichen Ansehens ganz unten. Sie werden schlecht bezahlt und meistens so organisiert, dass die dafür nötige Zeit und Ruhe gar nicht mehr gegeben sind. Wer nichts Glamouröses produziert, kann ruhig unter Zeitdruck gestellt werden, mit Papierkram überhäuft werden und alle möglichen anderen Aufgaben zugewiesen bekommen, so dass die eigentlichen Arbeiten kaum noch zu schaffen sind. Doch diese Verachtung für die Mutter Erde – für all das, was als ursprünglich erdig und weiblich gilt oder gelten könnte – rächt sich bitter. Wer jemals versucht hat, einen kranken Menschen in wenigen Minuten zu waschen und zu füttern, weiß, dass ein solcher Druck zu lieblosem, menschenverachtendem Verhalten führen muss. Wer jemals versucht hat, sich liebevoll einem Kleinkind zu widmen und nebenbei die Steuererklärung zu machen, weiß, dass dabei nur Geschrei herauskommen kann.

Pflegende Tätigkeiten müssen aus eigenem Antrieb gewählt werden. Krankenpfleger sind oft der einzige Lichtblick auf einer Station voller Schwestern, die kettenrauchend am Kaffeetisch über ihren miesen Job klagen. Viele Frauen haben diesen Beruf nicht wirklich freiwillig gewählt, sondern sind einer Konvention gefolgt und üben nun mit Todesverachtung und kaum verhohlener Wut diesen ungeliebten «Frauenberuf» aus. Viele Pfleger aber tun ihre Arbeit aus Berufung, und sie haben Schwung.

Essen

«Alle Probleme kommen mit auf den Tisch», sagte einst ein lieber Freund, Erde-Mann und Psychologe. Essen hat Symbolcharakter, ob wir es nun wahrhaben wollen oder nicht. Den Gästen wird das Willkommen durch ein schönes Abendessen gezeigt. Mit dem Teilen der Speisen wird Vertrauen und Sympathie signalisiert. Durch wertvolle und kostbare Speisen wird dem Gast gezeigt: Du bist wertvoll, für dich ist uns nichts zu schade. Wer seinen Gästen dagegen nichts oder etwas Kärgliches vorsetzt, zeigt damit seinen Geiz und dass ihm die Gäste nichts wert sind.

Mit der Auswahl der Speisen drückt sich auch die Zugehörigkeit zu einer bestimmten gesellschaftlichen Gruppe aus. Auch unsere Politiker verstehen es, sich diese Symbolik medienwirksam zunutze zu machen. Seht her, ich esse am liebsten Currywurst, zeigt dem Volk: «Ich bin einer von euch und gehöre nach Berlin.» Affinität zu Pfälzer Saumagen zeigt Gier und Traditionsbewusstsein zugleich. Wenn der Chef zum Abendessen geladen ist, muss dagegen der geistige Horizont durch die Auswahl der Speisen ausgedrückt werden. Artischocken mit Sardellen signalisieren Auslandserfahrung, Steckrübeneintopf entweder «wir verdienen zu wenig» oder «wir sind Snobs». Verliebte bekochen sich gern mit Meeresfrüchten, Spargel, exotischen Gewürzen und duftenden Früchten – nicht zu schwer und möglichst aphrodisisch. Schokolade, Rotwein, Sellerie und etwas alter Käse sollen geheimnisvolle Kräfte mobilisieren. Gemeinsam mit Freunden essen wir auch Speisen, mit denen wir uns bekleckern könnten.

Typische Gerichte aus der Heimat rufen Erinnerungen wach. Festtage haben ihre eigenen Düfte. Kranke bekommen stärkende Brühen und riesige Obstkörbe.

Kochbücher, Kochclubs, Kochzeitschriften, Restaurantführer besprechen so gut wie jedes Detail dieser vielfältigen Kulturen. Gutes Essen, da redet jeder mit. Wir lesen mühelos die Speisekarten dutzender Nationen und bemühen uns, immer neue Namen korrekt auszusprechen.

Womit bewirten wir uns selbst? Häufig soll es schnell gehen, also her mit dem Fast Food: Mikrowellenpampe, Tiefkühlpizza, Käsebrote, Wurstbrötchen, Fruchtjoghurt, Kartoffelchips und dazu ein Instant-Cappuccino mit naturidentischem Amarettoaroma.

Das Problem, das hier auf den Tisch kommt, ist emotionale Unreife. Da keine Mami für uns kocht, essen wir nur Müll. Das hat sie nun davon!

Mutter Erde schenkt uns alle ihre Produkte. Kochen müssen wir – ab einem bestimmten Alter – schon selbst.

Meditation

Zur Pflege der Ressourcen gehört auch die Pflege des Geistes. Der Geist wird durch Ruhe genährt. Ruhe, Ausruhen, Untätigsein und den Wolken nachsinnen sind keine Zeitverschwendung. Ein russisches Märchen erzählt vom Ivan, der sieben Jahre lang auf der Ofenbank lag und als Trottel galt, während seine Brüder sich in allen Dingen als gewitzt und tüchtig hervortaten. Am Ende jedoch bekam Ivan die Prinzessin, weil er allein den Mühen gewachsen war, sie zu erlangen.

Die Geliebten der Erde

Die Frauen haben die Hälfte des Himmels gefordert und in manchen Ländern zum Teil auch bekommen. Aber ihre Hälfte der Erde will bisher niemand so recht haben. Freilich, freilich, das Essen ist die Basis. Gesundes Essen, frisches Essen, ein tägliches Festmahl im Kreis lieber Menschen stärkt die eigene Mitte, und kaum einer wird es verschmähen, wenn es ihm denn vorgesetzt wird. Eine liebevoll gestaltete und regelmäßig geputzte Wohnung, kuschelige Betten, dies alles macht froh und zufrieden. Aber vor allem macht es Arbeit: Zeit und Mühe, die, wer immer kann, an andere delegiert. Während früher drinnen die züchtige Hausfrau waltete und daraus ihren Lebenssinn bezog, zieht es sie nun hinaus, und drinnen walten nach Möglichkeit die türkische Putzfrau, das russische Au-pair-Mädchen, die polnische Haushälterin und das Kindermädchen aus Ecuador. Niedrig bezahlt, am Rande der Ausbeutung. Hinter jedem erfolgreichen Mann stand früher eine Frau. Nun steht hinter jeder erfolgreichen Frau ein Heer an importierten, doch immer noch weiblichen Dienstboten.

Für weniger Privilegierte heißt es: Wer sich nicht wehrt, endet am Herd. Der Streit um die Verrichtung der kleinen Dinge des Lebens wird zum täglichen Stolperstein des Zusammenlebens und oft genug zum Grabstein der Liebe.

Die Erde ist die Grundlage von allem und bestimmt unser ganzes Leben. Missachten wir sie, so finden wir uns schnell in aussichtslosen und traurigen Situationen wieder. Die folgenden Szenarien sind nur erheiternd, wenn wir sie in Witzen oder im Volkstheater wiedererkennen. Wer sich selbst oder einst fetzige Freunde – meist nach der Geburt des ersten Kindes – unverhofft in diesen Rollen wiederfindet, dem vergeht das Lachen.

Von der «züchtigen Hausfrau» des Gedichtes heißt es weiter, dass sie «durch Dienen allein zum Herrschen» gelangt. Wer weiß, wo unsere Socken liegen und für den Nachschub an Klopapier sorgt, übt eine tägliche und subtile Macht aus. Richtige Putzteufel, die mit Rührung auf ihr gewienertes

Parkett starren und dem heimkommenden Gatten einen Feudel unter die Füße halten, damit er die Pracht nicht zerstört, sind ein Auslaufmodell. Doch bis heute werden Männerunterhosen von Frauen gekauft, Männerkoffer von Frauen gepackt. Frauen wissen, wann der Strom abgelesen wird, melden Telefone an und holen Anzüge von der Reinigung ab. Sie sorgen für Vorhänge und Bettwäsche und laden den Chef oder die Chefin zum Essen ein. Vor allem während der «Familienpause», wenn sie plötzlich scheinbar nutzlose Zeit haben, werden diese Tätigkeiten «wie von selbst» an sie delegiert. Diese seltsame Art von Machtausübung im Verborgenen ist den meisten Frauen jedoch überhaupt kein Quell der Freude.

Die Übermütter sterben aus, da im Zeichen der Erde kein großer Ruhm zu holen ist, geschweige denn Geld. Schon die Bezeichnung «Hausfrau» grenzt für die meisten Frauen an eine Beleidigung. Phantasievoller und geduldiger Umgang mit den Kindern gilt als Zeitverschwendung. Große spektakuläre Aktivitäten fordert ein Kind nicht, es braucht Hingabe, Passivität, Aufmerksamkeit und vor allem Zeit. Dafür sprudelt es vor Liebe und Leben nur so über und hilft, uns wieder zu erden. Die Erde vollendet die Dinge im Stillen und erschöpft sich nie. Doch die passiven Tugenden der Erde stehen in unserem Wertekatalog zusammen mit «Pennertum», «abhängen», «unproduktiv sein» und «Zeitverschwendung» an letzter Stelle der sozialen Skala. Was daher zählt, ist, ob «mensch» den «wesentlichen» Kram auch noch hinkriegt. Wenn also eine Frau schon «untätig» zu Hause rumhängt und der Gatte der richtigen Arbeit nachgeht, dann fühlt sie, dass sie wenigstens perfekt zu sein hat. Also zettelt sie tausend pädagogische Aktivitäten für ihr ohnehin schon hektisches Kind an und schleppt es regelmäßig zum Kinderpsychologen, damit es wieder ruhiger wird. «Für sich selbst» plagt sie sich vor allem mit Übungen, die ihren Körper möglichst schnell aussehen lassen sollen wie den einer Nichtmutter. Obwohl sie oft nahezu magersüchtig wird, kocht sie als perfekte Hausfrau makrobiotisch, arabisch, norwegisch oder sonstwie. Sie streicht die Küche gelb und das Schlafzimmer grün. Dann streicht sie, nach Lektüre eines Fengshui-Ratgebers, alles wieder um. Sie verteilt überall Kissen und Duftlampen mit erotisierenden oder harmonisierenden oder elektrisierenden Essenzen und sucht tagelang nach Handtüchern, die im Farbton zu den Gardinen passen. Es wird richtig nett – und sie wird richtig nölig. Sie sehnt sich nach Yang-Impulsen, die sie beleben könnten. Doch der Mann, statt wie geplant elektrisiert oder erotisiert zu sein, lässt plötzlich überall stinkige Socken und Zahnpastatuben herumliegen.

Der Mann hat oft gar nicht richtig mitgekriegt, dass er nun Vater ist. Dafür hat er plötzlich wieder eine Mama zu Hause. Er entwickelt sich nicht vorwärts zum Vater, sondern zurück zum Sohn. Schließlich tut er die richtige, bezahlte Arbeit und finanziert damit den ganzen Laden, da wird er sich ja mal ausruhen dürfen. Er wird zum häuslichen Störfaktor, machtlos, ahnungslos, tollpatschig und nutzlos. Ein Geliebter ist er nun nicht mehr. Die Frau drückt das in Gemaule über nicht mehr mitgebrachte Blumen oder durch allgemeine Gereiztheit aus.

Das berühmte «Mithelfen im Haushalt» hilft auch nicht unbedingt, wenn beide Partner die Beschäftigung mit den kleinen Dingen mit Erniedrigung verwechseln. In Witzbildern steht der Mann dann an der Spüle, in Rüschenschürze, und fragt «Richtig so, Liebling?», während er ein frisch gespültes Glas hochhält. Er hat seine Würde verloren. Brav trägt er den Müll raus und macht überhaupt dies und das, in der Hoffnung darauf, danach seine Ruhe zu haben.

Er tut die Dinge, die getan werden müssen, nicht weil sie getan werden müssen, sondern um des lieben Friedens willen. Dies nutzt ihm wenig, da er bei seinen Tätigkeiten nicht sein eigener Herr bleibt, und gedankt wird es ihm schon gar nicht. Erschöpft von seinen Bemühungen, all die Duftlampen, das Babyschwimmen und den Klempner zu finanzieren, erblickt er um sich nichts als Chaos und mürrische Gesichter. Er fühlt sich reingelegt und missbraucht, und irgendwie müssen die Kinder daran schuld sein. Irgendwie müssen sie die Hormone dieser Frau durcheinandergebracht haben. Vorher war sie doch attraktiv und gut gelaunt. Nun läuft sie ständig mit einem Gesicht rum wie weiland seine Mutter und versucht immerzu, ihm ein schlechtes Gewissen zu machen. Naheliegend, dass er wieder zum rebellischen Pubertierenden wird und sich in mürrisches Schweigen hüllt. Diese Rolle kennt er, die des Vaters leider nicht.

Je mehr er zum Kind wird, umso mehr wächst die Macht der Frau: Donner entsteht in den Tiefen der Erde. Donner könnte Kreativität, Phantasie und lustvollen Austausch bedeuten. Doch in der Isolation des Hausfrauendaseins entsteht vor allem Zorn. Dieser spezifisch weibliche Zorn äußert sich für lange Zeit nicht gerade befruchtend. Sie wird zum Drachen in ausgeleierten Sweatshirts, ständig erschöpft und ohne Selbstachtung. Sex? Er finanziert den Laden und wird dafür mit durchgefüttert, mehr ist nicht drin. Doch wehe, wenn das Geld nicht reicht. Damit hat der Mann gewissermaßen seine einzige Existenzberechtigung in dieser Karikatur von Familie verwirkt.

Frauen, denen es gelingt, ihren Beruf weiter auszuüben, bleiben, zumindest außer Haus, ihr altes Selbst, durchgestylt und lustig und erfolgreich. Zu Hause aber wartet die alte Misere. Erschöpft und unter Zeitdruck zieht die Frau die Familienarbeit irgendwie durch. Infamerweise verdienen die meisten Frauen heute immer noch weniger als Männer, vor allem, wenn ihre Zeit und Kraft durch die häuslichen Tätigkeiten reduziert sind. Nach der Logik, dass Zeit gleich Geld ist, muss die Frau daher zu Hause mehr Zeit aufbringen als der Mann, der dafür mehr Geld einbringt – meint er. Ein eventuelles Gefühl von Gemeinschaft wird durch solche Berechnungen schnell zerstört. Immer noch ist sie die Hausfrau und er hilft mit, wenn er gerade kann. Ihre Wege trennen sich und sie leben mit letzter Kraft nebeneinander her. Sex? Was ist das? Wenn überhaupt, dann nicht mit ihm!

Berufstätig oder nicht, die Frau wird sauer. Wenn er sie schon in diese Situation gebracht hat, dann soll er wenigstens darunter leiden. Sie wird zickig und gemein, und er versinkt in Schweigen. Dies kann lange Zeit so gehen und zur völligen Demontage eventueller Reste von Zuneigung führen. Aus Stagnation wird Donner. Wenn dieser stark genug ist, fliegt der Haushalt in die Luft und der Mann auf die Straße.

Wenn sie ohnehin die Alleinerziehende ist, so sagt sich manche Frau, dann wenigstens ohne dreckige Socken auf dem Boden und den schweigenden Muffelkopp auf dem Sofa. Wenn er Glück hat, darf er weiterhin seine «quality time» mit den Kids verbringen – das spart den Babysitter am Wochenende. Ist der Hass richtig groß, dann darf er selbst das nicht. Die Kinder werden zum Machtmittel, um sich an dem «Mistkerl» für erlittenes Leid zu rächen. Manche Frauen ersparen sich diese traurigen und persönlichkeitsdeformierenden Vorspiele und werfen die nutzlosen Väter schon vor der Geburt des Kindes aus dem Nest. In jedem Fall ist der Mann nun ein Vater ohne Kind.

Einige Singles – früher nannte man sie Junggesellen und noch früher Hagestolze – warnen denn auch vor dem «Samenraub». Die Weiber stylen sich auf und machen auf sexy und wollen doch nur das eine: ein Kind, um den Mann dann anschließend in lebenslanger Abhängigkeit und als sprudelnde Geldquelle zu halten. Haben sie ihm dann endlich ein Kind angehängt, sind die guten Zeiten vorbei. Er wird ausgesaugt wie ein Spinnenmännchen. So sieht der Mann das, voller Bitterkeit auf seine glorreiche Vergangenheit als Single zurückblickend. In Wahrheit sind sie beide gemeinsam über die kleinen Dinge gestolpert.

Störungen im Zeichen der Erde

Wenn ein Mann bei der Beschäftigung mit den kleinen Dingen seine männliche Kraft einbringt, so verleihen ihm diese Tätigkeiten Würde. Die Erde wird belebt. Lieblose oder fremdbestimmte Beschäftigung mit Kleinkram, um des lieben Friedens willen oder aus Konvention, führt dagegen zu Spießertum und Mangel an Visionen. Aus sorgsamem Umgang mit Ressourcen wird Geiz. Aus innerer Ruhe wird Faulheit. Er beginnt sich selbst zu missachten. Er verwahrlost. Er stopft sich mit Süßigkeiten voll. Die Haare werden fettig und schuppig, auch wenn sie vielleicht als Zopf das gewisse Extra zeigen sollen. Er riecht auch nicht so gut. Er kratzt sich andauernd irgendwo, am Bauch, unter den Armen und am Sack. Seine Zähne sind gelb. Er ist eben ein Genießer und Lebenskünstler. Also genießt er hauptsächlich Essen und Trinken, egal was. Blöd, dass er andauernd rülpsen und aufstoßen muss, aber für die üblen Winde und Blähungen kann er ja nichts.

Es kommt zu Übergewicht, Verfettung, schlechter Haut, schuppigen Haaren, Fußpilz, Diabetes, Gicht, Genitalekzemen und Stoffwechselstörungen. Analog zu diesen unmittelbar körperlichen Symptomen entstehen Störungen der «äußeren Hüllen», in Form von ungewaschener Kleidung, löcherigen Socken, stinkigen Klos und verwahrlosten Wohnungen. In einem größeren Zusammenhang betrachtet, betreffen solche Störungen unsere Umwelt und die ganze Erde, die zugemüllt und vergiftet wird, während sich keiner wirklich zuständig fühlt.

Die Konfuzianer betonten, dass die Weisen, wenn sie die Welt ordnen wollten, zuerst ihr Dorf, davor ihr Heim und zuallererst ihre eigene Person kultivierten. Heute drückt man dasselbe mit «Think global, act local» aus.

Verachtung für Mutter Erde ist ein weit verbreitetes Übel. Die kleinen, täglich zu wiederholenden Dinge – Kochen, Essen, Zähneputzen, Zehennägel schneiden, Geschirrspülen, Laub rechen, Festplatte aufräumen, Enten füttern – werden missachtet. Dabei können diese Dinge auch als Meditation erlebt werden,und sie sollten mit Achtsamkeit und Liebe getan werden. Wer sie als stupide Banalitäten erlebt, dem fehlt dafür bald die Kraft. Die Erde wird feucht und verschlackt. Wer die kleinen Dinge nicht bewusst erlebt, sondern in Hetze, kann bald nur noch halbtot abhängen. Sich bekochen lassen und alles in Hast hinunterzuschlingen ist kein Kavaliersdelikt. Die

Sorge für Kleidung und Wohnung an andere abzugeben und überall seinen Müll zu verstreuen, ist eine extreme Form von Respektmangel. Jüngeren, kleineren, schwächeren Menschen nicht zuzuhören, sie nicht zu sehen, sie gar nicht zu beachten und selbst endlos über den eigenen Chef, der die eigene Arbeit nicht würdigt, zu jammern und zu klagen, ist lächerlich und verlogen.

Wer nicht in der Lage ist, sich mit Achtsamkeit um seine eigene kleine Welt zu kümmern, sollte die Menschen, die dies für ihn tun, mit großer Achtung behandeln. Mangel an Respekt für andere ist immer auch ein Mangel an Selbstachtung.

Wer als ewiges Kleinkind die Sorge für sein Innenleben an andere delegiert, verliert irgendwann den Kontakt zu sich selbst. Neben Verfettung und Trägheit kommt es zu Gefühllosigkeit und Gleichgültigkeit und in Beziehungen zu gegenseitiger Verachtung. Aus Mann und Frau werden «dieses fette, furzende Schwein» versus «dieser nörglerische, vertrocknete Drachen». All dies führt nicht direkt zu Impotenz, aber zu Verlust von erotischen Gefühlen auf beiden Seiten.

Geschlechterrollen sind tief verinnerlicht. Immer noch werden Männer von ihren Frauen in ärztliche Behandlung geschleift. Eigentlich hätten die Männer Besseres zu tun, aber um des lieben Friedens willen tun sie auch mal was für ihr Überleben. Nicht, dass es nötig wäre. «Liebling, hast du deine Tabletten gegen Bluthochdruck genommen?», der Kampfschrei unserer Mütter, wird vielleicht zunehmend von «Komm doch endlich mal mit zum Taiji» abgelöst. Große Unterschiede existieren da aber nicht. Ein Mann, der nicht für sich sorgt, ist ein Muttersöhnchen und braucht sich nicht zu wundern, wenn Frauen ihn insgeheim verachten oder ihn als wandelndes Girokonto betrachten.

Vor allem aber: Wie soll ein Mann, der noch nicht einmal seine eigenen Blutgefäße rein halten und sein Qi ordnen kann, die Umwelt heilen und die Welt retten, wie manche fettleibigen und rotgesichtigen Politiker uns versprechen.

Wandlungen

Die Erde ist der Urgrund. Auf der anderen Seite, die im Chinesischen der «frühere Himmel» genannt wird, genauso wie hier im Leben. *«Die Wurzel des geheimnisvollen Weiblichen ist die Mittlerin von Leben und Tod. Dies ist das Wichtigste. Deshalb wird es als Wurzel bezeichnet»,* steht in den *Yi Jing*-Kommentaren. Auch der Jadestab wird als Wurzel bezeichnet. An der Basis des Körpers ist er die Wurzel des Yang. Hier konzentriert sich die Essenz, die Leben spendet. Wenn das Yang erwacht, wird aus der Erde der Donner. Dies geschieht in seiner eigenen Zeit. Der Zustand der Erde ist ein Zeichen der Langsamkeit und der Mühe. Lässt man der Erde keine Zeit, entsteht der Donner nicht, und sie bleibt eine «tote Erde», feucht und verschlackt. Die Schritte des Yü führen von der Erde im Südwesten zum Donner im Osten. Nun geraten die maximal verlangsamten Dinge wieder in Bewegung. Ein Samenkorn fällt in die Erde. Wenn die Zeit reif ist, wühlt der Keimling sich ans Licht.

Die Erde stellt die Bedingungen des Daseins und bleibt dabei selbst passiv. Doch in ihrer feuchten warmen Mitte entsteht im Rhythmus der Zeit immer wieder etwas Neues. Die Kraft für das, was getan werden muss, kommt vom Donner, dem ersten Sohn der Erde. Er ist ein Zustand des erwachenden Yang. Der Donner bringt die Impulse hervor. Nach einer Zeit der Ruhe ist plötzlich Kraft da. Nach dem Ausruhen in der Schwüle des Nachmittags springt man plötzlich auf und pflückt die Äpfel. Jetzt das Klo putzen! Jetzt! Das Geheimnis des Donners ist, abzuwarten und die Dinge dann zu tun, wenn der Impuls kommt. Dann geht es meist ganz leicht. Komisch, es war gar nicht anstrengend, sondern erfüllend und befriedigend. Anstrengend wird es, wenn man zu lange darüber nachdenkt. Ein chinesisches Sprichwort besagt, dass ein General, der nicht beim ersten Impuls in die Schlacht zieht, diese verlieren wird.

Der Rhythmus der kleinen Dinge

Die Wandlungen der Erde folgen ihrem eigenen Rhythmus. Die Arbeit an den kleinen Dingen muss aus eigenem Antrieb geschehen. Im Gegensatz dazu steht die Arbeit, die uns von anderen und gegen den eigenen Rhythmus diktiert wird. Man soll schneller arbeiten oder man soll das Gemüse kleiner oder größer oder längs statt quer schneiden und man soll unbedingt jetzt das Altglas wegbringen, wo man doch gerade ein wenig in den Garten gehen und schauen möchte, ob die Saat schon aufgegangen ist. Diese von einem fremden Rhythmus bestimmte Beschäftigung mit den kleinen Dingen gibt keine Kraft, sie laugt aus. Arbeit im Zeichen der Erde wird nicht nach Zeit und Geldeinheiten berechnet. Sie muss von Herzen getan werden und dann, wenn sie ansteht.

Wenn der Schamane Gemüse schneidet, dann tut er das, weil die Zeit dafür da ist, weil er Hunger hat oder weil er Gäste bewirten oder ein neues Gericht ausprobieren will. Nicht weil er seiner Frau oder Freundin gefallen will oder sich mit ihr gut stellen will. Der Schamane zeigt kein Wohlverhalten. Der Schamane schmeichelt sich nicht ein. Er tut einfach, was er tun muss, und bringt dadurch Yang in die Erde. In seinem eigenen Rhythmus und zu der Zeit, die seine ist.

Wenn der Schamane Kinder zeugt, dann tut er das, weil er reif ist, vom Sohn zum Vater fortzuschreiten. Der Generationswechsel ist ein Schritt, dem Frauen sich schon durch die intensiven körperlichen Veränderungen während der Schwangerschaft kaum entziehen können. Ob sie will oder nicht, die Frau wird von der Tochter zur Mutter, und jeder kann es sehen. Sie wird rund und schwer und produziert Milch. Wenn eine Frau die Mutterrolle nicht akzeptiert, ist dies tragisch und führt in extremen Fällen zum Untergang oder zur völligen Verwahrlosung der Kinder. Dann wird es zum Fall für die Zeitungen. Wenn ein Mann die Vaterrolle nicht annimmt, fällt das zunächst nicht weiter auf. Er wird dann eben zum weiteren Kind der Frau (siehe oben!) oder er macht sich von dannen, um woanders weiterzuspielen. Er kann sich einreden, sie hätte ihn ausgetrickst, hätte sich arglistig schwängern lassen, um ihn zu «angeln», und sich ganz generell genötigt fühlen.

Der Schamane weiß um die magische Wirkung seines Spermas auf den Uterus und ist stolz darauf. Er nimmt die Vaterrolle mit allen Konsequenzen an und wiegt sich nicht in dem Irrglauben, hier ginge es nur um sein Geld. Diese Entscheidung ist unwiderruflich. Kinder wird «mann» nicht los wie ein altes Auto. Sein neues Leben wird anders sein, vielleicht mühevoller und irgendwie erdiger. Aber es ist ein wichtiger Schritt auf seinem Weg, genauso wie später das Greisentum. Also geht er diesen Schritt bewusst.

«Ein Haus zu bauen liegt in der Natur des Menschen» – mit diesem Slogan wirbt eine Bausparkasse und zeigt Menschen, die eine von unserer Kultur sehr unterschiedliche Lebensweise haben. Der schwäbische Häuslebauer, der hier eigentlich angesprochen ist, taugt nicht als Werbeträger, denn er hat ein allzu piefiges Image. Im Unterschied zum Inuit, der seinen Iglu baut, gilt er als unmännlich. Hinter den Werbebildern aber liegen Sehnsüchte, die trotz aller Imageprobleme auch Menschen hierzulande dazu bringen, sich ein Heim zu schaffen. Sehnsüchte nach einem Zuhause, in dem Mann und Frau neue Kräfte bekommen, wo sie sich beschützt und geborgen fühlen. Solche Sehnsüchte müssen nicht unmännlich sein, auch wenn die Realität bisher noch meist so aussieht, dass der Mann in der Familie viel weniger Macht hat als in der Welt der unverheirateten Söhne und Töchter. Daher will er diese Welt nicht verlassen. Der Abschied von der Sohnrolle fällt schwer, genauso wie der von der Rolle des Mädchens.

Der Donner ist der erste Sohn der Erde, und da die Mutter so mächtig ist, werden ihre Söhne meistens stark. Der kleine Wirbelwind, die erste Tochter des Himmels fühlt sich oft verlassen, denn sie hat keinen Vater, sondern nur eine Art älteren Bruder, der meist nur halbherzig anwesend ist. Ihr Leben in der Welt der Erwachsenen wird zum Selbstbehauptungskampf, bis heute.

In dem Moment, wo der Mann die Vaterrolle annimmt, werden nicht nur die Väter, sondern auch die Töchter gestärkt werden. Erst dann kann Frieden einkehren im Grabenkrieg der Geschlechter. Bisher fehlt es weitgehend an Modellen für starke Väter. Der «echte» Mann unserer Erzählungen und Mythen vor allem im Kino, ist der Donner. Sorgende Väter und weise Großväter fehlen fast ganz.

Einem Schamanen, der Vater wird und ein Heim schafft, bleibt nichts anderes übrig, als sein eigenes Modell zu sein. Im Zeichen der Erde findet er Wege zu der Ruhe und Weisheit, deren er dazu bedarf. Wenn er sich ein Haus baut oder eine Familie gründet, tut er dies, weil er es so will, und er redet sich nicht ein, irgendjemand hätte ihn «geangelt». Er wird selbst aktiv, wenn es an der Zeit ist, und sucht sich eine Frau, mit der er gern gemeinsam Zeit verstreichen lassen möchte und die Mühe aufwenden möchte, damit die Familie gedeiht. Für ihn ist dies eine Art, neue Kraft zu bekommen, und keine Sklaverei.

Wenn er Kinder hat, teilt der Schamane seine Zeit mit ihnen. Es gibt kein größeres Geschenk. Er weiß: Nur wer als Vater keinen Kontakt zu seinen Kindern hat, kann sich als ausgesaugtes Spinnenmännchen fühlen. Im geruhsamen Kontakt mit ihnen fließt von selbst große Kraft zu ihm zurück. Er wird geerdet und entdeckt die Bedeutung der kleinen Dinge wieder, die er schon längst vergessen hatte. Er ist achtsam, fürsorglich und voller Respekt und fordert diesen auch für sich. Er nimmt sich das Recht, sein Leben mit den Kindern zu genießen. Er schenkt seinen Kindern weniger Geld und mehr Zeit, nicht nur knappe «quality time». Er bringt ihnen Radfahren, Schwimmen und den Umgang mit Säge und Bohrmaschine bei und lehrt sie, ein Feuer zu machen und im Freien zu übernachten und die Natur zu achten. Er teilt ihre kleinen und großen Geheimnisse und schenkt seiner Frau die Zeit, ihre Hälfte des Himmels zu suchen, so wie er sich seine Hälfte der Erde zurückerobert. Er ist ein Mann und kein weiteres Baby der großen Mami. Er lässt sich nicht wie ein braver Junge im Haushalt anstellen, sondern beherrscht das eigene Reich genau wie sie. Er kann seine Socken selbst sortieren und selbst daran denken, Klopapier zu kaufen. Er frisst sich keinen Bauch an und kuriert seinen Fußpilz selbst.

Er ruht in der Mitte des Hauses und lässt sich nicht an den Rand drängen. Er bringt nicht nur Geld ein, sondern vor allem seinen eigenen Stil. Wenn nötig, schmeißt er einen Teil ihres Nippes raus und stellt seinen Billardtisch auf. Dies ist auch sein Haus.

Väter, Krankenpfleger, Erzieher, Gärtner und Bauern, die dort wirken, wo die Entwicklungen klein und bescheiden sind und zuletzt die wirklich wichtigen Dinge entstehen, sind weder «Müslis» noch Verlierertypen. Sie sind Pioniere, die für das Leben arbeiten statt für den Tod. Sie bewirken, dass der Kontakt zu den Wurzeln nicht verloren geht und neues Leben in die Erde gebracht wird. Dies hat wenig mit Glamour und äußerem Erfolg zu tun und sehr viel mit innerer Ruhe und Größe.

Wer sich im Zeichen der Erde ausgelaugt fühlt und überhäuft von Routinearbeiten, sollte zunächst dafür sorgen, dass er mehr Zeit hat. Dafür wird es nötig sein, einige Prioritäten neu zu überdenken. Vielleicht sollte er weniger tun, aber dafür mehr Sorgfalt verwenden. «Gott der Herr hat sieben Tage gebraucht, um die Welt zu erschaffen, und du brauchst ein Jahr für eine Hose!», sprach der verärgerte Kunde zum Schneider. «Nu», erwiderte der Schneider gelassen, «schau dir die Welt an, und jetzt schau dir diese Hose an!»

Wirkungen der Speisen

Getreide symbolisiert die Erde, die es hervorbringt. Es ist gelb, rund, aufquellend und sättigend. Getreide ist die Basis unserer Nahrung und sollte der Hauptenergiequell sein. Getreide gibt uns die Eigenschaften der Erde: Sattheit und Zufriedenheit. Allerdings ist Getreide nach daoistischer Auffassung nicht nur die Nahrung des Menschen, sondern auch die der Würmer, die nach diesen Vorstellungen in unserem Körper hausen und dort den Tod vorbereiten. Die Daoisten pflegten sich durch längeren Verzicht auf Getreide von solchen Würmern zu reinigen und aßen solange nur Kräuter und Gemüse und tonisierten sich durch Abkochungen bestimmter Wurzeln. Eine solche Kur kann den Kopf reinigen und klären und den Körper entgiften und wirkt sehr viel intensiver als einfaches Fasten, da die Mitte dabei nicht geschwächt, sondern angeregt wird.

Männer haben oft eine Abneigung gegen Getreide. Während es Frauen zugebilligt wird, dass sie Kuchen, Kekse und Süßigkeiten und heutzutage zunehmend auch wieder Müsli und Breie zu sich nehmen, gilt dies unter Männern als unmännlich. Der Mann wird zum «Müsli». Trotz dieser Abneigung gegen das weibliche Nahrungsmittel Getreide essen viele Männer im Zustand der Erregung, unter Zeitdruck und

Hast unglaublich viele Süßigkeiten. Hitze und Erregung werden mit Süßem gekühlt. Zu viel Süßes macht kalt und träge und tötet die Lust auf Sex. Wer ständig nascht, sollte überlegen, was er damit eigentlich bezweckt.

Das archaischste Nahrungsmittel ist Fleisch, möglichst rot und roh. Männer lieben Fleisch und essen deutlich mehr davon als Frauen. Fleisch ist hitzige Nahrung. Es ist ein Produkt des Jagens und Tötens. Früher galt nur, wer zu jagen verstand. Nur er konnte Sex und Kinder haben, denn ohne Nahrung gab es keine Frauen und schon gar keine Kinder. Zugang zu Fleischnahrung, zu den Jagdrevieren des Adels galt als Privileg der Mächtigen. Frauen, die sich weigern, ihrem Mann genügend Fleisch vorzusetzen, brauchen sich nicht zu wundern, wenn er sich eine andere sucht, sagt der Mann. «Sauerkraut und Rüben haben mich vertrieben, hätt meine Frau mir Fleisch gekocht, wär ich bei ihr geblieben», heißt es in einem Kinderreim. Mein hoher Cholesterinspiegel ist genetisch bedingt, sagt er ein paar Jahre später. Industriell erzeugtes Fleisch ist weniger hitzig als giftig und weniger ein Produkt der Jagd als das der Tierquälerei.

Die Fleischarten sind nicht alle gleich hitzig. Heiß sind Schaf und Ziege, danach kommt Weiderind. Dies sind, zusammen mit den wilden Tieren, die Fleischsorten der Jäger. Wer seine animalischen Instinkte wecken will, reißt daher ein blutiges Steak oder eine Hammelkeule.

Die domestizierten und mit Getreide gemästeten Tiere gelten als sehr kostbar. Ihre Wirkung ist neutral, wie zum Beispiel bei Huhn und Mastente, die die Säfte im Körper vermehren. Suppen daraus nähren Kranke und menstruierende oder stillende Frauen.

Das Schwein lebt von Abfall und gilt als hundertprozentiges Haustier und vermehrt das Yin. Es macht kühl und träge und oft auch schlapp und feucht.

Die sehr starke Wirkung von Fleischnahrung wird nur von Menschen gespürt, die dagegen nicht völlig abgestumpft sind. Wer jeden Tag große Mengen davon verzehrt, kriegt vielleicht trübe, blutunterlaufene Augen und sklerotische Blutgefäße, aber zum wilden Jäger wird er nicht.

Zeichen setzen – anwesend sein

Der Schamane setzt Zeichen. Er ist anwesend und präsent auf der Erde. Er geht mit den Dingen der Erde achtsam und kreativ um. Er kennt das Material. Er hat Zeit. Diese Zeit gehört nur ihm, und deshalb darf er sie ungestraft verschenken. Je mehr er die Zeit mit rastloser Effektivität vergeudet, umso schneller verrinnt sie. Hektik ist eine Erfindung von Krämerseelen, die nach der Stechuhr leben. Er richtet seine Aufmerksamkeit auf die Arbeit und nicht auf eventuellen Ruhm oder Reichtum. Er lässt den Dingen ihren Lauf, er sieht das Lebendige wachsen und freut sich jede Sekunde daran: Was wächst, wächst langsam. Der Schamane schließt Frieden mit seiner Sucht nach Ruhm und äußerlichem Erfolg. Er nimmt sich Zeit für die «lange Weile». Er ruht und meditiert, wann immer es an der Zeit ist. Wer mit Hingabe ruht, wenn es an der Zeit dafür ist, und sich den kleinen Dingen widmet, braucht hinterher nicht halbtot abzuhängen. Durch sein Tun wird der Schamane frei von Anhaftungen und Klebrigkeit. Wenn die Dinge getan sind, dann kann nichts kleben und nichts haften. Belasten tun nur die unerledigten Dinge. Er weiß, die Erde zwingt in die Materie – so oder so. Sie stellt die Bedingungen, es gibt kein Entrinnen. Der Schamane weiß, wenn die Dinge der Erde getan sind, kann man den Himmel sehen, kann der Blick frei sein, sich zu erheben. Darum war der Beiname Ge Hongs «Der Meister, der die Einfachheit umarmt». Die Einfachheit, das sind die kleinen Dinge.

Identität

Im Kontakt zur Erde sein, heißt auch der zu sein, der man ist. Seine Wurzeln kennen, wiederfinden und nähren. Einen Ort haben oder finden, wo man so sein kann, wie man ist. Dieses Gefühl, die Dinge stimmen, ich bin angekommen, ich bin zu Hause und ruhe in mir, ist ein Erde-Gefühl.

Magenschmerzen entstehen dann, wenn etwas nicht stimmt. Im Zweifel heißt es zu schauen, ob die Frau, die Partnerin oder auch die Firma die eigenen Wurzeln stärkt, das Wachstum fördert oder ob sie wie eine Maus an den Wurzeln nagt und den inneren Halt gefährdet. Die Frage lautet: Stärkt mich der Umgang mit diesen Menschen, werde ich stabiler davon, nährt es meinen Körper und meine Seele – oder schwächt es meine Grundlage und entfernt mich von meinen eigenen Wurzeln und bremst mich vollkommen aus?

Sowohl die Erde als auch der Himmel sind Zustände, die immer wieder aufgesucht werden können. Zwischen Himmel und Erde findet der Schamane seine Identität: aufrecht wie ein Baum, die Wurzeln in der Erde und die Zweige gen Himmel.

Das Elixier für die Erde

Der Weise umarmt die kleinen Dinge

Poria Cocos	9 g
Rhiz. Alismatis	9 g
Fructus Crataegi	9 g
R. Atracylodis mac.	9 g
Pericarpium Citri maturi (Chenpi)	9 g
R. Salviae multiorrhizae	6 g
Rhiz. Ligustici (Chuanxiong)	6 g
R. Astragali	9 g
Herba Eupatorii	4,5 g
Rhiz. Gastrodiae	4 g
Rhiz. Polygoni multiflori	4,5 g

Dieses Elixier befreit von Klebrigkeit, hilft, sich auf das Wesentliche zu konzentrieren, beseitigt Feuchtigkeit im Körper und legt den Sumpf trocken, damit neue Impulse entstehen können. Das Elixier wird auch zum Abnehmen verwendet, da es den Stoffwechsel anregt und die eigene Trägheit überwinden hilft. Die angegebene Menge reicht für eine Woche. Es wird nach dem Essen getrunken. Zubereitungsanleitung siehe Anhang.

Damit neue Impulse entstehen, sollten Menschen, die an Trägheit und Grübelei leiden, möglichst früh aufstehen und sich an die frische Luft begeben. Körperliche Bewegung – Sport, Yoga, Müllraustragen – alles, was das Qi in Bewegung bringt, hilft.

坤 *Kun* Erde

Männerworte

Er stehe fest und sehe sich hier um;
Dem Tüchtigen ist diese Welt nicht stumm.
Was braucht er in die Ewigkeit zu schweifen?
Was er erkennt, läßt sich ergreifen.

Goethe, Faust II

Macht und Reichtum kann mich nicht verlocken. Unerreichbar ist der Götter Wohnsitz. Lieber zieh ich los an einem hellen Morgen, pflanze meinen Stock ins Erdreich und beginne Unkraut auszujäten und das Feld zu pflügen.

Tao Yuanming

6.

Der See ☱

Schamanen, Höhlenforscher und Sadisten: Isolation und der Blick in die eigenen Abgründe

An einem heiteren Tag kam der See und sagte: "Ich habe gehört, Ihr habt das berühmte Elixier für den Jadestab. Bitte gebt es mir."

"Nein", sagte Ge Hong, "du bist zu tief."

Auf dem Luo-Fu-Berg: Dämonen störten das Lager auf dem Berg. Sie verbreiteten stinkende Gase und machten garstige Geräusche, wenn Ge Hong mit seinen Schülern meditierte. Durchzogen war der Luo-Fu-Berg von Höhlen, Erze darin, unterirdische Gewässer und verborgene Schätze. Endlich wurde es Bao Gu zu viel und sie verschloss die Dämonen in den dunklen Gängen. Keine leichte Kunst, doch diese Frau, die ein starkes Yin hatte und über das Feuer herrschte, kannte keine Furcht. Lernte sie doch diese Kunst von ihrem Vater, dem weisen Bao Jing. Doch Ge Hong zweifelte, ob das klug sei. "Die Dämonen werden nicht zahmer dort, in den Tiefen des Berges", sprach er und des Nachts hörte er ihre klagenden Gesänge.

Kurz darauf kam ein neuer Besucher. Seine Kleider waren grau und ohne Makel trotz des beschwerlichen Aufstiegs. Er lachte und scherzte. Doch grau wie seine Kleider war sein Gesicht und seine Augen glänzten fiebrig. "Wo kommt Ihr her, grauer Wanderer?", fragte da Ge Hong.

"Ich komme aus tiefen Schluchten jenseits dieses Gebirges, von dort, wohin sich selten eines lebenden Menschen Spuren verirren", sprach der Mann und beschattete seine Augen. "Wie grell ist das Licht hier auf dem Gipfel."

Da erfasste Furcht den Meister und er rief nach seinem Weib. "Sieh an, Weib", sagte Ge Hong, "wir haben einen Besucher, doch ob es ein Mensch ist oder eine verirrte Seele, vermag ich nicht zu sagen."

Bao Gu schaute den Mann und er erschien ihr voller Traurigkeit. "Ein heimatloses Kind ist dies. Eingesperrt im Körper eines Mannes. Sein Bauch ist voller Dämonen. Dämonen der Verlet-

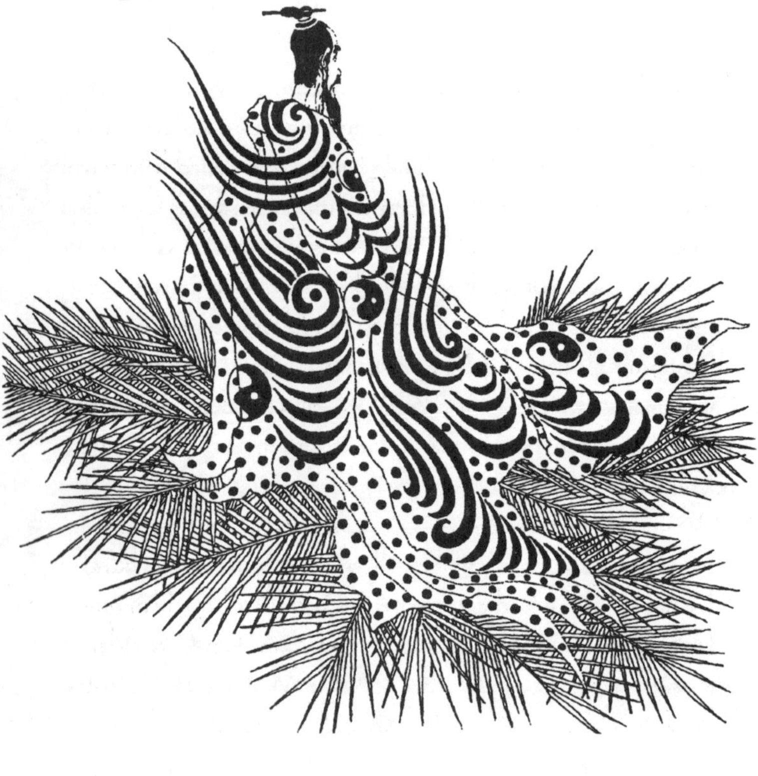

zung, der Erniedrigung und der Quälerei, es ist sein eigener Schmerz", flüsterte sie. Doch laut sagte sie: "Seid willkommen, Fremdling, und setzt Euch zu uns ans Feuer. So mögt Ihr uns Eure Geschichte erzählen."

Doch der Fremde lachte und scherzte und erzählte keine Geschichte. So blieb er viele Tage. Freundlich war er und heiter, aber er wurde niemandem zum Freund und nicht wenige waren es, die ihn mieden und in seiner Nähe zu frösteln begannen. Denn das Grauen umgab ihn wie einen Mantel. Nur Bao Gu suchte seine Nähe, denn Kälte schreckte sie nicht und er dauerte sie in seiner Traurigkeit.

So vergingen die Tage und es nahte der neunte Tag des neunten Monats. Mit Fruchtpasteten und Chrysanthemenwein wollten die Schüler mit ihrem Meister den Gipfel erklimmen und traurige Verse schmieden, um das Fest der Doppelneun zu begehen. Es war ihr liebstes Fest. "Feiern wir nicht den Geburtstag des unartigen Kindes, das begabter war als alle anderen und in allen Prüfungen glänzte, den Lehrern und Autoritäten aber ein Gräuel war?" So neckten sie ihren Meister

Da sprach Ge Hong: "Ein unartiges Kind war er wohl und man nannte ihn das 'Alte Große Kind'. Doch er besaß spirituelle Kräfte, die über das Maß des Menschlichen hinausgingen. Daher hassten ihn die Weisen und Autoritäten. Eure spirituellen Kräfte aber lösen bei mir bisher keine Besorgnis aus." Da lachten alle fröhlich.

Der graue Besucher aber sprach: "Und doch ist mir nicht zum Lachen. Nahm es doch ein bitteres Ende mit dem 'großen Kind'. Als er sieben Jahre zählte, tötete er den Sohn des Drachenkönigs des westlichen Ozeans. So wurde er zum Schrecken aller Menschen und Dämonen, wenn er die tödliche Waffe seines Geistes schwang. Sein erleuchteter Lehrer, der Gott des großen Beginns, sah es mit Grausen. Also hieß er ihn, sich selbst die Eingeweide herauszureißen, und dieser tat es. So nahm es ein Ende mit ihm. Am Doppelneunfest aber singen die Menschen sein Lied, denn er ist Herr über die Dämonen und Helfer der Besessenen." Da schwiegen alle, und er öffnete seinen Mantel und hob sein Hemd, und da sahen sie seine Haut, die war krustig und hart wie ein Schildkrötenpanzer und klaffte weit auf. Die Wunde aber nässte und war voller Würmer und die Därme quollen hervor wie eine große dunkle Schlange.

Da erhob sich großes Entsetzen und die Schüler stürzten den Berg hinunter und nicht viel fehlte, und sie wären in den tiefen Schluchten des Gebirges verloren gegangen.

Bao Gu aber sah den Mann und sprach unter Tränen: "Wenn Därme Euren Bauch erfüllen, dann seid Ihr doch ein Mensch wie wir, und wer weiß, wie viele Würmer an denen nagen, die von einer glatten Haut überzogen sind. Nun aber kommt, mein armes Kind, und feiert mit uns, denn wir fürchten die absonderlichen Begabungen nicht." Da stürzten ihm Tränen in die Augen und sie weinten zusammen. So weinten sie bis zum Morgengrauen.

Da erhob sich der Mann und er sprach zu Bao Gu: "Nicht gefürchtet habt Ihr mich und ich nicht Euch. Mein Platz aber ist nun nicht mehr hier, denn ich muss weiterziehen bis zum östlichen Meer, wo der Drachenkönig mich erwartet. Denn nun weiß ich, dass ich sein wahrer Sohn bin. Verstoßen vor undenklichen Zeiten, doch niemals beweint bis zum heutigen Tag. Doch gelindert sind nun meine Schmerzen und verheilt meine Wunde. Lebt wohl, Bao Gu, und nehmt als Geschenk diese Schlange aus Jade. Sie soll Euch an mich erinnern, wenn Ihr wieder Dämonen verschließen müsst." So zog er in den Morgen. Lange blickte Bao Gu ihm nach, bis seine dunkle Gestalt sich zwischen den Bergen verlor.

"Was für eine Nacht!", sprach Ge Hong, der viele Stunden damit verbracht hatte, die verschreckten Schüler aus den Bergen zu holen. "Ein Kreischen und Schluchzen ringsumher. So als wären alle Berggeister losgebrochen. Hattet Ihr sie denn nicht fest verschlossen?"

"Schon", sagte sie da und lächelte fein, "doch manchmal drängt es sie ans Licht."

"Dann ist es gut", sprach da der Meister. "Ich will ihnen dabei helfen."

Dann ging er zu seinem Ofen und braute das Elixier.

Das Heitere

Er ist freundlich, oft von nahezu kindlichem Charme und mehr oder weniger makellos gestylt. Solange er denken kann, hat er sich von seiner Umgebung isoliert gefühlt. Als wäre da eine Wand aus Glas, eine hauchdünne Folie, ein Strahlenschutzschild. Niemand weiß viel über ihn, auch wenn er täglich in den Zeitungen steht. Sein wahres Ich hält er für wenig liebenswert. Unter seiner glatten Oberfläche brodelt es. Vielleicht führt er ein Doppelleben. Trotz seiner Unfähigkeit zu tiefen Kontakten kann er beliebt und vor allem in Politik oder Finanzwesen äußerst erfolgreich sein, denn er ist klug und er kann arbeiten, als wüsste er nicht, was Erschöpfung ist, und er versteht es, den Menschen zu sagen, was sie hören möchten. Wie niemand sonst versteht er es, die Menschen zu täuschen. Daher neigt er dazu, sie insgeheim zu verachten, weil sie so gutgläubig und dumm sind. Dies geht oft so weit, dass er mit einem selbst inszenierten Skandal seine glänzende Karriere zerstört. Wie konnte er so dumm sein?, fragen nun die Menschen. Er weiß es selbst nicht, es bricht einfach aus ihm heraus und verschafft ihm eine perverse Befriedigung – wie eine Art Todestrieb.

Was ihn jedoch am allermeisten niederschmettert, sind offene Ablehnung, Misstrauen und gehässige Kommentare. Diese vergisst er nie und bewahrt sie für alle Zeiten in den Tiefen seiner Seele.

Das Bild

Wenn die Frühlingssonne beginnt, das Eis zu schmelzen, und leise Winde die morgendlichen Nebel zerstreuen, zeigen sich in der Landschaft oft glitzernde Eisflecken, denen die Wärme nichts ausmacht. Unter diesen hellen Spiegeln verbirgt sich Dunkelheit. Es sind die kleinen Lachen, die sich am Ende des Sommers, zu Beginn des Herbstes aus dem Überfluss der Feuchtigkeit dort gebildet haben, wo der Boden am tiefsten ist. Dies ist der See oder besser der Sumpf. Er ist dunkel und unergründlich. Die Oberfläche zeigt sich freundlich, sie spiegelt, was sich ihr zeigt. Der See wirkt heiter, wenn die Sonne darauf scheint. Wenn eine Wolke vor die Sonne zieht, wird er dunkel, silbrig und kalt. Wie es in der Tiefe wirklich aussieht, sieht keiner. Der See kann Autowracks, Leichen oder Seeungeheuer in sich bergen. Denn was immer in ihn eingeleitet wird, klares Quellwasser oder Kloake, bewahrt er in seiner Tiefe. Anders als das Meer, das sich nach allen Seiten öffnet und alle Kontinente umfasst, hat der See der acht Trigramme keinen natürlichen Abfluss. Was hineinfließt, kommt nicht mehr heraus. Er kann auch kleine Mengen an Giften nur langsam umwandeln. Er ist eng und sein Wasser stagniert. Wenn sein Gleichgewicht gestört ist, sondert er Übles ab. Giftige Blubberblasen steigen an die Oberfläche. Im Winter kühlt die Oberfläche des Sees ab. Er friert zu und wird zur tödlichen Falle für diejenigen, die sich aufs Eis wagen oder gar versuchen, in die Tiefe zu tauchen. So ertrinken immer wieder Menschen beim Eistauchen. Fasziniert von der Welt unter dem Eis, vergessen sie alle Vorsichtsmaßnahmen und kehren nicht wieder zurück in die Welt der Lebenden.

Der Geist in der Flasche. Unter einer Baumwurzel verborgen liegt die verkorkte Flasche. Ein Geist wurde dort eingeschlossen. Wer ihn befreit, soll mit großen Reichtümern und Glück entlohnt werden. Aber es kommt niemand. Von seinem Gefängnis aus kann er das Leben beobachten. Frühlingsblumen sprießen und Liebespaare küssen sich. Lasst mich raus, ruft er. Doch niemand hört ihn. Er sieht den Wandel der Jahreszeiten, die ihn einmal erhitzen und dann wieder abkühlen, ohne dass er etwas daran ändern könnte. Während die Zeit an ihm vorüberzieht, wird er immer böser. Schließlich schwört er demjenigen, der ihn befreien wird, den Tod. Ein einfacher Bursche lässt ihn endlich frei. Und der Geist, der in der Flasche winzig klein und harmlos war, wird riesengroß und gefährlich und will den armen Burschen töten. Im Märchen ist dieser jedoch gewitzt und unerschrocken und kann ihn überlisten.

Das Trigramm

Im Westen glänzt der See oder auch der Sumpf. Die äußere Schönheit des Sommers erglänzt ein letztes Mal, bevor sie sich in die Tiefe zurückzieht. Zwei Yang-Striche werden nach oben durch einen Yin-Strich abgegrenzt. Dieser Yin-Strich an oberster Position steht für einen unbewussten und stummen Geist. Er hat keinen Kontakt zum befreienden Himmel, als dessen dritte Tochter er gilt. Er fühlt sich, als hätte der Vater ihn verstoßen. Obwohl er in sich große Lebendigkeit und Hitze fühlt, die durch zwei Yang-Striche symbolisiert werden, kann er all dies nicht nach außen bringen, wie es die Art des Yang wäre. Der Yin-Strich verhindert die Mitteilung und schließt ihn hermetisch ab. Wie der Gott Hermes Trismegistos, versteht er die Kunst, Wissen durch Siegel unzugänglich zu verschließen. Durch diese Versiegelung wird der Geist in die Tiefen geführt, ins Unbewusste, auf die andere Seite, die den meisten Menschen verborgen bleibt. Diese düstere Art von Erkenntnis findet im Verborgenen statt. Der See lebt im Dunklen, in Träumen und Albträumen. Dort wühlt er im Schlamm der Tiefe und sieht Ungeheuer, die sich menschlichen Blicken meist entziehen. Taucht er gelegentlich an die Oberfläche, so kann er über diese Dinge nicht sprechen, da sie im Licht zerfallen, so wie sich ein Traum nach dem Aufwachen schnell verflüchtigt. Stattdessen spiegelt er freundlich glitzernd all die schönen Dinge der Oberfläche wider. Hier oben ist er das, was das Trigramm auch kennzeichnet: das Heitere. «Er erfreut die Menschen im Zeichen des Sees», heißt es im *Yi Jing*. Er selbst erfreut sich nicht. Allzulanges Leben in der Tiefe lässt die Augen lichtscheu und traurig werden. Viele Seen sind sich ihrer potenziellen Fähigkeiten als Seher und Magiere nicht bewusst.

Sie leiden unter ihrer Isolation und verbringen ihre Zeit an der Oberfläche mit charmantem Geplappere und wohl kalkulierter Heiterkeit.

Der Mann im Zeichen des Sees

Gelingt es ihm, die dunklen Dinge in sein Bewusstsein zu holen, wird er zum Wissenden, zum Magier, der Wissen von der anderen Seite besitzt und dieses mitteilen kann. Wahre Dichter und Sänger verstehen es, sich in dieser Kunst zu üben.

Wie ein See sich fühlt, kann jeder Morgenmuffel leicht nachvollziehen. Der Wecker schrillt zu früh und der Abschied vom Bett fällt schwer. Alle Glieder sind steif, im Kopf türmen sich düstere Gedanken. Er schlurft herum und hasst das Leben. Die Suche nach einer verlorenen Socke wird zur Charakterprüfung. Der Anblick im Spiegel löst Grausen aus. Wehe dem, der ihn jetzt anspricht. Er wird Garstiges und Gehässiges zu hören bekommen. Doch eine heiße Dusche und ein heißer Kaffee lassen das Yang aufsteigen und trocknen die feuchten Wolken, die den Blick auf die Sonne trüben. Der Morgen geht langsam in einen sonnigen Tag über.

Nicht so beim See. Oft wurde er als Kind zu sehr verletzt. Seine Grenzen wurden nicht respektiert. Er war das unsportliche, das dickliche, schwächliche und unscheinbare Kind. Vielleicht wurde er verhöhnt oder misshandelt, und später wurde er von den Mädchen gar nicht bemerkt. Nun hat er sich in seine eigene unsichtbare Welt zurückgezogen. Er selbst taucht nie richtig auf. Ein anderer spielt seine Rolle, oft so perfekt, dass alle ihn für einen Erfolgsmenschen halten – obwohl er nur das Feuer der anderen spiegelt und in ständiger Angst vor der Enttarnung lebt. Da er selbst nicht an sich glaubt, kann er sich nicht von Herzen an etwaigen Erfolgen freuen. Er lebt in ständiger Angst, dass die «Wahrheit», seine Unscheinbarkeit oder Hässlichkeit ans Licht kommen und staunt, wie leicht ihm die Täuschung geglückt ist. Dies führt oft dazu, dass er seine Umwelt geradezu verachtet.

Viele Seen sind nachtaktiv. Oft mag er überhaupt nicht aufstehen, denn er weiß, in seiner Verfassung ist er den einfachsten Dingen nicht gewachsen. Wenn er es sich leisten kann, bleibt er im Bett. Spätestens am Abend lebt er dann auf. Doch mancher verbleibt über Wochen im Zustand der Düsternis. Dann wird er nur noch nachts lebendig, denn dies ist seine Zeit. Die Zeit, wenn die Sonne untergeht und die Wesen der Dunkelheit ihr eigenes Leben zu führen beginnen. Hier kennt er sich aus und hier ist er nicht mehr allein. Als Wesen der Nacht fährt er nun zu Hochform auf. Er sucht seine Geliebten auf Bahnhofsklos und trinkt Lambrusco unter Brückenbögen. Er liest düstere Bücher, sammelt düstere Videos, richtet sich ein Schreckenskabinett ein. Heimlich, verstohlen, während er ansonsten seiner Tätigkeit als Steuerbeamter oder Gynäkologe, Bakteriologe oder Höhlenforscher nachgeht – Berufe, die ihm auf respektable Weise einen Blick in die Tiefe ermöglichen.

Viele Dichter, vor allem in der viktorianischen Epoche, machten diese Art von See-Persönlichkeit zum Thema ihrer Werke: Dr. Jekyll und Mister Hyde, Dracula, Kubla Khan, Dorian Gray waren alles Seen. Der Kriminalroman entstand und die unheimlichen Erzählungen des Edgar Allan Poe. Nicht selten spielten Drogen eine wichtige Rolle bei der Entstehung dieser Werke – psychoaktive Drogen, die den Dämonen des Sees zum Ausdruck verhelfen.

Die meisten Seen bleiben in der bürgerlichen Welt, gut getarnt und angepasst. Da der Zustand des Sees – wie alle acht Zustände – relativ ist, wird ausreichende Aktivität den meisten Seen helfen, einen Großteil der Wolken zu verflüchtigen. Seen, die gezwungen sind, bei helllichtem Tage ein normales Alltagsleben zu führen, fühlen sich dennoch oft wie Seeungeheuer auf dem Trockenen. Sie spielen eine Rolle und es schmerzt sie, sich nicht zeigen zu können. Sie leben nicht, sie spielen Leben. Man tut dieses und jenes, und also tut es auch der See, denn er hat beizeiten gelernt, dass seine seltsame Art ihn im Leben nicht weiterbringt. Also verhält er sich angepasst und freundlich. Er folgt Gesprächen nicht wirklich, denn sie berühren ihn nicht. Aber es gelingt ihm, kohärente und gesellschaftlich akzeptierte Sätze von sich zu geben. Da er sich so sehr bemüht, nicht aufzufallen, wirkt er auf viele Menschen beflissen und freundlich. Er sagt auf konventionelle Art stets das Richtige und kann es damit bis zum Präsidenten bringen. Wer allerdings versucht, ein tieferes oder innigeres Gespräch mit ihm zu beginnen, wird scheitern, denn er bleibt hinter einer aalglatten freundlichen Fassade verborgen. Der Mensch dahinter ist vorübergehend verzogen, unbekannt verreist. Das hat seinen Grund, denn würde er auftauchen, gäbe es nichts als Ärger: Schon entgleitet ihm die Zunge und er gibt Dinge von sich, die besser ungesagt geblieben wären, und schon sind ihm wieder einmal alle böse. Dabei hat er nur einen Bruchteil von dem ausgesprochen, was ihm im Herzen brennt, und er hat es vorsichtigerweise in einen leicht zynischen Scherz gekleidet, so dass ihn niemand darauf festnageln kann. Hinterher redet er sich drauf hinaus, dass er nur einen Witz gemacht hat. In Wirklichkeit war eben dieser Witz ein vorsichtiger Versuch, etwas von dem Grauen wiederzugeben, das da in den Tiefen schlummert. Ein zaghafter Befreiungsversuch, der ihn wieder davon überzeugt, dass sein wirkliches Inneres für die meisten Menschen inakzeptabel ist. So isoliert er sich immer mehr.

Dennoch kann er sich seine grausigen Scherze und Andeutungen nicht völlig verkneifen. Ist die Welt nicht grausam, lauern nicht überall Dämonen und Hass? Macht Euch doch nichts vor, Kinder, sagt der See. Die anderen Menschen machen sich nichts vor und sind gar nicht so dumm, wie der See annimmt. Aber sie wollen keine umfassende Darstellung der Schlechtigkeit der Welt hören oder gar auf ihre eigenen dunklen, verborgenen Seiten hingewiesen werden, sondern vielleicht nur ein paar Freundlichkeiten mit dem See austauschen. Aber da sind sie gerade an den Richtigen geraten! Warum ist er allein dazu verdammt, all dies zu sehen, warum lügen alle anderen und machen sich etwas vor? Er weiß, dass der Brustkrebs der Tante von allen gewollt war, vor allem von ihr selbst. Er weiß, dass diese aufopferungsvolle Mutter es braucht, dass ihre Kinder krank sind. Er weiß, dass der nette Priester pädophil ist. Warum ist er allein mit diesem Wissen gestraft? Wo er früher der Blasphemie und Gottlosigkeit bezichtigt wurde, da sagt man ihm jetzt, all seine bösen Gedanken wären sein eigenes Produkt. Er wäre zwanghaft negativ und destruktiv. Tatsächlich hasst ein einmal aufgewühlter See die glatten Oberflächen. Schleimer und Schmeichler gibt es genug. Niemand weiß besser als er selbst, wie viele böse Gedanken er hat. Aber er weiß auch, dass die Bosheit der Welt nicht nur eine Projektion seiner dunklen Seele ist.

Er sieht verborgene Dinge, ob er will oder nicht. Seine Augen, die das Licht nicht sehen können, sehen dafür jede Nuance der Dunkelheit. Die Gabe des Augenverschließens ist ihm nicht gegeben. Aber nun ist er zum Stillschweigen verurteilt. Er ist der Stimmungskiller. Der Schreck aller Familienfeste. Er ist es, der zur kleinen Kusine sagt: «Na, schmeckt dir das zerstückelte kleine Lämmchen?» Er spürt die Ablehnung und den Hass von klein auf. Er ist anders. So verbirgt er sich, plappert Belanglosigkeiten vor sich hin oder wird zum Klassenclown. Oft ist er brillant, und je mehr er sich zu verbergen versteht, umso beliebter kann er sein. Bis er sich wieder einmal verplappert. Angesichts der allgemeinen Entrüstung schweigt er daher lieber und bleibt freundlich und still. Aber sein Schweigen ist vielsagend.

Erbarmungslos spiegelt der See alles, er lässt keine Pore aus. Ihm entgeht keine Warze, kein Pickel und kein Staubkörnchen. Er selbst ist makellos und korrekt gekleidet. Ihm liegt viel daran, wie der Eindruck ist, den er durch sein Äußeres hinterlässt. So wird auf den ersten Blick niemand erkennen, was er unter der schimmernden Oberfläche verbirgt. Doch mit seiner korrekten Erscheinung will er nicht glänzen oder im Mittelpunkt stehen, er will sich tarnen. Wenn das Feuer einen roten Ferrari oder Porsche fährt, dann wird der See einen silbergrauen Mittelklassewagen bevorzugen. Bloß nicht auffallen, bloß keine Angriffsfläche bieten.

Der See ist oft ein stilsicherer Kritiker. Auch wenn er selbst nicht weiter auffällt und wenig Eigenes produziert, hat er ein scharfes, geradezu sezierendes Auge für Mode, Kunst, Literatur oder Musik. Jeden Makel, jede geschmackliche Entgleisung, jede Trivialität erspäht er sofort, und er teilt dies gnadenlos und oft auf witzig-zynische Weise mit. Wenn er aus diesem Talent einen Beruf macht, wird er mit seiner gnadenlos-destruktiven Art beim Publikum genauso beliebt sein, wie er von den Kunstschaffenden gefürchtet und gehasst ist.

Manch ein See entwickelt zwanghafte Züge. Dann mag er es gern sauber und wittert überall Bakterien und eklige Abscheidungen. Er könnte stundenlang darüber dozieren, wie sich Krankheiten ausbreiten – teils, weil es ihn selbst fesselt, teils weil es ihn reizt, wie die Umwelt sich graust. Doch irgendwann hüllt er sich in Schweigen – gezwungenermaßen, denn kaum ein Mensch erträgt die penetrante Hellsicht des Sehers über längere Zeit. Er wird zum Schweiger.

Gelegentlich ist Schweigen wertvoll und notwendig. Vorübergehend im Zustand des Sees zu sein, nach außen verschlossen und mit einem bewegten Innenleben, kann notwendig sein. Geheimnisse müssen bewahrt werden, bis es an der Zeit ist, sie zu offenbaren. Wer ein großes Projekt in sich reifen spürt, muss schweigen. So sind beispielsweise Schriftsteller oft außerstande, über das zu sprechen, was sie gerade erarbeiten. Nur so können sie ihre hellsichtige Kraft bewahren. Wer zu früh alles offenbart, verliert seine Kraft. Ein Samen, der gerade unter die Erde gelegt wurde, muss dort zunächst verweilen. Eine Larve darf nicht zu früh aus dem Kokon gewickelt werden. Sonst findet die geheimnisvolle Umwandlung nicht statt. Magie bedarf der Dunkelheit. Doch während die Larve nach einer vorbestimmten Zeit aus dem Kokon schlüpfen wird, verliert sich der Mensch im Zustand des Sees nicht selten in dieser Dunkelheit. Er bleibt verloren und findet sich nicht wieder.

Wenn er zu seltenen Gelegenheiten einmal über sich selbst spricht und seinen Schmerz, so sagt er gern, dass er ein Haufen Unrat ist, dass er Angst hat, zu platzen, dass er voller Dämonen oder Würmer ist, dass er all seine Kraft benötigt, um zu verhindern, dass all dies sichtbar wird. Oft ist er völlig erschöpft. Der See ist fasziniert von Krankheiten, von Beschreibungen des Wahnsinns und von dem Inhalt seines Darms. Er schwört auf Colonhydrotherapie, Psychoanalyse und Gewaltfilme. Sein Lieblingssatz ist: «Macht euch doch nichts vor!»

Abwasser, das in einen See geleitet wird, bleibt dort. Ein unfreundliches Wort, an ihn gerichtet, wird nie mehr vergessen. Er kann über Jahre von Rache phantasieren, und er ist es, der sich sagt, dass Rache ein Gericht ist, das kalt genossen wird. Nicht selten wird er dies auch tun – dann, wenn niemand mehr damit rechnet.

Die Anlasse können lange zurückliegen, irgendwann bringt der See es an die Oberfläche. Seine Bemerkung ist messerscharf, treffend, brillant – und verletzend. Der See will nicht so sehr andere verletzen, sondern in erster Linie sich selbst reinigen, von dem Schmutz, der ihn umgibt und der in seinem Innern ist. Dann wieder sieht es so aus, als hätte er eine heimliche Freude daran andere herunterzuziehen, so dass sie ertrinken oder erniedrigt werden im Schlamm und schlecht dastehen in ihrem «Schmutz», oder zumindest nasse Füße bekommen. Der See schont niemanden.

Seen sind von ihren eigenen Gefühlen abgeschnitten. Ermüdung und Schmerz nehmen sie kaum wahr. Sie stürzen sich in übermenschliche Arbeitspensen, zerreißen sich für ihre ignoranten Chefs, denen so viel Arbeitseifer eher suspekt ist, oder übersetzen die *Encyclopedia Britannica* ins Esperanto. Sie entschlüsseln in zwanzigjähriger Arbeit eine uralte Schriftrolle oder isolieren eine neue chemische Substanz. Sie sind die Laborratten, deren Fleiß andere Menschen berühmt macht. Sie möchten keinen Glanz, sie möchten nur ein freundliches Wort. Da ihnen aber dieses oft versagt bleibt, werden sie sehr bitter und nicht selten gefährlich. Es kann passieren, dass sie aus Rachsucht ein Millionenprojekt sabotieren oder die Patienten ihrer Kollegen gnadenlos vergiften oder einfach – nicht aus Gewinnsucht, sondern weil sie es können – große Beträge unterschlagen. Da sie im Verborgenen arbeiten und unermüdlich sind, haben sie oft die Macht, ganze Imperien zu Fall zu bringen. Nicht wenige aufstrebende Blender sind über die geheimen Fußangeln eines rachsüchtigen Sees gestolpert. Meist bleiben die Seen auch dann noch im Verborgenen. Auch wenn sie manchmal geheime Zeichen legen, an denen ein aufmerksamer Mensch sie erkennen könnte: Wer traut diesen unscheinbaren freundlichen Menschen schon solchen Hass zu?

Die Geliebten des Sees

Der See ist meist verschlossen. Wenn er sich für einen kurzen Moment offenbart, wird er danach oft umso mehr auf Distanz gehen. Ein Mensch, der sich auf einen See einlässt, wird ein Wechselbad der Gefühle erleben. Der See bleibt häufig für lange Perioden unnahbar und verschlossen, bis der oder die Geliebte beschließt, ihn wirklich endlich seinen eigenen Weg ziehen zu lassen. Dann wird er plötzlich unglaublich nett und liebenswürdig. Der See kann über die Maßen bezaubernd sein.

Je mehr er sich einem vertrauten Menschen öffnet, desto mehr muss er irgendwann wieder auf Distanz gehen. Aber auch er hat in seinem Innern den Wunsch sich zu zeigen, gesehen zu werden und akzeptiert zu sein. Er will heil und ganz sein und alle seine Seiten zeigen und leben dürfen – wie alle anderen Lebewesen. Dazu gehört sein Wissen um die dunklen Seiten, das Verborgene unter der Oberfläche. Er ist ein Seher, und ein Seher muss eines Tages die Wahrheit sagen. Dafür braucht er die Gewissheit, dass er trotz dieser Wahrheiten nicht verhöhnt oder zurückgewiesen wird. Ihm diese Gewissheit zu vermitteln, ist oft nahezu unmöglich, da er als Kind zu sehr zurückgewiesen und verletzt wurde. Geliebte, die dies instinktiv spüren, halten es daher oft sehr lange im Bannkreis eines Sees aus. Sie sind oft selbst Seen, die sich tief in andere hineinfühlen können. Es drängt sie, den Flaschengeist zu befreien. Dringen sie zu tief vor, kann der See die ursprünglichen Verletzungen erneut durchleben und geradezu mörderisch werden. Warnung vor dem See!

In Auseinandersetzungen hat der See zwei Gesichter: Zick nicht rum – wenn du diskutieren willst, dann gehe ich gleich nach Hause. Sehr direkt, der See will sich nicht auseinander setzen. Konflikte sind für ihn Stress pur, reine Bedrohung. Oder er spielt dem Gegenüber etwas vor, gibt sich freundlich, hört zu, geht scheinbar auf alles ein. In Wirklichkeit erreichen ihn die Argumente aber gar nicht. Er lässt sich nicht ein, setzt sich nicht auseinander. Er weist alles – wie die Oberfläche eines Spiegels – zurück. Er zeigt sich nicht, er lässt nichts raus. Stattdessen gibt er ungewollte und oft unangenehme Ratschläge. Ihn selbst betrifft das alles nicht.

Zu aggressiven Ausbrüchen kommt es meist in scheinbar harmlosen, freundlichen und intimen Situationen. Das sind Situationen, in denen der See sich besonders bedroht fühlt. Er muss sich schützen, ehe es zu spät ist. Zum Beispiel kann er gerade freundlich sein und etwas in der Wohnung seiner Freundin reparieren. Etwas, das ihr selbst noch gar nicht aufgefallen war – wackelige Steckdosen, lose Kabel, Blumenkästen, die der Wind vom Balkon wehen könnte, all das sieht er und bringt es in Ordnung wie ein beflissenes Kind. Er macht seine Arbeit gut und gründlich. Er steht da, hat noch die Kneifzange in der einen Hand. Sie kommt vorbei, vielleicht gerade aus der Dusche oder das T-Shirt ist so dünn, dass die Brustwarzen hindurchschauen. Er nimmt sie in den Arm. Sie fühlt sich sicher und zufrieden und vielleicht ein wenig erotisiert. Sie mag es, wenn Männer sich als Handwerker betätigen, und ihn mag sie auch. Da macht er mit der Kneifzange eine Bewegung, als wolle er ihre Brustwarzen abkneifen. Das ist der See: Er findet so etwas witzig. Er versteht nicht, warum seine Freundin nicht darüber lacht. Vielleicht deutet sie nun an, dass er wohl versteckte Aggressionen gegen sie hat oder Probleme mit Frauen. Vielleicht gelingt es ihm nun, sich rechtzeitig wieder hinter seine Fassade zu begeben und Witze zu reißen über überempfindliche Weiber. Oder er dreht durch und bringt die Kneifzange nun tatsächlich zum Einsatz.

Der See klärt sich in Stille, in Einsamkeit. Nicht wenn jemand darin herumwühlt. Später wird sich alles setzen. Vielleicht denkt er darüber nach. Selbst wenn er sich entschuldigt, wird er seine Bemerkung immer noch witzig finden – und sich wieder einmal missverstanden fühlen. Er grollt und sinnt auf

Rache. Denselben schlechten Scherz wird er nicht wiederholen, er lässt sich einen neuen einfallen.

Gerade Frauen zieht es oft unwiderstehlich zu Seen hin. Häufig lieben sie Psychopathen, Soziopathen, Selbstmordkandidaten, Mörder und Vergewaltiger und wähnen sich stolz als einzige, die diesen besonderen Menschen verstehen können. In ihm finden sie sich wieder, hier finden sie etwas von ihrer eigenen Verletztheit. Vielleicht aber sollten sie lieber schleunigst das Weite suchen.

Chancen

Wem es gelingt, eine gewisse Distanz zu wahren und die Eigenarten des Sees nicht auf sich zu beziehen, dem ist der See ein freundlicher, loyaler und geistreicher Freund.

Da der See ein Seher ist, kann alles, was er zeigt, auch ein Spiegel der eigenen Wirklichkeit sein. Wer sich auf einen See einlässt, kann sich selbst erkennen. Der See spiegelt die eigenen dunklen Seiten. Dies kann zu einer tiefen und manchmal erschütternden Reise werden. Frauen, denen es dabei gelingt, den Kontakt zu ihrem eigenen Innern zu bewahren und bewusst alle Erfahrungen zu durchleben, werden geläutert und weise. Denn dies geschieht, wenn die eigenen dunklen Seiten ans Licht gebracht werden. Dämonen im dunklen Keller sind furchteinflößend. Bei Tageslicht aber zeigen sie ihre Verletzbarkeit und den Wunsch, geliebt und akzeptiert zu werden. Meditationen und Meerspaziergänge helfen dabei, sie stellen den Kontakt zum Himmel her, und die persönliche Betroffenheit relativiert sich.

Störungen im Zeichen des Sees

Die Störungen des Sees sind oft seelischer Natur. Er somatisiert wenig. Er leidet unter seiner Isolation und dem Gefühl, anderen nichts mitteilen zu können. Die Tiefen können nicht ans Licht treten. Da sind Angst und Schrecken, düstere, gewaltsame Visionen, Ekel und Grauen. Manchmal steigt etwas in Form von schwarzem Humor auf – so weit gefiltert, dass es nur noch ein Widerschein der zugrundeliegenden Bosheit ist. Schon dieser stößt auf Ablehnung, da sinkt das gerade eben Angedeutete wieder in die Tiefe. Der See fühlt den Drang, seine Tiefen zu erforschen. Er liebt das Tauchen, die Einsamkeit und düstere Trips – unterstützt von Pharmazeutika aller Art. Er fürchtet sich nicht vor solchen Visionen, da sie an Grauen nur ein Abglanz seiner inneren Realität sein können. Er ist zu Einsamkeit verdammt, denn er fürchtet, dass sein wahres Ich nur Entsetzen und Hass hervorrufen kann. Wenn er auf zu heftige Ablehnung stößt oder der Druck in seinem Inneren zu groß wird, tötet er sich selbst.

Die Tragik des Sees liegt darin, dass er oft von Geburt an ein Kind mit großen spirituellen Fähigkeiten ist. Er blickt in Abgründe, wo andere nur das oberflächliche Glitzern sehen möchten. So verschließt er sich immer mehr. Er ist verstoßen und allein. Nur wenige Seen schaffen es, ihre eigenen Tiefen auszuloten und sich auch noch mitzuteilen. Meist fehlt ihnen schon in der Kindheit die Ermutigung. Da sind nölende Eltern, die jammern: «Warum bist du nicht wie die anderen? Alle spielen und haben Spaß. Du aber vergräbst dich hier und bist immer so missmutig.» Und mit kreischender Stimme fügen sie hinzu, dass sie so ein Kind nun wirklich nicht verdient hätten, dass sie lieber gar kein Kind hätten oder lieber das der Nachbarn. Vielleicht fällt dieser Satz nur einmal, vielleicht gar nicht. Doch ein See ist empfindsam, er hört das Unausgesprochene und er vergisst nicht. Jetzt endlich weiß er, dass er ein Verstoßener ist. Jetzt sieht er klar und macht sich nichts mehr vor und lernt, sein Innenleben tief in sich zu begraben.

Wie alle acht Zustände ist auch der Zustand des Sees für viele Menschen nur eine Durchgangsphase, ehe sie lernen, sich zu befreien und zu wandeln. Wer aber in seiner Kindheit schwerwiegend gedemütigt und missbraucht wurde, der kann gerade in diesem Zustand sehr lange verharren und dabei, wie der Flaschengeist, zunehmend gefährlich werden. Er spaltet sich. Nach außen ist er freundlich und so, wie man es seiner Meinung nach von ihm erwartet. Im Inneren, unter der Wasseroberflache, auch ihm selbst kaum bewusst, gärt es und brodelt. Hitze in Form von starken Emotionen oder äußerem Druck trocknet den See ein und macht ihn noch giftiger. Wird sie zu stark, beginnt er zu brodeln und die verborgenen Ungeheuer steigen nach oben. Nun verliert er jeden Bezug zur äußeren Realität und kann im Wahn entsetzliche Dinge tun. «Er war doch ein so netter unauffälliger junger Mann!», sagen die Nachbarn entsetzt, nachdem er zugeschlagen hat.

Exkurs: Sado-Maso

Er sitzt im See oder in der Glasflasche, auf jeden Fall aber in seinem Gefängnis, und kann nicht raus. Dabei spürt er, wie seine gefühllose und verkrustete Oberfläche ihn von allem Lebendigen abtrennt. Er ist allein. Leichte Berührungen kann er nicht spüren. Sie langweilen ihn in ihrer Berechenbarkeit. Warum soll er entzückt sein, wenn jemand auf seiner Haut herumstreicht? «Kuschelsex», wie er sagt, ist nichts für ihn. Er braucht härteren Tobak. Irgendjemand muss diese dichte Struktur, die ihn einpackt, zerreißen. Manchmal findet er jemanden, oder er zerreißt die Oberfläche, stellvertretend für sich selbst, bei einem anderen. Er ist nicht böse und nicht gemein. Er zerstört nur das, was ihn trennt. Seine Grausamkeiten sind nicht impulsiv oder aggressiv. Sie reifen durch lange Überlegung. Gezielt und raffiniert bohrt er sich durch die künstlichen Schichten, die Menschen voneinander trennen. Im gegenseitigen Einvernehmen und als Ritual durchgeführt, ist dies oft die einzige Möglichkeit für verletzte Seelen, ans Tageslicht zu treten. Wenn seine Oberfläche auf diese Weise zerrissen wird, kann der See vorübergehend seine kindliche Zärtlichkeit und Fürsorglichkeit wiederfinden.

Weniger schön ist es, wenn der See seine eigene Weise zu sein nicht begreifen kann. Dann wird er neidisch auf die anderen, die im Licht leben, dumm, wie er meint, aber spontan und glücklich. Je mehr er verletzt wurde, umso größer wird sein Hass. Er tut freundlich, harmlos und nett, seine böse, garstige Seite zeigt er zunächst nicht. Wenn ein Mensch sich auf ihn einlässt, weil er so einsam und so seltsam ist, demontiert er ihn voller Raffinesse. Er macht alles schlecht an ihm mit kleinen giftigen Bemerkungen und sagt Dinge, die das Selbstbewusstsein des anderen Schritt für Schritt untergraben. Dabei geht er so fein und wohl dosiert vor, dass seinen Opfern der Gedanke an Flucht erst viel zu spät kommt. Bis er sie restlos zerstört hat, manchmal an der Seele, manchmal am Leib.

Der See ist blass und düster. Er wirkt sehr gepflegt, dabei aber unauffällig, manchmal wie die sprichwörtliche graue Maus. Oft hat er Hautprobleme wie schuppige, trockene oder entzündete Haut und Schwierigkeiten mit der Atmung. Die Oberfläche ist dicht und sein Oberkörper steif. Da er selbst zu seinem Schmerz wenig Zugang hat, neigt er dazu, sich restlos zu verausgaben. Er kann arbeiten bis zur Selbstzerstörung. Ermüdung bedeutet ihm nichts. Achtzig Stunden pro Woche zu arbeiten ist für ihn kein Thema, solange er dabei nicht ungerecht kritisiert wird. Nebenbei trainiert er, trotz Asthma, für einen Marathonlauf. Seine scheinbare Energie erscheint anderen oft unverständlich. Ein böses Wort jedoch, und er kann nicht mehr. Er vermag sich gegen Kritik nicht zu wehren. Das Wort bleibt ihm im Halse stecken, und seine Wut zeigt sich an einem ständigen Räuspern. Hitze entsteht. Er bekommt chronische Halsentzündungen. Die Lunge brennt. Wird er durch ungerechte Kritik zu stark verletzt, zeigt sich plötzlich seine Übermüdung und er bekommt schwere Infekte, vor allem der Atemwege. Da sein Immunsystem nicht selten nahezu funktionsuntüchtig ist, wird aus leichten Infekten oft eine schwere Erkrankung. Dann liegt er im Bett und wälzt schwarze Gedanken. Der See kann häufig sehr viel essen ohne zuzunehmen, da in seinem blassen Körper erstaunlich viel Hitze ist. Er nimmt, im Unterschied zur Erde, auch dann nicht zu, wenn er mit dem Rauchen aufhört. Allerdings fällt ihm dies sehr schwer, da ihn der Verlust seiner heiligen Pflanze Nicotea tabacea oft geradezu in Panik versetzt.

Der See ist einer der wenigen Männer, die kaum Probleme mit ihrer Potenz haben. Er leidet stattdessen unter seiner Dissoziation: Auch wenn der Körper «funktioniert» – er selbst bleibt kalt. Oft kann er nicht ejakulieren. Auch wenn dies gelingt, so hat er doch häufig keinen wirklichen Orgasmus. Da der «kleinbürgerliche Sex», wie er sagt, ihn nicht befriedigt, versucht er es mit harten Drogen oder brutaleren Stimulationen, bei denen Unterwerfung und Macht eine wichtige Rolle spielen. Er braucht etwas, das unter die Haut geht – in einem oft sehr buchstäblichen Sinn. Daher hat er oft Schwierigkeiten, seine Sexualität auszuleben, außer an Orten, wo er anonym bleiben kann. Da auf der anderen Seite sein Immunsystem geschwächt ist, infiziert er sich leicht mit Geschlechtskrankheiten. Dazu gehören nicht nur die «klassischen» Infektionen wie Tripper oder Aids. Es können auch harmlosere Erkrankungen sein wie Ekzeme und Juckreiz an den Innenseiten der Beine oder Feigwarzen. Oft leidet er unter Würmern, tatsächlichen genauso wie eingebildeten. Oder er fühlt sich «völlig verpilzt». Vor alldem schützen ihn auch Waschzwang und Sauberkeitsfimmel, selbstzerstörerische Fastenkuren und Darmreinigungen nicht.

See-Sex

Das Trigramm See bildet ab, wie in der Tiefe zwei Yang-Striche unter einer glatten Schicht von Yin verborgen liegen. Die Hitze in der Tiefe nimmt dabei zu. Der See ist damit ein hoch erotischer Zustand, bei dem unter einer glatten, dunklen Oberfläche Spannung entsteht. Das Zeichen See zeigt auch, wie kühle und zurückhaltende Menschen erregt werden können, indem sie eine See-Atmosphäre schaffen. Glatte, schwarze Latexwäsche, rasierte Schamhaare, seidig schwarze

Laken, düstere Beleuchtung und eine Atmosphäre des Verbotenen oder Bedrohlichen entsprechen dem. Allzu viel Offenheit und Enttabuisierung wirkt demgegenüber – außer bei ohnehin unter Dampf stehenden Donnern – auf Dauer abtörnend. Der See weiß um diese Dinge und kann ein Meister der Inszenierung sein – nicht, dass er selbst das brauchte. Was ihm fehlt, ist der Zugang zu seinen Gefühlen.

Wandlungen

Wenn das Feuer innen nicht so sehr kocht, ist der See still, freundlich und schüchtern. Oft bleibt die Quelle seines Schmerzes im Dunkeln. Erhält er jedoch Kontakt zum Himmel, zur Spiritualität oder zum übergeordneten Geist, dann erblickt er in sich das Ganze.

«Berge gehen unter, und Täler werden zu Bergen.» Der See ist die weibliche Seite des heiligen Bergs. Die Schritte des Yü führen ihn aus der Tiefe im Westen in den Nordosten ins Bild des Berges. Erhält ein See Kontakt zum Himmel, beginnen die tief gelegenen Schichten aufzusteigen. So finden sich auf den höchsten Gebirgen der Welt Zeichen ihrer einstigen Seenatur: versteinerte Wasserbewohner. Aus Yin wird Yang. Aus den verborgenen Geheimnissen werden Weisheitslehren, die immer mehr ans Licht treten, bis sie ein großes Lehrgebäude bilden, das schon von weither zu sehen ist. Die Psychoanalyse, die Mystik, die chinesische Medizin, der Surrealismus und viele Werke der Musik – sie alle sind in der Tiefe des Sees entstanden.

Der See ist kein Meer – anders als dieses hat er keinen Abfluss. Das Meer ist nach allen Seiten hin offen. In dieser Hinsicht ähnelt es, wie auch die nach allen Seiten unbegrenzte Wüste, dem Himmel. Daher zieht es Seen oft zum Meer oder in die Wüste, denn hier erleben sie ein Gefühl von Weite, Reinigung und Öffnung. Der See spürt den Kontakt zum Himmel und sein Leid lässt nach. Manch einem See gelingt es, hier kurzfristig zum Wind zu werden und frei über den Wassern zu schweben, und seine Sehnsucht ist dann unendlich groß.

LÖSUNGEN

Findet ein See in seiner besonderen Art, die Welt zu erleben, Ermutigung, dann kann er die Welt bereichern. Denn die Fähigkeit des Sees ist keine geringe. Er ist gezwungen, die Dinge zu sehen, die andere, glücklichere Menschen gern ignorieren möchten. Der See sieht das Dunkle und spricht es aus.

Weite

Wenn der Himmel zu sehen ist, spürt man die Weite. Das Persönliche wird zum Übergeordneten. Der See erkennt in seinem eigenen Schicksal die Zusammenhänge der Welt. Vielleicht schreibt er einen die Menschen berührenden Roman oder er singt ein Lied. Vielleicht wird er zum Berg und entwickelt eine neue Heilmethode, eine Kunstrichtung oder etwas Ähnliches. Dies gelingt am Meer, in der Wüste und in der Höhe der Berge. Schwitzhütten, Musik und Tanz können, wenn der See sich davon angezogen fühlt, hilfreich sein. Denn er ist nicht nur Seher, sondern auch ein Sänger und Barde, der um die Mythen aus alten Zeiten weiß und diese suchen kann. Fasten, andere Reinigungsprozesse und Einsamkeit können diesen Weg begleiten.

Wohin das Licht nicht dringen kann, gelangen doch die Töne der Musik. Musik kann für viele Seen die Rettung bedeuten. Mit seespezifischer Inbrunst können sie stundenlang Gitarre üben und auf diesem Weg vielleicht einmal ein Mittel finden, sich nicht nur mitzuteilen, sondern die Welt auch schöner zu machen. Auch wenn sie selbst kein Sänger werden, sammeln sie doch Musik wie einen Schatz und teilen oft ihre verborgenen Gefühle mit Hilfe von sorgfältig zusammengestellten Musiktapes mit.

Wertschätzung

Der Wurm ist nicht schlechter als der Vogel, der ihn frisst, der Kot nur die andere Seite der Nahrung. Der Tag ist nicht besser als die Nacht, die Zerstörung nicht schlechter als die Erschaffung. Was groß ist, muss klein werden, was fertig ist, wird demontiert werden. Das ist der Weg des Dao. Ohne Zerstörung gibt es keinen Platz für Neues. Ohne die Verwesungsprozesse, ohne Würmer kann die Leiche nicht zu Erde werden. Wir ekeln uns vor diesen Umwandlungsprozessen, weil sie uns an den eigenen Tod erinnern, aber ohne dieses Wirken würde die Welt stillstehen. Die Verwesung ist ein notwendiger Lebensprozess, mehr nicht. Normalerweise findet die Umwandlung, die Verwesung und Gärung, im Verborgenen statt. In der Tiefe des Misthaufens wimmeln die Würmer. Der See verkörpert in seinem Innern diesen Umwandlungsprozess. Stochert man zu früh darin herum, wird das sichtbar, was er vor unseren Augen verbergen möchte. Wenn es jedoch so weit ist, kann er als Dichter, Maler, Visionär die Abgründe der menschlichen Seele und der Hölle selbst in irrsinnigen Bildern darstellen, so dass es heißt: Wie ist er nur auf so etwas gekommen? Er hat es aus seiner eigenen Tiefe hervorgetaucht.

Andere Seen erforschen die wahren Produkte menschlicher Zivilisation in den Kanalisationen und Kläranlagen der großen Städte. Sie werden Archäologen. Sie studieren Numerologie und Kabbala. Sie schreiben düstere Krimis oder phantastische Romane. Manche aber ergeben sich dem Wahnsinn und düsteren Wasser-Drogen, wie Opium.

Der Schamane lässt es gären und blubbern. Wenn es an der Zeit ist, spricht er die Wahrheit aus.

Spiritualität

Wenn der See meditiert und sich mit sich selbst auseinander setzt, kann er sehr klar und rein werden und Zugang zu tiefsten Weisheiten herstellen. Er kann als Schamane, Wahrsager oder Schriftsteller die Welt bereichern. Er fürchtet den Wahnsinn nicht. Er ist ein potenzielles Medium und ein Schamane im engeren Sinne, der sich in Trance für andere opfert. Fasten, Einsamkeit und reine Nahrung begleiten diese Wege seit alten Zeiten. Als Seher ist der See in der Lage, das Unglück anderer verlorener Seelen zu erfassen und ans Licht zu bringen. Seher sind oft Heiler. Sie blicken in die Zukunft und in die Vergangenheit und entschlüsseln das Dunkle für die, die es nicht sehen können. Vielleicht entwickeln sie ein besonderes

Interesse für die Abgründe der menschlichen Seele und werden Psychiater, wohl wissend, dass sie selbst nur eine dünne Schicht von anderen Welten trennt.

Heiterkeit

Echte Heiterkeit entsteht, wenn der Schatten erlöst ist, wenn etwas ausgesprochen wurde und man darüber lachen kann. Manchmal ist dafür bissiger Sarkasmus nötig. Der See zeigt unser aller Schatten. Stellvertretend leidet er. Er ist Teil der acht Trigramme, ohne ihn wären die anderen Zeichen unvollständig. Erst wenn er auch gesehen und akzeptiert wird mit all seinen düsteren Seiten, kann er sich wandeln. Denn dann hat er seine Aufgabe erfüllt!

Erst wenn die Dämonen sichtbar werden, können sie ihren Schrecken verlieren und die Wahrheit befreien. Daher wird der See im *Yi Jing* als Zauberin bezeichnet, als Mund, der die Wahrheit spricht.

Der Schamane entscheidet selbst, wann er den Dämonen ins Auge blickt und wann er nur einfach aufs Meer schaut. Für alles gibt es die richtige Zeit.

Die Elixiere für den See

Das Elixier, das geheime Pforten öffnet

Radix Glehniae	15 g
Radix Rehmanniae viridis	15 g

Fructus Gardeniae	15 g
Radix Ophiopogonis	12 g
Bulbus Fritillariae	12 g
Radix Achyranthis	12 g
Radix Angelicae sinensis	10 g
Fructus Meliae	10 g
Rhizoma Acori graminei	10 g
Fructus Liquidambaris	10 g
Semen Vaccariae	10 g
Radix Glycyrrhizae viridis	6 g
Radix Astragali	20 g

Dieses Elixier wird zwischen den Mahlzeiten getrunken. Es lindert den Schmerz der Seele und sensibilisiert die körperliche Empfindung. Es verschafft dem See einen Abfluss. Es wird traditionell verordnet, wenn Männer keinen Orgasmus haben, das heißt, sich selbst nicht wahrnehmen und zeigen können. Darüber hinaus hilft es bei vielen Arten von Halsschmerz, ewigem Räuspern, brennenden Ejakulationen und anderen Störungen im Zustand des Sees. Es ist nicht geeignet, wenn der See innerlich vergiftet und der Unterleib entzündet ist. Dafür gibt es ein Rezept, das den Unterleib klärt.

Das Elixier, das trübe Gewässer klärt

Fructus Meliae	10 g
Radix Achyranthis	10 g
Semen Persicae	10 g
Radix Glycyrrhizae praeparatae	10 g
Cortex Phellodendri	10 g

Herba Artemisiae anomalae	10 g
Semen Foeniculi	10 g
Semen Coicis	20 g
Radix Paeoniae rubrae	20 g
Herba Patriniae	30 g
Radix Aconiti praeparatae	3 g
Herba Dianthi	15 g
Tuber Corydalis	15 g

Dieses Elixier lindert unklares und immer wiederkehrendes Brennen im Unterleib, wie zum Beispiel bei «chronischer Prostatitis». Bei ansteckenden Krankheiten, Wucherungen und Geschwüren oder Verdacht auf solche Erkrankungen sollte logischerweise immer sofort ärztliche Hilfe in Anspruch genommen werden. Verdrängen hilft nicht! Dieses Elixier für den See sollte vor dem Essen getrunken werden. Die angegebene Menge pro Elixier reicht für eine Woche. Die genaue Zubereitungsanleitung finden Sie im Anhang.

兑 *dui* See

Männerworte

Ich würde niemals in einen Club eintreten wollen, der mich als Mitglied akzeptiert.

Groucho Marx

Nichts ist schmutziger als das Getier im Mist – und doch verwandelt es sich eines Tages in eine Zikade, die im Herbstwind Tau vom Laub trinkt.

Hong Yingming (übersetzt von Erling Weinreich)

Wir leben alle im Rinnstein. Doch einige von uns blicken hinauf zu den Sternen.

Oscar Wilde

Weil ich dich liebe, muß ich fliehen
Dein Antlitz meiden – zürne nicht.
Wie paßt dein Antlitz, schön und blühend,
Zu meinem traurigen Gesicht!

Heinrich Heine

In jedem Mann gibt es etwas, was beim Anblick eines brennenden Autos tiefe Freude empfindet.

Jean Baudrillard

7.

Der Himmel ☰

Zittergreise, Weise und Wolkentänzer: Begrenzung und Freiheit

An einem hellen Tag kam der Himmel und sagte: "Ich habe gehört, Ihr habt das berühmte Elixier für den Jadestab. Bitte gebt es mir."

"Nein", sagte Ge Hong, "du bist zu schwach."

Auf dem Luo-Fu-Berg: Klar war die Luft und kalt die Nacht. Sterne funkelten. Bao Gu stand auf einem Felsen und schaute in die Ferne.

"Es ist kalt", sagte Ge Hong.

"Ich spüre die Kälte nicht", antwortete Bao Gu. "Es wird Zeit für mich zu gehen."

Im Jahre 343 bezog Bao Gus Körper eine Gruft im Berg. Üppige Grabbeigaben wurden ihr beigelegt, wie es der Brauch war. Ge Hong lud ein zum Totenfest. Da kamen Gan Bao, der Dichter, und He Zhong, der Abt. Ge Hong aber war fröhlich, tanzte und scherzte. "Das ist nicht pietätvoll", sagte da missbilligend He Zhong.

"Was wollt Ihr?", sprach Ge Hong. "Mein eigenes Los ist freilich zu beklagen und reichlich habe ich mir Haare ausgerissen ob dieser Trennung. Heute aber ist Bao Gus Fest. Sie ist nun einen Schritt weiter. Muss man das nicht feiern? Ob das Dao freilich eine Rattenleber oder ein Fliegenbein aus ihr gemacht hat, das weiß ich nicht zu sagen. Also kommt, wir wollen den Becher kreisen lassen und Verse schmieden."

Da sprach Gan Bao: "Am Morgen brachte der Ostwind Wolken und Regen. Nun zaust der Westwind die vertrockneten Blumen."

"Und wenige waren es nicht, die duftigen Blumen, die Euer Regen tränkte! Nicht wahr, mein liebestrunkener Dichter. Nun lasst selbst Ihr sie vertrocknen. Das Altern ist wahrlich eine wundersame Erfahrung", sprach da Ge Hong. "Und nun Ihr, mein Freund He Zhong, was verhüllt uns Euer Schweigen? Weisheit

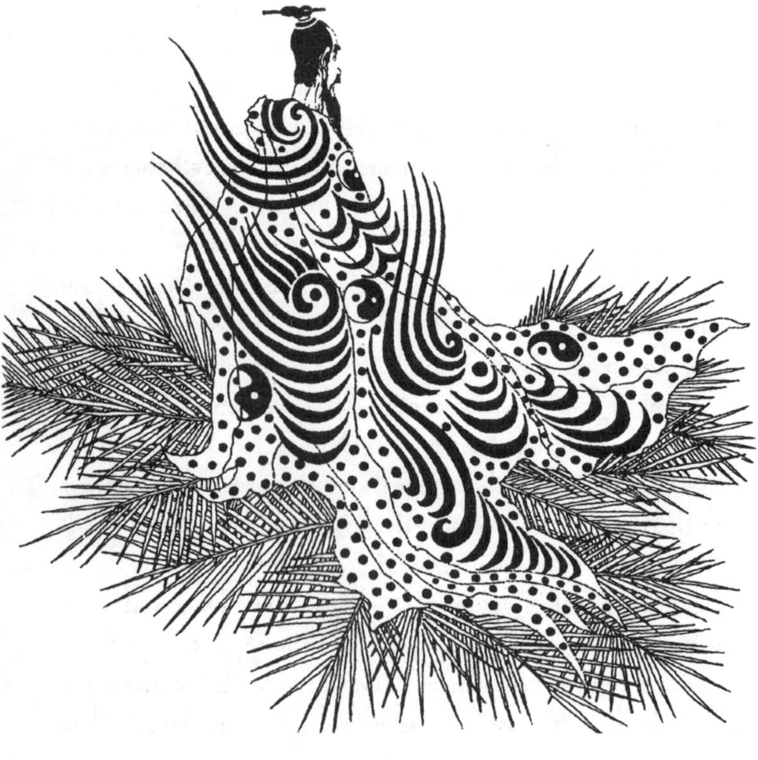

oder Wahnsinn?" Da hob der Abt an zu einer Rede, weit wie die westlichen Ebenen, über den roten Staub und das Nichtsein.

Doch ein lauter Schrei unterbrach seinen Redefluss, ein Schrei tief aus dem Berg. Zwei Männer stürzten kreidebleich aus der Gruft. Die Gäste verstummten. Nur Ge Hong schmunzelte. "Diebe", sprach er dann, "sie machen keinen Unterschied zwischen warmen und kalten Körpern. Was sie wohl gefunden haben?" Er lachte. "Kommt lasst uns zur Gruft gehen und das Spektakel betrachten."

"Wir werden nicht recht schlau aus Euch", sagte da He Zhong. "Wie könnt Ihr heiter sein, angesichts dieser Tragödien. Seid Ihr der Erleuchtung nah, oder nagt das Alter an Eurem Hirn?"

"Der Heilige hat kein gewöhnliches Herz. Mit jedem Schritt ins Nichts wirft es Ballast ab und hebt sich zuletzt in die Wolken", erwiderte Ge Hong. "Es erzittert beim Fall eines Blütenblattes und bleibt doch ungerührt, wenn große Reiche entstehen und vergehen. Der Tod ist um uns in jeder Minute und doch paaren sich die Menschen und kochen Reis. Was unterscheidet diesen Moment denn von dem unseres Todes? Nun aber kommt ihr klapprigen Greise. Wir werden gewiss etwas Bemerkenswertes zu sehen bekommen."

Als sie den Sargdeckel anhoben, lag darinnen nichts als ein Messer.

"Groß wie der Kunlun-Berg ist mein Entsetzen", jammerte Gan Bao der Dichter und rang die Hände. "Diese schändlichen Menschen haben die ehrenwerte Mutter geraubt."

"Gelobt sei der Buddha", flüsterte der Abt. "Nichts als eine Täuschung ist der fleischliche Leib."

"Hoho!", lachte Ge Hong. "Vor einer Weile lag hier noch ihre Hülle, rosig und schön, und mein Herz war schwer. Nun schwebt sie über den Wolken. Als sie bei mir war, beschwor sie Geister und Dämonen und bannte sie in Höhlen. Wie der Schlag einer Trommel war es, wenn sie Geschwüre und Tumore mit dem Beifußkraut brannte und die Menschen wurden jung und schön. Nun hat sie sich selbst aus ihren Hüllen befreit, mit einem Messer. Das schreiende Messer, das hat die Räuber vertrieben. Ich hätte es wissen müssen. Ein Mann sollte niemals seine Frau unterschätzen. Ihr Vater, der alte Meister Bao Jing, lehrte sie diese Kunst, die man auch 'das Abschneiden des Ichs vom modernden Fleisch mit dem Messer' nennt. Nur wenige aber durchdringen diese Lehre völlig. So ist sie also dort angekommen, wohin ich immer noch strebe. Welch ein Spektakel!"

"Dann ist sie wohl doch kein Fliegenbein und keine Rattenleber geworden", sagte nach einer Weile der Abt.

"Groß ist das Dao", erwiderte da Ge Hong. "Die Toten erheben sich in die Wolken, während die Lebenden noch ihre klapprigen Knochen beklagen. Je weiter der Geist, umso enger wird uns diese Hülle. Lasst uns diese Nacht der Befreiung widmen. Dort in die Weite geht meine Sehnsucht. Dort, wo keine Grenzen mehr sind, werde ich eins mit dem Kosmos."

Da feierten sie die ganze Nacht.

Am Morgen aber ging der Meister zu seinem Ofen und braute das Elixier.

Das Schöpferische

Seine Beine zittern und er ist verzagt. Unübersehbar lassen seine Kräfte nach. Wo er einst mühelos schwere Kisten hob, befürchtet er nun einen Bandscheibenvorfall. Die Verzagtheit macht sich breit, und wo junge Männer das Risiko und die Gefahr lieben, geht er auf Nummer sicher. Als Kapitän beweist er lieber Verantwortungsgefühl als Wagemut, bricht die Regatta ab, verschenkt den Sieg, sobald sich Risse im Mast zeigen. Mut und Tollkühnheit sind für ihn längst keine Selbstverständlichkeiten mehr. Und ihn schaudert, wenn er an all den Leichtsinn seiner Jugend denkt.

Andererseits kann auch das Nachlassen der körperlichen Kräfte eine Befreiung mit sich bringen. Das Anhaften an die Materie lässt nach, die Dinge, auch der eigene Egoismus verlieren an Wichtigkeit – der Geist wird frei. Gelassenheit und Weisheit machen sich breit. Freiheit entsteht, und der Mann sieht die Dinge aus einer anderen, großzügigeren Perspektive.

Das Bild

Der Himmel ist grenzenlos, klar und kalt. Die Dinge, die wir zu wissen glauben, verlieren sich hier in der Unendlichkeit. Konventionen und Beschränkungen lösen sich auf. Der Himmel ist der Gegenpol zur Erde, zu den kleinen Dingen des Alltags, die unseren Blick festhalten und uns das Gefühl von Sicherheit geben. Der Himmel führt uns in die Auflösung. Je klarer die Sicht, umso kälter ist es oft. Eiskalt sind die Nächte in der Wüste, wo der allerschönste Sternenhimmel zu sehen ist. Dem Himmel gilt die Sehnsucht der *hun*-Seele, die sich befreien möchte. So wie es die *po*-Seele, die körperliche Kraft, zur Erde zieht. Während einer kurzen Zeit bilden sie gemeinsam das Ich, das in der Spannung zwischen Realität und Wahnsinn zittert. Im Tod trennen sie sich. Die Daoisten lehrten, dass die *po*-Seele in Gestalt von Knochengespenstern noch lange auf der Erde herumgeistert, während die *hun*-Seele sich ablöst und in der Unendlichkeit verliert. Die Kunst, nach der Ge Hong und Bao Gu suchten, bestand darin, die körperliche Kraft, die die *po*-Seele ausmacht, so zu verfeinern, dass zuletzt keine trüben und erdgebundenen Bestandteile übrig blieben, sondern nur ein zinnoberartiges Qi, das als neuer, nun freier und ungebundener Körper die *hun*-Seele begleiten konnte, die dadurch unsterblich wurde. Daher ließ Bao Gu der Legende nach keinen Körper zurück, sondern nur ein Messer.

Das Trigramm ☰

Im Nordwesten breitet sich der klare Himmel aus. Das Leben grenzt hier an den Tod. Die beiden Welten, die der Lebenden und die der Toten, begegnen sich nun ohne die üblichen Begrenzungen.

Das Trigramm ist das Bild des Vaters, so wie die Erde das Bild der Mutter ist. Im Himmel entstehen die Bilder. Auf der Erde vollendet sich ihre materielle Form. Die drei Yang-Striche des Himmels symbolisieren die Expansion, in der die Grenzen zwischen den Dingen sich auflösen. Wen es hierhin zieht, der verliert seine vertrauten Sicherheiten. Dies führt bei unsicheren Menschen zu Existenzängsten, Desorientierung und körperlicher Schwäche.

Der Mann im Zeichen des Himmels

Der Verlorene

Auf der Mitte seines Lebensweges gelangt so mancher in den dunklen Wald, den Dante beschrieben hat. Bisher wie selbstverständlich verfolgte Ziele verlieren ihre Bedeutung. Der Geist wird weiter als die Hülle, in der er gefangen ist. Vor allem die Männer, für die ihre Karriere bisher der wichtigste Lebensinhalt war, geraten in die berühmte Sinnkrise. Die einen haben ihre Karriere gemacht und finden keine Freude mehr daran. Die anderen müssen sich damit abfinden, dass ihre hoch gesteckten Ziele unerreichbar werden. Die Firma dümpelt in den roten Zahlen. Bilder bleiben unverkäuflich. Bücher werden nicht verkauft. Den heiß ersehnten Job bekommt ein Jüngerer. «Zu alt» heißt es, wenn der Mann sich nach einer neuen Betätigung umsehen möchte. Seine Erfahrung zählt nicht mehr. Als Frührentner vergreist er praktisch über Nacht und schlurft gebückt und ächzend durch die Wohnung – wie einst sein Vater.

Manch einer weist bei Bewerbungen schon am Telefon darauf hin, dass er viel jünger aussieht. Manch einer hilft dabei nach, mit Hilfe von verbissenem Training und gewitzten Ärzten, die ihre teuren Kuren an den Mann bringen.

Nicht wenige werden von Schulden niedergedrückt oder zahlen immer noch für längst verflossene Ehefrauen und Kinder, die sie schon lange aus den Augen verloren haben. Manch einer hat eine Frau am Hals, die schon lange nichts mehr von ihm wissen will, die Tag und Nacht von jungen Liebhabern träumt, sich selbst bei Yogalehrern und Kosmetikerinnen sucht und ihn nur deshalb nicht vor die Tür setzt, weil es sich finanziell nicht rechnet. Im Bett spielt sich nicht mehr viel ab. Dabei sind die «besseren Zeiten» noch gar nicht so lange her. Er fühlt sich nicht alt und würde gern mal wieder auf die Piste gehen. Aber wenn er an den Türstehern vorbeikommt, die schon 30-Jährige für «Opas» halten, dann kennt er doch die Musik nicht mehr, und seine Leber meldet sich am nächsten Tag auch und sogar noch am übernächsten. Der Platzhirsch muss Jüngeren das Feld räumen.

Das Leben erscheint dem Mann hoffnungslos und ohne Perspektive – ein dunkler Wald. Gleichzeitig liegt aber noch eine lange Strecke vor ihm, und irgendetwas muss geschehen. Ein Neuanfang steht an. Ein schickes Auto muss her. Als künstlich gebräunter Endfünfziger, der in seinem edlen Cabrio auf Blondinenschau geht, wird er genauso oft zum Gegenstand von Spott wie er insgeheim beneidet wird. Beneidet von jenen, denen die Mittel und der Mut fehlen, aus gewohnten Bahnen auszubrechen.

Genau genommen ist unser Cabriofahrer ein phantasieloserer geistiger Bruder des Daoisten, der sein hohes Amt und seine großen Besitzungen hinter sich lässt, um in den Bergen zusammen mit Freunden das verbleibende Leben zu zelebrieren. Nicht jeder Neuanfang braucht ein dickes Auto. Wenn auch die Mittel für einen Neuanfang zu fehlen scheinen, sollte ein solcher Mann daher vor allem seinen Mut zusammenraffen. Gerade hier aber hapert es. Auch wenn die Knochen noch nicht klappern – der Rücken schmerzt und das Herz meldet sich auch. Der Mann fühlt sich niedergedrückt und ängstlich. Freunde sterben – Herzinfarkt, Krebs. Das wirkt nicht erheiternd, vor allem nicht, wenn er bei einem Routine-Check-up plötzlich diverse Pillen aufgenötigt bekommt, von denen sein künftiges Überleben abhängen soll. Jetzt ist er ein Kranker. Bald kommt der erste Bypass (den er seiner Umwelt verschweigen wird). Sein Arzt erklärt ihm mit typisch ärztlichem Takt, dass seine Potenzprobleme mit dem Blutdruck zusammenhängen, dass er froh sein solle, überhaupt noch zu leben. Er solle weniger arbeiten und tierische Fette weglassen. Besser wäre auch, er nähme dieses cholesterinsenkende Mittel, sonst könne er, der Arzt, für nichts garantieren. Seine Schlafstörungen – er wacht jetzt immer schweißgebadet auf, um zu grübeln und nach Auswegen aus seiner Misere zu suchen – seien eine larvierte Depression. Er solle doch mal entspannen und alles etwas leichter nehmen. Toll, denkt er. Jetzt muss der Arzt ihm nur noch erklären, wie er alles leichter nehmen soll, wenn er gleichzeitig immer noch Raten abbezahlen muss und «ältere Arbeitnehmer» bei seinem Chef ohnehin auf der Abschussliste stehen (so wie ältere Männer, die keine Kohle anschleppen, bei seiner Frau).

Nachts, im Traum kann er fliegen. Zumindest konnte er das, bevor er dieses «leichte Beruhigungsmittel» nahm, das ihm der Arzt noch verordnet hat.

Der Befreite

Der Befreite war meist in Indien oder anderswo. Ihm sind die Augen geöffnet und er ist frei von Begierden und Anhaftungen. Andere sagen, er sei erleuchtet. Er selbst macht sich nichts daraus, es ist ihm egal. Der Befreite will nichts erreichen, er hält nicht mehr an der Materie fest. Materielle Befriedigung und Reichtümer bedeuten ihm nichts. Er ist nicht auf seinen eigenen Vorteil bedacht. Er schafft keine Systeme und keine

Strukturen. Er kann die Welt losgelöst von eigenen Interessen und Vorstellungen betrachten. Er hat keine Gier und kein Mitleid. Er ist frei von Verurteilungen und einengenden Konzepten. Er will nichts von anderen. Er nimmt keinen Einfluss, er missioniert nicht. Er will niemanden retten und auch nicht belehren. Er ist humorvoll, losgelöst und weise. Sein Qi reicht weit und ist im Raum wahrnehmbar – als Freiheit, Licht und Sanftheit. Er schaut und lacht, und Menschen zieht es in seine Nähe, weil das Licht und das Leuchten, die von ihm ausgehen, herüberscheinen und auch das eigene Leben freier und leichter machen. Die Dinge verlieren ihre Bedeutung. Wir sind im Himmel.

Leider sind die meisten, die heutzutage bei uns als «Erleuchtete» und «Gurus» auftreten, in Wirklichkeit Berge. Ihr Geist reicht vielleicht weit, aber er ist nicht frei, sondern an ein starkes Yin gekoppelt. Dies macht sie eher noch erdgebundener und gieriger als die meisten anderen Menschen. Zwar verfügen sie über Wissen und esoterische Bildung, doch sie beharren auf festen Systemen. Sie kämpfen für ihre Lehrmeinung und versuchen sie als die einzig wahre gegen andere durchzusetzen. Dabei umgeben sie sich mit einer Aura von Macht, Autorität, Weisheit und Unnahbarkeit. Sie nutzen ihren Einfluss und ihre Fähigkeiten, um andere zu belehren, junge Menschen zu verführen und ein sie selbst umgebendes hierarchisches System zu schaffen. Da sich in ihrer unmittelbaren Nähe meist Menschen aufhalten, die ein Thema mit Autoritäten haben, stärken diese das System, erhöhen sich selbst und stellen sich über andere. So wächst der Berg, oft mit Hilfe der unentgeltlichen Arbeitskraft vieler Menschen. Für die Kurse müssen sie natürlich trotzdem bezahlen. Wir arbeiten alle ganz viel, heißt es, wenn eine Person nicht ihre ganze Freizeit und Kraft geben möchte, um Texte des Meisters abzutippen oder zu übersetzen. Es ist eine Ehre, diese Arbeit tun zu dürfen. Widerstände dagegen werden als Prozesse dargestellt, die hart durchlebt und überwunden werden müssen. Schließlich sind wir ja in Deutschland, da wird hart gearbeitet, sonst kann ja nichts dabei herauskommen.

Kleine Jungen und Pantoffelhelden

«Darf ich noch ein Bier trinken gehen?», fragt der Mann seine Freundin. Wenn er ein paar Minuten später von der Arbeit nach Hause kommt, ruft er zu Hause an und sagt, dass es etwas später wird. Er hängt die Wäsche auf und nimmt sie wieder ab, bevor sie etwas sagt. Er kauft Blumen zu den vorgeschriebenen Anlässen. Gleichzeitig wächst sein Groll – bis er eines Tages vom sprichwörtlichen Zigarettenkaufen nicht mehr zurückkehrt.

Und da ist der Mann, der genau weiß, dass eine Frau auf ihn wartet, und der alles tut, um nicht nach Hause zu gehen. Er bietet sich für Überstunden an, er geht mit den Kollegen noch etwas trinken, er sitzt bis in die Morgenstunden bei einem Kumpel und dessen Familie, obwohl diese längst genervt ist und er selbst müde. Wenn das Handy klingelt und er ihre Telefonnummer erkennt, stellt er es ab. Sie soll bloß nicht so an ihm zerren und klammern. Wenn sie sich selbst Blumen vom Markt mitbringt, bekommt er einen Tobsuchtsanfall, weil er das als Wink mit dem Zaunpfahl interpretiert. Jetzt wird er ihr erst recht nie wieder welche kaufen. Das hat sie nun davon!

Der artige Junge und der bockige Junge, frei sind sie beide nicht. Ihre Unfreiheit beruht auf ihren eigenen Erwartungen und Vorstellungen, Gebilden in ihrem Kopf, auf die sie reagieren, als seien sie real. Sie haben die Vorstellung, dass die Frau ein ganz bestimmtes Verhalten von ihnen erwartet, und darauf reagieren sie – mit Bravheit oder Rebellion. Was sie wirklich selbst gern tun würden, was ihre eigenen Impulse und Wünsche sind, können sie vor lauter festgelegten Vorstellungen gar nicht mehr wahrnehmen.

Die Vorstellung, dass ein Mann sexuell immer kann und immer will, ist ein ähnliches Gebilde, eine fixe Idee. Anders als beim Biertrinken gilt jedoch hier derjenige, der brav seinen männlichen Pflichten nachkommt, als der Starke und derjenige, der es nicht tut, als Schwächling. Wer sich draußen treiben lässt und sein Handy ausstellt, damit Freundin oder Gattin ihn nicht nach Hause beordern, fühlt sich als Rebell. Rebelliert der Penis auf seine Weise, indem er seine «Dienste» verweigert, so gilt dies als viel weniger akzeptabel. Der Zwang, immer zu können und zu wollen, ist die wohl perfideste Unterdrückung, der Männer ausgesetzt sind. Wenn Kräfte und Lüste nicht in Richtung Sex fließen, wäre es spontan und frei, einfach dazu zu stehen. Stattdessen zweifeln nicht wenige Männer an sich selbst. Kleine blaue Pillen helfen hier, dem Männlichkeitsklischee zumindest nach außen zu entsprechen. Der Mann will doch zumindest seine Frau befriedigen – und sie hat sich gefälligst genauso zu freuen wie die Frau, deren Mann kein Bier ohne ihre Erlaubnis trinkt und artig die Wäsche aufhängt.

Frösche und Schildkröten

Feste Vorstellungen sind wie Mauern. Ein Mensch mit begrenzten Vorstellungen wird in China mit einem Frosch auf dem Grunde eines Brunnens verglichen. Dies geht auf den Daoisten Zhuangzi zurück, der die Geschichte vom Brunnenfrosch erzählte. Ein Frosch lebte auf dem Grunde eines alten Brunnens und schwärmte der Schildkröte von seinem großen Glück vor. Keiner der anderen Bewohner seines Brunnens wühlte geschickter im Schlamm als er. So fühlte er sich unendlich glücklich als Herr seines Brunnens. Solange, bis er die Schildkröte aus dem fernen Ostmeer zu sich einlud. Diese kam und erschauderte über die Enge dieses Schlammlochs. Sie erzählte ihm von der unendlichen Weite des Meeres. Als der Frosch vom alten Brunnen das hörte, verlor er vor Schreck fast das Bewusstsein.

Unsere engen Vorstellungen von Erfolg und Misserfolg, von Glück und Unglück sind wie dieser alte Brunnen. Sie engen den Blick ein, und das Ganze wird unsichtbar. Während der Frosch voller Eifer im Schlamm wühlt, entgehen ihm die Schönheit und der Glanz der Welt. Der Himmel hat keine Mauern. Er ist grenzenlos. Schamanen gehen den Weg zunehmender Öffnung und Befreiung. Der Himmel kämpft nicht für «die Freiheit», er ist frei und verändert dadurch seine Welt. Inmitten des alltäglichen Spektakels erwartet und gibt er keine Antworten, denn nur ein Narr wartet auf Antworten.

Der Weg zunehmender Öffnung ist nicht glamourös. Für Weisheit erhält man keinen Nobelpreis und keinen schillernden Job. Im Zustand des Himmels verabschiedet sich der Mensch von den äußerlichen Attributen, die zunehmend in den Hintergrund treten, und lässt seinen Geist schweifen. Wer heute noch mit klammem Herzen die Anzeigen für Führungspositionen studiert und darüber verbittert ist, dass er all diese Gelegenheiten nicht mehr nutzen kann, sollte bedenken, dass nur wenige Jahre später seine einzige Ambition vielleicht sein kann, sein Bett nicht einzukoten, und seine größte Freude ein Essen, beim dem sein Gebiss nicht versagt. Die Sache mit den klapprigen Knochen ist kein Vergnügen. Wenn die alten Daoisten derbe Witze darüber rissen, dann vor allem, um ihr Herz-Qi nicht mit unnützen Sorgen zu vergeuden. Sie hatten durchaus die Ambition, ihre leibliche Form so zu pflegen, dass sie solange hielt, wie sie darin weilten. Ge Hong selbst war Anhänger der Lehre von der Kultivierung der äußeren Form, des Leibes. Der Körper sollte so verfeinert werden, dass er nicht mehr verfallen konnte. Dafür braute er seine Elixiere.

Heutigen Anti-aging-Medizinern dagegen geht es vor allem um den Schein von Jugendlichkeit. Dies bleibt ein Täuschungsmanöver, solange das Qi nicht so verfeinert wird, dass auch das Lebensgefühl sich verändert und leicht, unbeschwert und lässig wird. «Den Leib leicht machen» nannten dies die Alten. Die Kräuter, die sie verwendeten, werden im heutigen China kurioserweise zur Gewichtsreduktion eingesetzt. Die Enkel verstehen den tiefen Sinn der alten Schriften nicht mehr. Das leichte und lässige Gefühl, das die alten Daoisten anstrebten, war das Gefühl von Freiheit. Das Gefühl, das der Frosch gehabt hätte, wenn er, statt vor Schreck in Ohnmacht zu fallen, aus seinem Brunnen gehopst wäre. Festgefahrene Vorstellungen von Glück und Unglück, Erfolg und Misserfolg verlieren außerhalb des Brunnens ihre Bedeutung. Das Meer ist unendlich weit.

Freiheit bedeutet, dem Dao zu folgen

Wir im Westen verstehen Freiheit als Gegenteil von Unterdrückung. Die Freiheit ist das höchste Gut – für die Freiheit sterben, Pressefreiheit, freie Arztwahl, freie Schulwahl, Freiheit der Meinungsäußerung, freie Wahlen und so weiter. Damit er in diesem Sinne frei sein kann, muss der Mensch von einem ihm gegenübertretenden Anderen befreit werden, um ein außerhalb seiner Selbst liegendes Ziel zu verfolgen. Wir fragen «frei wovon?» und «frei wozu?». Selbst in der Freiheit ist der Mensch noch von außen bestimmt. In China gibt es diesen Freiheitsbegriff nicht. Freiheit bedeutet dort: aus sich selbst heraus, spontan. Wer sich von seiner Natur tragen lässt, ist frei. So wie ein Baum, der einfach wächst. Freiheit ist das Gegenteil von Künstlichkeit. Man erreicht sie durch das berühmte Nicht-Handeln, das *wu wei* der Daoisten. Der Baum handelt nicht und hat keine Vorstellungen von Größe. Dadurch wird er groß.

Die Freiheit des Himmels ist die Freiheit von allen Begierden, Zielen und Wünschen – frei von Anhaftungen. In dem Film *Little Buddha* bekommt ein junger Mann ehrfürchtig die Kleider seines toten Meisters überreicht. Der Meister hatte dies so angeordnet. Der junge Mann aber macht ein Feuer und verbrennt die Kleider seines geliebten Meisters. Dann wandert er frei in die Welt, denn er hat die letzte Lektion verstanden.

Das Gegenteil davon ist es, wenn man an den Dingen festhält, an denen Erinnerungen haften oder mit denen Sicherheit verbunden zu sein scheint. Das sind die Herausforderungen der Erde. Den Dingen verhaftet zu sein und tägliche Verpflichtungen erfüllen zu müssen. Sich zu kümmern um

Familie, Kinder, einen Job, einen Garten, der bestellt werden muss. Diese Dinge machen die Wichtigkeit des Daseins, des täglichen Tuns aus. Der Himmel ist frei davon. Wenn alle diese Verpflichtungen wegfallen, besteht grenzenlose Freiheit. Der Mensch ist dann nicht mehr auf der Erde verhaftet. Da wir aber als Menschen mit leibhaftigen Körpern auf der Erde leben, macht uns diese Vorstellung Angst. Die meisten Menschen bekommen Angst bei dem Gedanken, dass sie etwas, was das Dasein, ihr Haften auf der Erde ausmacht, verlieren könnten: den Job, die Frau, schlimmer noch, das Vermögen, die Wohnung, die körperliche Unversehrtheit. Darum werden alle möglichen Versicherungen und Verträge abgeschlossen. Die Ängste sind damit beschwichtigt und ausgetrickst. Verhindern lässt sich dennoch nichts, irgendwann wird für jeden Menschen das Dasein auf der Erde beendet sein. Für die meisten Menschen zeigt sich dies darin, dass ihr Körper altert. Die Zähne wackeln, bekommen Löcher und brauchen immer größere Füllungen, Kronen und Brücken. Die Haare fallen aus, die Haut wird faltig. Keiner soll es sehen, auch man selbst will es vergessen. Also probiert und kauft man allerlei. Dem Himmel bedeutet das alles nichts. Er ist reiner Geist, nicht mehr an die Materie gebunden. Er kennt keine Angst. Er ist frei. Der Himmel ist auch der Tod.

Die Geliebten des Himmels

Der Himmel sieht sich selbst nicht als körperlichen, eher als geistigen Geliebten. Er stellt keine Forderungen. Er ist darüber hinaus.

Bao Gu spricht: «Wer die Gnade hat, einem erleuchteten Himmel zu begegnen, werde still und lasse seine Energie und Weisheit wirken.» Der erleuchtete Himmel will nichts von dir, an seiner Seite bist du völlig frei. Er kann dir Antworten geben und lässt dir doch deine Freiheit, hilft dir vielleicht sogar, deine Freiheit erst zu erkennen. Viele alte Männer tragen Aspekte des Himmels in und an sich, weil sie nicht mehr ganz von dieser Welt sind.

«Der Himmel hilft uns loszulassen, zu erkennen, wann der Zeitpunkt gekommen ist, zu gehen oder etwas zu beenden. Es ist der weise alte Mann, der dir den Himmel nahe bringen kann. Der Himmel hilft dir, die Dinge so zu sehen, wie sie wirklich sind. Schau sie dir an. Vielleicht wirst du ein bisschen wie er, ohne Wünsche und Begierden. Vielleicht brauchst du auch zusätzlich einen Jüngeren. (Sorry, Jungs!)»

Störungen im Zeichen des Himmels

Lustlosigkeit – und damit selten werdende Erektionen – spielt keine große Rolle in der chinesischen Medizin. Erektionen werden im Alter seltener und Punkt. Im Laufe des Lebens erweitert ein Mann zumeist seinen Horizont und seine Interessen. Je weiter sein Geist sich erstreckt, umso weniger ist er auf Sex fixiert. Lust kommt und geht. Potenz ist kein Statussymbol!

Was den chinesischen Medizinern mehr Kopfzerbrechen bereitet als die Lustlosigkeit, ist das «welkende Yang», das auch als «welkendes Yin» bezeichnet wird – denn normalerweise welkt beides, wenn es denn welkt. Welkendes Yang (bzw. Yin) meint nicht den Zustand, bei dem der Mann für kurze oder längere Zeit in Richtung Geist orientiert ist.

«Welkendes Yang» ist der Zustand des «Ausgelutschtseins». Ein Zustand, bei dem ausbleibende Erektionen mit geistiger Beschränkung, Erschöpfung, Ängstlichkeit und Nachlassen der körperlichen Kräfte einhergehen. Wenn das Qi nicht mehr zum Himmel aufsteigt, kann es sich auch nicht mehr senken. Der Regen bleibt aus. «Das Mark trocknet aus», heißt es, was sich darin äußert, dass der Mann dünne Beine und ein schwaches Kreuz bekommt – ein Zustand der Hoffnungslosigkeit und Unfruchtbarkeit in jeder Hinsicht. Ein solcher Mann wird nicht nur keine Kinder mehr zeugen, sondern auch keine Bücher mehr schreiben und keine Träume mehr träumen. Selbst den berühmten Baum kann er bald nur noch mit Mühe pflanzen. Er hat keine Ausstrahlung mehr und kann keine Liebe und Freude fühlen und damit auch keine erwecken. Umso mehr möchte er nun zumindest genital etwas Liebeähnliches veranstalten. Dies klappt aber nicht und damit nimmt, seiner Meinung nach, das Unheil seinen Lauf.

In Wirklichkeit hat diese Entwicklung schon viel früher begonnen. Impotenz ist zuallererst eine Impotenz des Herzens. Solange ein Mann jung ist und die Essenz geradezu überläuft, merkt er davon, rein potenzmäßig, wenig. Er schwelgt in seiner Existenz als Platzhirsch. Aber mit einem zunehmend leeren Herzen, das im Gegenüber keine Resonanz erzeugen kann, wird aus dem Austausch von Yin und Yang ein mühsames «Abmelken» von Samen. Auf diese Weise erschöpft sich die Essenz umso rascher. Das «Welken» beginnt oft mit vorzeitigen Ejakulationen oder Ejakulationen ohne Empfindung, unter Zuhilfenahme von diversen Stimulanzien. Zuletzt geht überhaupt nichts mehr.

Der Schamane ist gelassen und lässig. Bisweilen lässt er alle Vorstellungen los. Die Knochen klappern? Sollen sie doch. Der Rücken schmerzt? Warum nicht? Das Herz rast? Mancher hat eben Temperament. Der Tod rückt näher? Soll er nur kommen. Der Penis will nicht mehr? O weh!

Auch ziemlich weit fortgeschrittene und lässige Daoisten tendieren dazu, ihre Gelassenheit zu verlieren, wenn der Penis nicht mehr wachsen will. In diesem Fall haben sie eine genaue Vorstellung von Größe. Anstatt ihrer spontanen Natur ihren Lauf zu lassen und dem Dao zu folgen, drängt es sie nun zu handeln, und zwar sofort. Was immer sie tun, es wird nichts nutzen, solange es gegen ihren eigenen Rhythmus ist. Es gibt keine unschädlichen Potenz-Erzwinger. Sex ist ein Kind der Freiheit.

Ein Schamane befreit sich von allen vorgefertigten Vorstellungen, wie die Welt zu sein hat. Dies betrifft auch seinen eigenen Männlichkeitswahn, der ihn mehr als alles andere unfrei macht.

Er weiß, jeder Mensch ist nicht mehr als eine Kristallisation von Qi. Diese kann sich in Richtung Unendlichkeit, Ekstase und Freiheit ausbreiten und dann wieder zusammenziehen und als Essenz im Unterleib gespeichert werden. Beide Bewegungen wechseln sich in einem unendlichen Kreislauf ab. Essenz breitet sich aus und wird zu Geist. Ist die Essenz reichhaltig, wird der Geist klar und der Mensch wirkt freudig und inspirierend, ohne dabei an grüblerischen Gedanken und festen Vorstellungen zu kleben. Mit Geist ist gerade nicht das Denken und nicht die Ratio gemeint, sondern ein Zustand der Befreiung!

Nach einiger Zeit beginnt die erneute Sammlung, im Schlaf und noch intensiver in der Meditation. Nun wird die Essenz regeneriert. Ist diese reichhaltig, ist auch die sexuelle Kraft stark. Mit den Jahren dauert die Sammlung immer länger. Dafür werden die geistigen Ausflüge ins Yang immer weiter und grenzüberschreitender. Yin wird zu Yang. Die Materie löst sich auf.

> Wenn die kreativen Kräfte von Himmel und Erde sich vereinigen, treten die zehntausend Wesen rein in Erscheinung. Wenn männliche und weibliche Essenz sich vereinigen, werden die zehntausend Wesen geboren. Dies ist das natürliche Dao der Schöpfung. Dies ist ein Dao des Nicht-Handelns und Nicht-Denkens.
>
> *Zhang Jingyue*

Essenz ist konzentrierter Geist. Dies macht Sexualität zur mächtigsten Magie, wie Aleister Crowley einst sagte. In Zeiten, in denen der Geist sich ausbreitet und befreien möchte, kann die kostbare Essenz nicht einfach nach unten abfließen. Wenn der Geist sich genügend ausgebreitet hat, sammelt er sich nach den Gesetzen von Yin und Yang von selbst wieder und fließt zurück in den Unterleib. Wer ihn krampfhaft für immer dort unten festhalten möchte, mit Pornos und blauen Pillen, verhindert das erneute Aufsteigen der Wolken und wird zur Dumpfbacke. Da jedem Aufsteigen ein erneutes Absinken folgt, wird zuletzt außerdem der wirklich erfrischende Regen spontaner Sexualität verhindert. Sex wird zum Krampf.

Wenn Männer sich vom Männlichkeitswahn befreien und dem folgen, was in ihnen entsteht, kann ihr Geist aufsteigen bis zum Himmel. Was aufsteigt, sinkt irgendwann auch wieder zu Boden, so wie Wolken aufsteigen und Regen herabregnet. Nach Zeiten der Dürre kommt Regen. Im Alter werden die Zyklen länger. Wenn die Essenz schon in jungen Jahren verbraten wurde – mit Exzessen, Karriererausch, Leistungssport, Schlaflosigkeit und Sorgen – können die Dürreperioden immer länger werden. Es kommt zu Kleinlichkeit und Ängstlichkeit und starrem Festhalten an Regeln und Vorstellungen – wie zum Beispiel an dem Bild vom «echten Mann». Ein solcher Mann kann der ganzen Welt etwas vorspielen, nur nicht seinem eigenen Penis. Denn der macht, was er will.

Wenn ein Mann sich hingegen befreit, verliert das Wort Impotenz – Machtlosigkeit – seine hypnotische Wirkung. Irgendwann muss schließlich jeder Platzhirsch abtreten. Das bedeutet aber nicht, dass der ganze Mann in grauer Bedeutungslosigkeit verschwinden muss. Wenn etwas verschwindet, wie in diesem Fall die zwanghafte Geilheit, entsteht immer auch etwas Neues. Zum Beispiel so etwas wie Geist: Ein weiser Mann könnte zum Vorschein kommen. Ein Mann, der in Kontakt zu seiner eigenen Freiheit und Bestimmung kommt, der seine Inspiration aus der Weite des Himmels holt. Hier in der Freiheit erneuert sich das Qi. Und hier, vorausgesetzt er war nicht schon ganz ausgelutscht, entsteht aus einem großen Geist auch wieder sexuelle Kraft. Diese freilich entsteht nicht auf Kommando, weil er vielleicht denkt, er müsse einer Frau imponieren oder gefallen oder äußeren Vorstellungen von Männlichkeit entsprechen. Sie entsteht, wenn es an der Zeit ist.

Die Lehren der alten Chinesen helfen Männern in diesem Zustand. Die Medizin mit ihren Elixieren gehört dazu. Der wichtigste Inhalt dieser Lehren aber ist die Pflege des Lebens selbst: Freude. Achtsamkeit. Stille. Freiheit. *Wu wei.* Auf einer solchen Basis können die Elixiere wirken – sonst nicht.

Wandlungen

Der Mensch lebt in der Spannung zwischen Himmel und Erde, so wie ein gesunder Baum tiefe Wurzeln in der Erde hat und die Wipfel in den Himmel streckt. Den Himmel leben, mit dem Himmel in Einklang sein, heißt, die geistige, spirituelle Seite im Menschen zu leben, ihr Raum zu geben.

Wenn aus der Spiritualität eine Religion wird und aus der Religion ein festes System, dann wird der Himmel zum Berg.

Die Schritte des Yü führen den Himmel vom Nordwesten nach Westen zum See. Der See ist die jüngste Tochter des unbewegten Himmels. Seine Weisheit, die nicht an den kleinen Dingen des Alltags haftet, wird hier transformiert zu seherischer Kraft, die ganz in der Tiefe, unter der sichtbaren Oberfläche, Geheimnisse erkennt, die anderen verborgen bleiben.

Das Elixier für den Himmel

Zwei Drachen spielen mit einem Ball

Fructus Alpiniae oxyphyllae	20 g
Fructus Psoraleae	20 g
Fructus Foeniculi	20 g
Radix Achyranthis	10 g
Cortex Eucommiae	10 g

Semen Cuscutae	40 g
Semen Persicae	10 g
Stamen Nelumbinis	40 g
Rhizoma Atractylodis lanceae	40 g
Rhizoma Batatatis	40 g

Reines Yang transzendiert alle Regeln. Dieses Elixier befreit den Geist und hilft ihm, sich in die Lüfte zu erheben, statt in vorgegebenen Denkmustern kleben zu bleiben. Es aktiviert das Yang auf eine klare und leichte Weise und unterstützt Männer, die sich bedrückt, ängstlich und den Herausforderungen ihres Lebens nicht mehr gewachsen fühlen. Wie die meisten der Elixiere in diesem Buch ist es auch ein Mittel zur Steigerung der sexuellen Lust und Potenz. Da es vor allem auf das Yang wirkt, ist es bei starken Ängsten, innerer Unruhe, Herzrhythmusstörungen, Schlaflosigkeit und Neigung zu Schweißausbrüchen nicht geeignet. Wie alle Yang-Tonika ist auch dieses Elixier generell nicht für Männer mit organischen Erkrankungen gedacht.

Die angegebene Kräutermenge reicht für eine Woche. Das Elixier wird dreimal täglich vor dem Essen eingenommen. Für eine intensivere Wirkung sollte auf schweres Essen ganz verzichtet werden. Je leichter die Mahlzeiten, desto intensiver die Wirkung. Die genaue Kochanleitung finden Sie im Anhang.

乾 *qian* Himmel

Männerworte

Hebt man den Blick, so sieht man keine Grenzen mehr.

Weisheit aus Japan

Nicht die Dinge bedrücken uns, sondern die Vorstellungen, die wir von den Dingen haben.

Seneca

Jedenfalls sind (radikales) Denken und Reales unvereinbar. Vom einen oder anderen ist kein Übergang nötig oder natürlich.

Jean Baudrillard

Diese Welt lebt in Blindheit. Wie wenige haben Augen zum Sehen. Wie wenige ziehen zum Himmel. Wie wenige Vögel entkommen dem Netz.

Dhammapada

8.

Das Wasser ☵

Väter, Söhne und der Sensenmann: Stille und Lebendigkeit

An einem düsteren Tag kam das Wasser und sagte: "Ich habe gehört, Ihr habt das berühmte Elixier für den Jadestab. Bitte gebt es mir."

Und Ge Hong gab es ihm.

Auf dem Luo-Fu-Berg: Die Tage wurden kürzer und das Jahr ging in seine dunkelste Zeit. Es wurde kalt, eisig. Ge Hong aber saß wie jeden Morgen in Stille unter seinem Feigenbaum und wanderte durch die stillen Täler seiner inneren Landschaft und spürte die Kälte nicht. Danach belehrte er seine Schüler: "Die besten Elixiere sind der neunmal geläuterte Zinnober und das verflüssigte Gold des Allerhöchsten. Alle, die diese Elixiere zu sich nehmen, steigen sofort in den Himmel auf. Die zweitbesten Elixiere sind die aus Glimmer und Schwefelblüte und dergleichen. Obwohl man nicht gleich damit die Wolken besteigen und auf dem Drachen reiten kann, so kann man doch Dämonen und Geister beherrschen, seine Gestalt verändern und ein langes Leben erreichen. Danach kommen alle Drogen aus Gräsern und Bäumen. Sie können lediglich die hundert Krankheiten heilen, körperliche Gebrechen korrigieren, jugendliches Aussehen herbeiführen, von der Getreidekost wegführen und den Atem vermehren. Sie können jedoch nicht verhindern, dass der Mensch stirbt. Im besten Fall kann er mehrere hundert Jahre alt werden, im schlechtesten Fall kann er seine natürliche Veranlagung vervollkommnen, das ist alles."

Eifrig wiederholten die Schüler seine Worte und lernten sie auswendig. Der Meister aber verfiel in Schweigen, so dass sie ihn endlich allein ließen.

Da ward Dunkelheit um ihn, seine Ohren dröhnten und er begann wie ein Besessener zu murmeln: "Elixiere. Kräuter. Was sollen sie mir? Nun, da die Tage kürzer werden und das Jahr in seine dunkelste Zeit geht, greift Kälte nach meinem Herzen und die Augen sind mir wie erblindet."

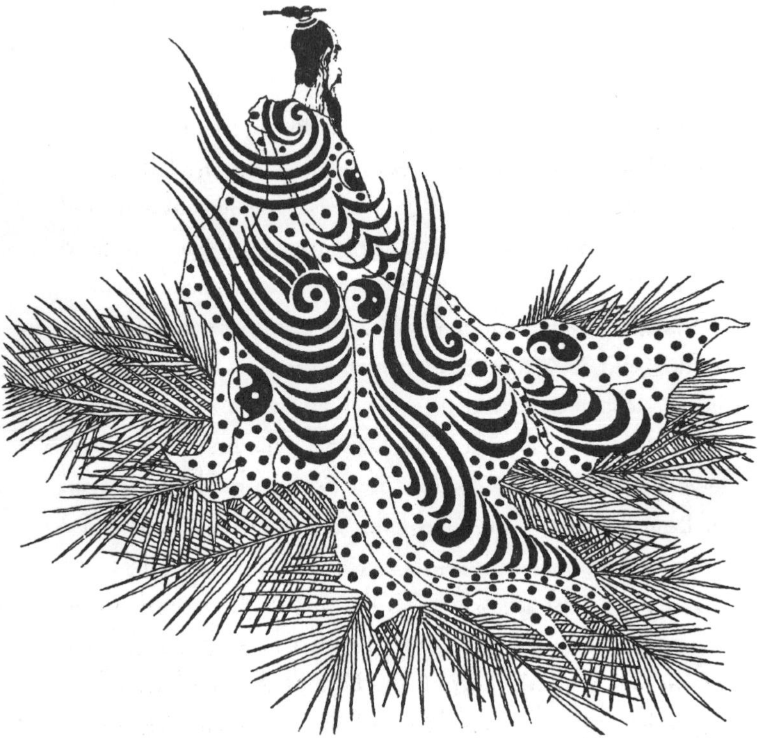

Qual erfasste ihn und Angst und er wollte sich verbergen vor dem, was da auf ihn zukam. Da fiel sein Blick auf seine Schildkröte, auf deren Panzer ihm das Quadrat des heiligen Yü erschien.

Da erhob sich der Meister. In den Schnee zeichnete er das neunfache Quadrat. Dann begann er seinen Tanz. Im Norden fing er an und öffnete seine Ohren im Zeichen des Wassers. Still wurde da das Dröhnen und große Klarheit durchströmte ihn.

Hinunter in den Bauch führte er das Qi, und er tanzte im Südwesten das Zeichen der Erde. Kraft floss da in seine Füße und Mut in seine Lenden, und er tanzte im Osten das Zeichen des Donners.

Lust kam da in ihm auf und er verschloss sein Yin und zog seinen After nach oben, und er tanzte im Südosten das Zeichen des Windes.

Da strömte das Qi in seinen Kopf und der Kosmos öffnete sich, und er tanzte im Nordwesten das Zeichen des Himmels.

Da war Weisheit in ihm und dunkle Gesänge stromten aus seinem Mund, und er tanzte im Westen das Zeichen des Sees.

Da erhob er seine Hände wie ein großer Lehrer und sein Rücken wurde fest, und er tanzte im Nordosten das Zeichen des Berges.

Da wurde sein Blick hell und klar, und im Süden tanzte er ins Licht im Zeichen des Feuers.

Als Ge Hong aus seiner Trance erwachte, sah er von weitem einen jungen Mann auf sich zukommen. Dieser sprach: "Ehrwürdiger Großvater, Ihr seid es, und doch saht Ihr von weitem aus wie der Gott dieses Berges. Was für ein Leuchten um Euch herum!"

Freudig begrüßte da Ge Hong seinen Enkel: "Ich habe dich erwartet", sprach er. "Meine Wanderung geht zu Ende. Meine Forschungen sind abgeschlossen. Dein Weg aber ist noch weit."

"Sprecht nicht so, Ihr betrübt mein Herz", sprach da der Enkel.

"Es mag deine Pflicht sein, um mich zu trauern. Weise ist es nicht, denn das Leben nimmt kein Ende. Es fließt nun durch dich und danach durch deine Kinder. Schön ist das Leben — gestern, heute und morgen. Seltsame Erkenntnisse habe ich gesammelt. Ob sie aber nutzen werden und wem, kann nur die Zeit zeigen. Aber du, sag, was hast du vor?", fragte Ge Hong.

"Dem Dao folgen, hundert Jahre alt werden, meine natürliche Veranlagung vervollkommnen und viele Kinder zeugen", sagte der Enkel bescheiden. "Doch", fuhr er nach einer Pause fort, "kalt ist meine Essenz und kalt ist der Schoß meiner Liebsten. Obwohl wir die glückverheißenden Tage für eine Empfängnis streng beachten, wollen unsere Essenzen sich nicht verbinden."

"Zu viel Yin hält deine Essenz", sagte Ge Hong. "Sicher übst du täglich das Sitzen in Stille."

"Jeden Tag in der Frühe mache ich meine Übungen", antwortete der Enkel.

"Dies kann man wahrhaftig als vorbildlich bezeichnen", sagte Ge Hong, "denn nur so wird die Essenz bewahrt. Hundert Jahre wirst du bestimmt erreichen. Doch ob es dir viel Freude bereiten wird, muss man doch fragen. Ohne Funken können keine heißen Dämpfe entstehen. Ohne diese aber kann die Abfolge der Generationen nicht vollendet werden. Im Wasser ist Feuer, und im Feuer ist Wasser, so soll es sein und so kann das Wasser von selbst aufsteigen. Dein Wasser ist zu kalt. Wenn Bao Gu noch lebte, würde sie dir das untere Zinnoberfeld brennen. Das würde die Dämpfe erwärmen. Andererseits hast du ja selbst ein junges Weib. Erhitzt sie dich denn gar nicht?"

"Ich hüte mich vor Erhitzung und bemühe mich, bei der Vereinigung von Yin und Yang die Riten zu beachten."

"Heioh", schrie da Ge Hong, "das klingt nach Mühe. Auch wenn es lobenswert ist, dass du deine Essenz bewahrst, ist es doch ein großer Mangel an Pietät, wenn durch deine Lustlosigkeit der Strom der Generationen unterbrochen wird. Habt ihr denn kein gemeinsames Vergnügen?"

"Der Weise hält sich bei Tag den Gemächern der Weiber fern. Daran halte ich mich. Zudem ist mein Weib äußerst wohlerzogen und belästigt mich nicht mit Geplappere und bemüht sich, den Lärm der Nachbarskinder und unflätiges Marktgeschrei von mir fernzuhalten, damit ich in Ruhe meditieren kann."

Ge Hong schwieg. Dann aber sprach er so: "Es gibt drei Arten von Daoisten. Solche wie mich, die als Einsiedler leben. Solche, die am Feuer sitzen und im Dorf das Ritual der Erneuerung durchführen, und solche wie dich, die ihren Alltag von daoistischer Weisheit durchdringen lassen. Keiner aber würde auf die Idee kommen, sein Herz vor der Freude des menschlichen Umgangs zu verschließen und vor der Zeit zu vergreisen. Geize nicht mit deiner Essenz, einmal muss sie doch fließen. Erst durch das Yang des Himmels wird aus dem toten Yin der Erde das tiefe Tal, aus dem alles fließt. Der Mann bringt die Wandlung hervor. Magie ist Männersache. Gehe zurück ins Dorf. Bald ist es wieder an der Zeit für das große Ritual der Erneuerung. Es wird dein Wasser ins Fließen bringen, wenn die uralten Rhythmen und Wellen das ganze Dorf erfassen, während der Daoist im Inneren des Tempels die Schritte des Yü tanzt. Vom Wasser ins Feuer." Er fügte nachdenklich hinzu: "Geh also ins Dorf, denn dort gibt es ein großes Festmahl mit so viel Geplappere, Gesang und Geschrei, dass dir und deiner Frau die Ohren übergehen werden."

Nach einer Weile fuhr er fort: "Und noch etwas habe ich für dich. Ein Elixier. Es ist in seiner Zusammensetzung äußerst begehrt, meist von denen, die es nicht vertragen. Doch du bist stark und hast große angeborene Fähigkeiten. Es ist das Elixier für den Jadestab. Es wärmt auch den kalten Schoß der Frauen. Du magst davon einen Vorrat mit dir tragen. Nutze es sorgsam, zur richtigen Zeit und in Freude. Nur durch Freude können die zwei Feuer einander helfen. Erst durch Freude des Herzens erwärmt sich das kühle Wasser der Nieren. Dies gilt besonders für Frauen — aber auch für fortgeschrittene Daoisten."

So sprach der Meister, dann ging er zu seinem Ofen und braute das Elixier.

Im Jahre 343 nach der westlichen Zeitrechnung starb Ge Hong auf dem Luo-Fu-Berg im Alter von sechzig oder auch achtzig Jahren — nach Bao Gu, die ihm im selben Jahr vorangegangen war. Die Überlieferung sagt, dass er kurz zuvor einen Brief an den Präfekten Deng Yue schrieb, der ihm einst eine hohe Stellung angeboten hatte. In diesem Brief bat Ge Hong den Präfekten um einen Besuch auf den Luo-Fu-Berg. Deng machte sich sofort auf den Weg. Als er auf dem Berg ankam, war Ge Hong schon tot. Er lag da mit rosigen Wangen, als ob er schliefe. Als man ihn aufhob, war sein Körper ganz leicht und weich, als seien seine Kleider leer, als hätte er sich vom Körper gelöst, um zum Unsterblichen zu werden.

Das Abgründige

Er lebt von Innen heraus. Er fühlt, dass er von Kräften gelenkt wird, die stärker sind als er, und er gibt sich dem hin. Er spürt in sich einen wilden tiefen Strom, der ihm hilft, sein Potenzial, seine ihm innewohnenden Kräfte und seine angeborenen Fähigkeiten nach außen zu bringen. Er handelt instinktiv und intuitiv. Er hat Zugang zu seinem Unbewussten, auch wenn er die Frauen nicht unbedingt versteht, er lässt sich mitreißen, hinwegtragen, auch wenn er dabei zugrunde geht. Etwas in ihm ist stärker als er, und er ist einverstanden damit.

Das Bild

Das Wasser – es ist Leben und Tod. Es ist die Tiefe. Stille Wasser sind tief und schwarz und kalt, man kann darin ertrinken oder in die Tiefe gerissen werden. Alles fließt hier zusammen und nichts geht verloren. Das Wasser ist die Ahnenhalle aller Lebewesen.

Leben unterliegt dem Rhythmus des Wassers. Als das himmlische Wasser bringt es die Fortpflanzungsfähigkeit, die Möglichkeit, dass neue Formen entstehen können. Das himmlische Wasser zeigt sich in der ersten Menstruation und dem ersten Samenerguss, und wenn es versiegt, dann hört die Menstruation auf, und irgendwann ist auch der letzte Samenerguss gewesen. Solange es fließt, muss man seinen Gesetzen gehorchen und kann Kinder bekommen. Wenn es den Körper verlässt, wird man frei.

Die Rhythmen des Wassers, Ebbe und Flut, versetzen nicht nur die Bewohner der Berge in Erstaunen, wenn sie vor einer Wattlandschaft stehen, die noch vor wenigen Stunden als wildes Meer brauste. Wer kann das verstehen? Wasser gehorcht den Gesetzen des Yin, verkörpert durch den Mond. Die Gesetze des Yin sind dunkel und unbegreiflich. Nach denselben Gesetzen erneuert sich das Leben. Auch wenn völlig klar erscheint, wie

Kinder entstehen, so bleibt doch immer noch ein Rätsel, so als ob der Verstand es zwar erklären, der Mensch es aber nicht vollkommen erfassen kann. Es ist dasselbe Rätsel, wieso aus der unscheinbaren Tulpenzwiebel eine schöne Blume wird und aus vertrockneten Samen ganze Bäume entstehen. Auch wenn alle wissenschaftlichen Erklärungen einleuchtend sind, so bleibt die Vermutung, es müsse doch noch etwas anderes dahinter stecken. Für die Daoisten ist es das Wasser, das die Grundlage allen Lebens ist. Das Wasser speist den Rhythmus, macht die Gezeiten und ist der Antrieb allen Lebens.

Das Wasser ist unbeeinflussbar, es lässt sich nicht kontrollieren, es hat eine eigene Ordnung, einen eigenen Rhythmus, der aus der Tiefe gespeist wird – Antrieb für Ebbe und Flut, für den Menstruationszyklus, für An- und Abschwellen des Penis. Wer klug ist, erkennt die Gezeiten und folgt ihrem Rhythmus.

Wasser wird in der Erde gespeichert. Im Winter wird es zu Eis, und im Frühling steigt es unter dem Einfluss des wachsenden Yang wieder an die Oberfläche. Damit die Quellen nicht austrocknen und immer wieder Wasser fließen kann, muss es immer wieder regnen. Auch das geht nicht ohne Yang: Die Sonne erwärmt die Meere und den Erdboden, das Wasser verdunstet und steigt auf, Wolken ballen sich – und regnen nieder. Wenn keine Erde vorhanden ist, verliert das Wasser jeden Halt, es wird zerstörerisch. Erde kontrolliert Wasser.

Wasser ist das Lebendige, das immer vorhanden ist und sich aus sich selbst heraus erneuert. Es ist der sexuelle Antrieb, ein unterirdischer Fluss in der Tiefe, der tiefen Gesetzen gehorcht, unbewusst und unbeherrschbar.

Im Wasser ist das Potenzial enormer Kraft enthalten. Wer damit nicht richtig umgeht, kann von der Wirkung völlig überflutet werden. Goethe hat dies in dem Gedicht *Der Zauberlehrling* anschaulich beschrieben: «Ach und hundert Flüsse stürzen auf mich ein …» Diese Erfahrung ist aktuell und zeitlos. Wer über Jahrzehnte Flüsse begradigt, Bäume abholzt, Berge planiert, jedes freie Stück Erde asphaltiert – und damit dem Wasser jede Möglichkeit nimmt, langsam zu fließen und in die Erde zu sinken –, der entfesselt die Wasserkraft auf fatale Weise und handelt nicht anders als der Zauberlehrling. Wer die kleinen Dinge des Alltags missachtet und sich ganz den Gesetzen der Tiefe überlässt, verliert leicht jede Kontrolle über sich und verfällt dem Wahnsinn und der Angst. Das Wasser steht ihm bis zum Hals.

Kosmische Schwingungen wirken unmittelbar auf die Menschen ein. Auf der Erde treten sie als Wasser (Shui) in Erscheinung, am Himmel als Wind (Feng). Beide Bewegungen werden von der chinesischen Geomantik, dem Feng Shui, studiert. Wasser bringt Reichtum, Kindersegen und Glück. Wird es zu stark oder fließt es in ungünstigen Richtungen, vernichtet es die Menschen. Im Feng Shui unterscheidet man zwischen Yin-Wasser und Yang-Wasser.

Yin-Wasser ist in die Erde eingesunken. Es sind die stehenden Gewässer, faulige Gewässer, trübe, langsame und kleine Gewässer.

Yang-Wasser steigt wieder empor. Es sind die schnell fließenden Gewässer, die großen mächtigen Ströme und das Meer.

Das Wasser ist der zweite Sohn der Erde. Es wird dargestellt durch einen Yang-Strich innerhalb zweier Yin-Striche. Das Feuer besitzt in seiner Mitte einen Yin-Strich, das so genannte «Wahre Yin». Das Wasser besitzt in seiner Mitte einen Yang-Strich, das so genannte «Wahre Yang». In dem häufig abgebildeten Yin-Yang-Trigramm werden diese beiden zentralen Striche zu zwei Punkten. Ohne ihre zentralen Striche besäßen beide Trigramme nicht ihre besondere Kraft. Sonst würde das lebendige Wasser zu totem Eis (das Trigramm Erde) und das Feuer würde haltlos verpuffen und sich im Kosmos zerstreuen (das Trigramm Himmel). Durch das «Wahre Yang» wird aus dem «toten Yin», wie das Trigramm Erde auch genannt wird, lebendiges und lebensspendendes Wasser.

Wasser ist dunkel, kalt und fließt nach unten, daher gilt es als Yin. Wasser ist das weiblichste Zeichen. Es heißt, Frauen stehen «im Zeichen des Wassers», denn wie die Fluten der Erde werden sie von den Zyklen des Mondes regiert. Der Mond ist die «Essenz des Yin». Im chinesischen Volksmund gelten die Frauen manchmal auch als «gefährliches Wasser».

Umgekehrt gilt das hell auflodernde und hitzige Feuer als Yang. Die Sonne ist die «Essenz des Yang» – aktiv, gierig, schnell.

Doch Vorsicht: Wer hier beginnt, eine Trennung aller Erscheinungen in männlich und weiblich, in Yin und Yang vorzunehmen, und alles in saubere Kategorien einzuteilen, wird vom *Yi Jing* eines Besseren belehrt. Das «weibliche» Wasser ist der zweite Sohn. Das «männliche» Feuer ist die zweite Tochter. Der einzelne Strich bestimmt das Wesen eines Trigramms gegenüber den beiden anderen, die wie ein Hintergrund wirken. Alle Erscheinungen wandeln sich ständig und gehen immer wieder aus dem Wandel hervor. Es gibt keine Trennung und keine Antagonismen. Wasser und Feuer stehen in Austausch miteinander und helfen sich gegenseitig. Im Menschen werden daraus das Nieren-Wasser und das Herz-Feuer. Die Wechselwirkung zwischen beiden wird als die Feuer-Wasser-Achse bezeichnet.

Die angeborene Kraft sitzt in den Nieren, von den Daoisten als die «dunkle Tiefe» bezeichnet. Die Öffnung der Nieren sind die Ohren. Hier strömt der Bewusstseinsstrom in die Tiefe. Mit sechzig waren meine Ohren geöffnet, sagte Konfuzius, und der Boddhisatva Avalokitesvara, den die Chinesen als die Göttin der Gnade, *Guan Yin*, verehren, erlangte seine Erleuchtung durch das Hören.

In der Tiefe der Nieren sammeln sich die Ströme, bis sie zuletzt unter dem Einfluss des Yang wieder aufsteigen. Das dunkle, passive, kalte Wasser ist das Zeichen, das die meisten Veränderungen auslösen kann. Der Daoismus ist die Lehre vom Wasser. Lao Zi sagte über das Wasser:

> Nichts auf Erden ist schwächer und weicher als das Wasser. Doch nichts kann das Starke und Harte leichter in Bewegung bringen als das Wasser. Denn nichts kann es verändern. (*Dao De Jing**, Kap. 78)

* Das *Dao De Jing*, besser bekannt unter der alten Bezeichnung *Tao Te King*, gibt es in vielen Übersetzungen, die letztendlich alle nur eine Annäherung an die Weisheit Lao Zi (Lao tse) geblieben sind.

> Das größte Gut ist wie das Wasser. Es hilft allen Wesen und strengt sich doch nicht an. Es weilt dort, wo niemand sonst sein möchte. So ist es dem Dao am nächsten (Kap. 8)

Der Mann im Zeichen des Wassers

Es gibt Situationen, in denen Männer besonders stark die Rhythmen des Wassers empfinden: Wenn der unterirdische Fluss sein Leben bestimmt und er von seiner eigenen Natur hinweggetragen wird. Einige Männer spüren diese Verbundenheit besonders stark. In den chinesischen Klassikern haben Männer mit einer starken Wasser-Betonung große Ohren, buschige Augenbrauen und starke Knochen. Sie besitzen einen besonders starken Sexualtrieb und werden angeblich häufig ermordet beziehungsweise sterben häufig eines frühen gewaltsamen Todes, wohingegen Feuer-Männer häufig von selbst eines frühen Todes sterben sollen.

Der Mann und die Rhythmen des Wassers

Das «himmlische Wasser» bestimmt die Zeit der Geschlechtsreife und die Zeit, wenn die Sexualität wieder Raum macht für andere Bestimmungen. Wie Wasser im Frühjahr aus der Erde sprudelt, beginnt es im Menschen zur Zeit der Pubertät zu sprudeln. Im Herbst des Lebens zieht es sich in die Tiefe zurück und sucht sich neue Wege. Das himmlische Wasser ist kein Stoff, sondern die Wirkung der kosmischen Rhythmen im Menschen. Stärke und Schwäche und der eigene Standpunkt hängen damit zusammen.

In dem über zweitausend Jahre alten Medizinklassiker *Neijing* heißt es (frei übersetzt):

Wenn ein Mann acht Jahre alt ist, sind die Nieren-Qi fest. Das Haar wächst und er wechselt die Zähne.
Wenn er zweimal acht Jahre alt ist, florieren die Nieren und das himmlische Wasser kommt. Die Essenz läuft über. Yin und Yang vereinigen sich. Daher bekommt er Kinder.
Wenn er drei mal acht Jahre alt ist, haben die Nieren ihre größte Fülle erreicht. Die Sehnen und Knochen sind kräftig und stark. Daher entstehen die Weisheitszähne und sein Wachstum erreicht sein Ende.
Wenn er viermal acht Jahre alt ist, sind Sehnen und Knochen groß und üppig und das Muskelfleisch voll und stark.
Wenn er fünf mal acht Jahre alt ist, werden die Nieren schwach. Die Haare fallen aus und die Zähne werden schlecht.
Wenn er sechs mal acht Jahre alt ist, ist das Yang oben ganz verbraucht und sein Gesicht ist vertrocknet. Die Haare werden weiß.
Wenn er sieben mal acht Jahre alt ist, wird die Leber schwach. Die Sehnen können sich nicht mehr bewegen. Das himmlische Wasser versiegt. Der Samen wird weniger. Die Nieren werden schwach. Sein Körper und seine Körperteile erreichen alle ihren Umkehrpunkt.
Wenn er acht mal acht Jahre alt ist, fallen Zähne und Haare aus … Das himmlische Wasser ist aufgebraucht. So werden die Haare weiß und der Körper schwer. Der Gang ist nicht mehr gerade und er bekommt keine Kinder mehr.

Wachsen, Reifen und Altern sind die großen und unausweichlichen Veränderungen im menschlichen Leben. Rituale oder Übergangsriten helfen den Menschen, solche Übergänge im Leben sinnlich zu erfassen und gesellschaftlich zu realisieren. Bei uns sind diese Riten, wenn sie überhaupt noch beachtet werden, zu unsinnlichen und von ihren archaischen Bedeutungen weit entfernten kirchlichen Zeremonien geworden.

Daher sind sich vor allem Männer der Rhythmik ihres «himmlischen Wassers» kaum noch bewusst. Frauen, die, wie es heißt, im Zeichen des Wassers leben, werden durch Menstruation und eventuelle Schwangerschaften immer wieder mit den Rhythmen der Natur konfrontiert – ob sie wollen oder nicht und ganz gleich, wie sehr sie sich mit Hilfe von Pharmazeutika davon zu befreien versuchen.

Männer können sich über lange Zeiträume der Illusion hingeben, sie unterlägen den Gesetzen der Natur nicht. Alles erscheint ihnen machbar und umso erschreckender ist es für sie, wenn sie «plötzlich» Zeichen des Alterns an sich feststellen. Eine nachlassende Kopfbehaarung kann zur existentiellen Krise führen. Plötzlich ist nicht mehr alles machbar. Noch erschreckender wird es, wenn der «Jadestab», der in jungen Jahren nahezu ständig in Bewegung war, plötzlich gemächlichere Rhythmen bevorzugt und sich weigert, mehrere Male kurz hintereinander zu ejakulieren.

Die alten Chinesen hatten als innere Stütze für Männer genaue Angaben, wie viele Ejakulationen pro Tag, Monat oder Jahr den unterschiedlichen Lebensaltern entsprachen. Dabei waren häufigere Ejakulationen den Sommermonaten vorbehalten. Diese Angaben entsprachen keiner sexualfeindlichen Haltung – im Gegenteil: Sie dienten der Beruhigung und der Orientierung in einem nur scheinbar wenig von den

Rhythmen des himmlischen Wassers bestimmten Körper. Sie schützten vor der Illusion, dass alles machbar ist.

Während auf der einen Seite die Ejakulationen im Alter seltener werden sollten, empfahlen die chinesischen Ärzte aller Zeiten regelmäßigen «Austausch von Yin und Yang», bei dem die Männer das Yin der Frauen «pflücken» konnten. Die verjüngende Wirkung von Sex war ihnen wohlbekannt. Gewarnt wurde nur vor den substanzvermindernden Ejakulationen, die allzu häufig mit großem Gekeuche und großer Verausgabung verbunden waren und bei geschwächten Männern zu Kollaps, Schwindel und Tod führen können. Demgegenüber sollten die rezeptiven, passiven und sich selbst bewahrenden Yin-Fähigkeiten der Männer gefördert werden. Ganz im Sinne des Lao Zi: «Der, der das Männliche erkennt und das Weibliche bewahrt, wird zu einem tiefen Strom.» (*Dao De Jing*, Kap. 28)

Rituale und zeitliche Vorgaben waren in allen Aspekten des Lebens wichtig. Sie förderten eine geistige Haltung, bei der das Ego und seine willkürlichen Vorstellungen hinter den großen Rhythmen zurücktreten mussten. Wichtige Beispiele waren Landwirtschaft und Medizin. Dass Samen nicht zu beliebigen Zeiten in die Erde eingebracht werden können, ist uns auch heute noch klar. Ähnliches gilt für Akupunkturbehandlungen und Kräutereinwirkungen, auch diese gehorchen den Gesetzen der Zeit. Die Einwirkungen des Arztes oder der Ärztin erreichen nur dann ihre volle Wirkung, wenn sie oder er sich als Teil eines Prozesses begreift, ob man diesen nun als Schicksal, Lebensfluss, Qi oder Geister der Ahnen erlebt. Heilung geschieht, wie alles auf der Welt, wenn es an der Zeit ist.

Wem es gelingt, mit diesen Rhythmen zu gehen, der wird

auf seinem Weg sehr viel weiter kommen als die, die meinen, bestimmte Dinge müssten nur deshalb sofort geschehen, weil sie es sich gerade so vorstellen.

Ein solcher Mann steht mitten im Leben und bleibt doch im Kontakt zu seinen Ahnen, seinen Kindern und seiner sexuellen Kraft. Lebendig und vertrauensvoll überlässt er sich den Rhythmen des Lebens.

Er ist der Fischer, der mit ablaufendem Wasser hinaus aufs Meer fährt und sich mit der nächsten Flut wieder in den Hafen treiben lässt. Er weiß, dass manche Häfen im Watt nur eine von zwölf Stunden genug Wasser für sein Schiff haben, und richtet sich danach.

Die Geliebten des Wassers

Wenn der Mann von seinem unterirdischen Fluss abgeschnitten ist, dann kann er noch so potent und sexual-technisch versiert sein: Wenn er keine Freude und Zuneigung auslösen kann, wird die Frau erkalten. Der Zugang zum Yin einer Frau geht über das Herz. Um ihre Säfte zum Sprudeln zu bringen, bedarf es der Wärme. Wenn ein Mann zu sehr mit sich selbst beschäftigt ist und seiner Frau keine wirkliche und intensive Aufmerksamkeit schenkt, sprudeln die Säfte nicht. Yin und Yang können sich dann nicht verbinden, und das Paar wird traurig und unfruchtbar und wirkt alt.

Der Wasser-Mann ist ein Urvieh, er ist stark mit seiner Sexualität verbunden. Er ist erotisch und mitreißend und stolz auf seine große Kinderschar. So eine starke sexuelle Ausstrahlung kann auch Angst auslösen. Vielleicht ist das der Grund dafür, dass es in alten chinesischen Texten heißt, dass er einen frühen gewaltsamen Tod findet.

Affären mit gefährlichen, hemmungslos sexuellen Wasser-Männern spielen eine große Rolle in den sexuellen Phantasien von Frauen. In der Realität schrecken viele Frauen jedoch vor solchen Männern zurück. Die Beziehung zu Männern mit starker Betonung des Wasser-Aspektes führt über die Besessenheit nicht selten in die Vernichtung. Der normale Alltag verliert seine Bedeutung, Familien werden zerstört, Studium und Karriere abgebrochen. Viele Frauen vermeiden dies – auch wenn ihnen dadurch viel entgeht.

Störungen im Zeichen des Wassers

Yin-Leere

«Wenn das Wasser austrocknet, verliert der Körper an Substanz. Die Yin-Leere zeigt sich oft zuallererst in Geräuschempfindlichkeit, quälenden Ohrgeräuschen und zuletzt in Taubheit. Am Ende dieser Entwicklung stehen vielfältige Ängste. Yin-Leere ist eine Störung des Speicherns, die zu einem Mangel an Substanz führt. Die eigene Quelle versiegt, da den unterirdischen Strömen keine Nahrung mehr hinzugefügt wird. Wenn das Yin fehlt, kann nichts mehr in die Tiefe sinken. Yin-Mangel bewirkt Schlaflosigkeit, Angstträume und die berühmte «präsenile Bettflucht», das Hellwachsein am frühen Morgen, zwischen 3 und 4 Uhr. Das Gedächtnis wird immer schlechter bis zur völligen Desorientiertheit.

Menschen ohne Yin werden hektisch, unruhig und gereizt. Wie ein Strom, der immer reißender wird, weil er nicht mehr in die Erde einsickern kann. Die Erde wird abgetragen, Bäume entwurzelt, Schlamm ins Tal getragen, so dass in der Folge immer weniger haltende Substanz zurückbleibt.

Der Rücken wird schwach und die Knochen zuletzt spröde – bei Männern oft später als bei Frauen, deren Yin durch Menstruationen und Schwangerschaften früher verbraucht wird. Beim Mann zeigt sich die beginnende Yin-Leere, außer durch Hörschwierigkeiten, zunächst in frühzeitiger Ejakulation. Dies ist ein erstes Warnzeichen, das bereits bei jungen Männern immer behandelt werden sollte. Das «Entflutschen der Essenz» ist ein Ereignis von höchster spiritueller Tragweite, hatte der Schwiegervater Ge Hongs im Wind-Kapitel unserer Geschichte gesagt. Im Laufe der Jahre wird aus frühzeitigen Ejakulationen die völlige Unfähigkeit, eine Erektion zu bekommen. Die Spermien sind nicht selten verkümmert und lebensunfähig. Die Menge der Samenflüssigkeit nimmt ab. Wenn nun auch das Yin nicht zusammengehalten wird oder durch künstlich erregende Mittel noch weiter erweicht wird, kommt es, nach chinesischer Überzeugung, im Alter zu Inkontinenz und Senilität. Weisheit kann dann nicht mehr erreicht werden.

Yang-Leere

Wenn nicht genug Substanz, Wasser in der Tiefe gespeichert wird, steigen im Frühling keine Quellen an die Oberfläche. Die Quelle trocknet aus. Hier wird aus Yin-Leere zuletzt Yang-Leere. Ein Bild völligen Mangels, wie es bei sehr alten und stark verängstigten Menschen nicht selten ist. Auch Männer, die sich körperlich und seelisch stark verausgaben, können unter dieser Form der Yang-Leere leiden. Diese Art der Yang-Leere wurde im Kapitel Himmel besprochen.

Es kann aber auch passieren, dass das Wasser keinen Kontakt zum Feuer hat. Solche Menschen sind oft jung und körperlich stark, aber sie leben nicht richtig. Sie erstarren in Gefühllosigkeit. Der kleine Yang-Funke, das «Wahre Yang» erhält keinen Kontakt zum Herz-Feuer. Herz und Nieren verbinden sich nicht. Hier mangelt es an Freude im Leben. Stattdessen überwiegen vor allem am Tag, wenn die Quelle sprudeln sollte, Ängste, Lustlosigkeit und Gleichgültigkeit. Yang, Feuer und Begeisterung fehlen. Der Appetit lässt nach. Nichts schmeckt mehr. Die Verdauung ist gestört und der Unterleib aufgebläht. In jüngeren Jahren zeigt sich die Yang-Leere oft als «kalter Unterleib»: nachlassende Libido, kaltes, dünnflüssiges Sperma und Unfruchtbarkeit bei mangelnder Spermienmobilität. Wegen gleichzeitiger Feuchtigkeit ist die Menge des Ejakulats oft nicht reduziert. Solche Menschen scheinen oft kräftig und leben in gesicherten Verhältnissen. Da ihr Leben ihnen aber irgendwie leer und freudlos erscheint, wünschen sie sich nun ein Kind. Die Produktion wird genau geplant. Doch das Kind scheint wenig Intentionen zu haben, sich in einer solch freudlosen Umgebung einzunisten. Alles ist vorhanden, doch nichts fließt mehr. Die Quelle vereist.

> «Wenn ein Mann zur Welt kommt, ist er weich und schwach. Im Tod wird er hart und stark. Pflanzen und Hölzer, die leben, sind weich und geschmeidig. Die die sterben, sind trocken und hart. Daher ist das Harte und Starke der Begleiter des Todes; das Weiche und Schwache ist der Begleiter des Lebens. Daher werden Waffen, die zu hart sind, vernichtet und Hölzer, die zu hart sind, brechen. Das Harte und Große gehört nach unten. Das Weiche und Schwache gehört nach oben. (*Dao de Jing*, Kap. 76)

Wer seine weiche und kindliche Art bewahren kann, indem er sein Wasser im Fluss hält, wird nicht vor der Zeit vergreisen. Wer seinen Körper geschmeidig und beweglich hält, wird nicht unter vertrocknendem Gehirn und sausenden Ohren leiden. Wer beim Sex empfänglich und weich bleibt, wird nie unter Impotenz leiden – er wird stattdessen einsehen, dass die natürlichen Rhythmen im Alter verzögert sind, und sich von diesen leiten lassen. Der Schamane genießt den Sex und vergisst alles, was jemals über gute Liebhaber verbreitet wurde. Er ist kein Potenzprotz, sondern eher verspielt, zart und warm. Lust kommt von «lustig». Da sein Unterleib weich und aufnahmefähig ist, kann er leicht die Yin-Kräfte der Frauen absorbieren, die durch seine lustige und hingebungsvolle Art aktiviert werden. Dies ist mit «Austausch von Yin und Yang» gemeint. Der Mann wird dabei weicher, die Frau wärmer.

Schweigen vermehrt die Energie. Meditieren – das Sitzen in Stille – ist noch wirkungsvoller als Schweigen. In Stille fließt dem eigenen Strom neues Wasser zu. Dies macht das Sitzen in

Stille zum wirkungsvollsten Potenzmittel. Durch die Meditation wächst das Yin und aus diesem entsteht neues Yang, das immer dann aktiviert wird, wenn Herz und Nieren sich verbinden – zum Beispiel wenn Menschen sich beim Sex in die Augen schauen.

Stille Wasser sind tief und aufnahmefähig, darum schweigt der Schamane nicht nur, sondern hört genau zu und fühlt sich ein, statt einfach die Ohren zuzumachen und auf stur zu schalten und zwischendurch alle mit seinen eigenen vorfabrizierten Ansichten zu überschütten. Alles zu wissen ist nicht weise. Mitschwingen und mitfühlen, aktivieren das Herz-Feuer, so dass aus der Tiefe der Nieren neues Leben aufsteigt. Der Schamane zeigt seine Gefühle. Er ist großzügig. Er verteilt seine Aufmerksamkeit, seine Freundlichkeit und gelegentlich auch sein Sperma gern und in Freude.

Im Alter werden Menschen, die sich zumachen, oft sehr geräuschempfindlich. Die eigene Frau (sehr selten der Mann) wird ihnen zu plapperig. Kinder werden als laute, ungezogene Quälgeister erlebt und junge Menschen, die in der Nebenwohnung Musik hören, mit allen Mitteln (Besenstiele, Polizei) bekämpft. Wer alles Leben um sich herum abschneiden will, schneidet sich von der eigenen Quelle ab. Der lärmempfindliche Alte wird mürrisch, griesgrämig und starr. Weise Großväter lassen alles Lebendige auf sich zukommen. Sie leben mit Kindern, den eigenen Enkeln und denen der Nachbarn. Sie hören ihnen genau zu und bereichern dadurch nicht nur das Leben der Gemeinschaft mit ihrer stillen Weisheit, sondern auch ihr eigenes. Der Schamane ist nicht neidisch auf die Jüngeren, sondern genießt sein Alter. Er weiß um seine Weisheit und er gibt sie weiter. Er liebt seine Nachkommen ohne Bedingungen, und er fördert sie. Er hält Kontakt zu seinen Enkeln. Er weiß, er und seine Enkel sind Teil einer unendlichen Reihe von Generationen. Das verbindet sie mit dem Unendlichen.

Übungen

Wenn der Schamane unter kaltem Unterleib leidet – die Folge davon ist Unfruchtbarkeit –, macht er die Übung, um die beiden Feuer (Herz-Feuer und Mingmen-Feuer) miteinander zu verbinden.

«Wenn die Intention gepaart ist, herrscht Harmonie», hat Ge Hong einmal gesagt. Damit sind die beiden Feuer, das Herzfeuer, die Freude, und das «Wahre Yang» der Nieren, der Lebensfunke, gemeint. Die Übung geht ganz leicht, wie von selbst. Wenn man sich bei der Übung anstrengt, kann sie nicht funktionieren. Es kann sein, dass es eine Zeit lang dauert, bis man etwas dabei spüren kann, dann gilt: Gelassen bleiben und weiter üben.

«Die beiden Feuer verbinden»

Man schafft sich eine entspannte ruhige Atmosphäre. Im Sitzen konzentriert man sich auf den Punkt in der Mitte des Brustbeines. Dort wohnt das Herz-Feuer. Wer möchte, kann diesen Punkt als Konzentrationshilfe sanft mit dem Mittelfinger berühren. Während man möglichst langsam ausatmet, stellt man sich vor, dass das Feuer langsam in den Unterleib bis unter den Nabel sinkt. Gleichzeitiges Schlucken kann dieses Gefühl intensivieren.

Beim Einatmen steigt nun vom Unterleib aus ein Gefühl

von Wärme von selbst wieder nach oben, wie eine sprudelnde Quelle.

Durch diese einfache Übung werden Feuer und Wasser miteinander verbunden. Die beiden Feuer verstärken und unterstützen sich gegenseitig und werden auf diese Weise nicht so schnell verbraucht. Diese Übung kann jederzeit gemacht werden und fördert die allgemeine Lebendigkeit und Lebenslust – auch die der Spermien.

Für Fortgeschrittene: «Qigong-Liebeszauber»

Ein freundlicher Kontakt zu anderen Menschen lässt sich intensivieren, indem man die gleiche Übung im Gespräch macht. Während das Gegenüber spricht, atmet man ein. Statt darauf einfach irgendetwas zu antworten, wie beim üblichen Konversations-Ping-Pong, lässt man nun den eigenen Atem ausströmen und die gehörten Worte tief in den eigenen Unterleib sinken. Die Öffnungen der Nieren sind die Ohren. Hört man einem Menschen wirklich zu, fühlt dieser, dass er bedingungslos angenommen wird und öffnet sich umso mehr. Über das Gehör wird das Innerste direkt erreicht. Daher wirkt Musik so unmittelbar. Menschen mit schwachem Wasser sind geräuschempfindlich – oder taub.

Irgendwann steigt aus dem eigenen Unterleib wie eine sprudelnde Quelle Wärme auf, die nun beide erfasst.

Damit diese Übung wirkt, sollte die Übung «Die beiden Feuer verbinden» bereits zur zweiten Natur geworden sein. Wer statt zuzuhören einfach schweigt und dazu tief schnaufend atmet, wirkt nicht magisch, sondern einfach doof.

Das untere Dantian (Zinnoberfeld) ist ein magisches Kraftzentrum im Unterleib, das bei unterschiedlichen Menschen unterschiedliche Positionen einnimmt. Es wird durch Erwärmen des Unterbauches mit der Moxazigarre erreicht und aktiviert. Das Dantian kann auch durch Sitzen in Stille gestärkt werden.

Durch das Moxen wird auch Kälte aus dem Unterbauch vertrieben. Daher moxte Bao Gu den kalten Unterleib des Berges. Beim Moxen werden durch das Verbrennen von Beifuß (japanisch *Mogusa, Moxa*) Punkte unterhalb des Bauchnabels erwärmt, bis sich ein angenehmes Wärmegefühl zum Damm hin ausbreitet. An diesem Gefühl erkennt man, dass das Dantian erreicht wurde. Die genauen Techniken kann man bei chinesischen Ärzten leicht erlernen.

Das Elixier für das Wasser

Es gibt Tausende von Potenzmitteln in der chinesischen Medizin. Wir haben eines von Sun Simiao ausgewählt, einem Arzt, der einige Jahrhunderte nach Ge Hong lebte und der wegen seiner Durchdringung der daoistischen Lehren den Beinamen «Wahrer Mensch» trug.

Das Elixier für den Jadestab

Semen Cuscutae	10 g
Fructus Rubii	10 g

Fructus Schizandrae	10 g
Amethystum	10 g
Ramuli Loranthii	10 g
Radix Atractylodis macrocephalae	12 g
Rhizoma Asparagi	10 g
Herba Dendrobii	10 g

Dieses Elixier stärkt und vermehrt das Wasser und sorgt dafür, dass das Wasser nicht zu kalt wird, sondern von innen heraus belebend wirkt. Es wird vor dem Essen getrunken. Dies ist das geheimnisvollste aller Elixiere. Es wird angewendet bei kaltem Unterleib, Lust- und Freudlosigkeit, fehlenden Orgasmen, kraftlosen Ejakulationen und bei totem Samen, das heißt bei Unfruchtbarkeit. Das Elixier wird wie alle anderen Heilgetränke gebraut und eingenommen und stärkt dann vor allem das Yin-Wasser. Dieses Elixier enthält auch Amethystum, das in der chinesischen Medizin sehr selten verwendet wird und hierzulande in Apotheken vermutlich nicht zu erhalten ist. Amethyste gibt es aber in vielen Mineralienläden. Der chinesische Name lautet: Purpur-Wasser-Kristall. Es sammelt Essenz (Wasser) im Unterleib und aktiviert es. Dafür wurde der Amethyst von Sun Simiao sieben Tage lang zermörsert. Nicht überliefert ist, wie viele Stunden am Tag gemörsert wurde. Nach klassischer Zubereitung wurden danach alle Zutaten dieses Elixiers mit zusätzlich drei Gramm mineralischen Schwefels sehr fein zerhackt und zermörsert.

Dadurch wurden die Zutaten so aktiviert, dass im Yin (Wasser) der lebendige Yang-Funken entstehen konnte. Da Behandlungen mit Schwefel nicht ganz unbedenklich sind, empfehlen wir, stattdessen die Kräuter als Abkochung ohne Schwefel einzunehmen und dazu die Übungen zum Verbinden der Feuer zu machen. Auch dadurch entsteht ein Funken.

坎 *kan* Wasser

Männerworte

Noch bist du nicht kalt, und es ist nicht zu spät,
in deine werdenden Tiefen zu tauchen,
wo sich das Leben ruhig verrät.

Rainer Maria Rilke

Wer nur die Bewegung liebt, gleicht einem Blitz in den Wolken oder einer Kerze im Wind. Wer nur die Ruhe liebt, gleicht toter Asche oder einem vertrockneten Baum. Die beste Haltung des Geistes aber ist, wenn man dem Adler gleicht, der durch die stehenden Wolken kreist, oder dem Fisch, der in ruhigem Wasser springt.

Hong Yingming (Übersetzung: Erling Weinreich)

Manche Menschen leben, aber sie sind schon tot. Manche Menschen sterben, aber sie werden immer leben.

Chinesisches Gedicht

Anhang

Die Zubereitung chinesischer Kräutertees

Die im Buch aufgeführten Kräuterrezepte für die Elixiere entstammen der esoterischen Tradition innerhalb der chinesischen Medizin. Sie haben sich über Generationen bewährt und sind jahrelang in ärztlicher Praxis getestet.

Die Dosierungen sind für mitteleuropäische Männer mit normalen Stoffwechselverhältnissen und ohne schwerwiegende Erkrankungen gedacht. Toxische Substanzen wurden nicht verwendet. Dennoch, chinesische Kräuter sind nicht zum Selbstexperimentieren gedacht. Der Schamane bespricht sich daher mit dem Arzt oder Heilpraktiker seines Vertrauens. Für unsachgemäße Anwendung der Elixiere übernehmen die Autorinnen keine Garantie.

Dem Schamanen dienen Krankheiten und Beschwerden dazu, sich selbst zu erkennen und weiterzuentwickeln. Die Elixiere dieses Buches sollten nicht als Medikamente gegen bestimmte Krankheiten, sondern eher als Nahrungsergänzungsmittel betrachtet werden. Dennoch sollten sie ohne Rat eines Spezialisten oder einer Spezialistin auf keinen Fall länger als vier Wochen eingenommen werden. Wenn ein Elixier danach keine Wirkung gezeigt hat, empfiehlt es sich, professionelle Behandlung in Anspruch zu nehmen. Ein Arzt für chinesische Medizin kann kompliziertere Probleme präziser und individueller analysieren als unsere Vorschläge, die notgedrungen allgemein gehalten sind.

Während der Zeit, in der die Elixiere getrunken werden, ist es sinnvoll, auf schwer verdauliche, fettige und stark gewürzte Nahrungsmittel sowie auf Alkohol zu verzichten. Sport hingegen ist immer gut!

Chinesische Medikamente bestehen meist aus Wurzelteilen, Pflanzenstängeln, Blättern, Blüten, Früchten und Rinde verschiedener Pflanzen. Bereits das Hantieren mit diesen fremden und vielfältigen Substanzen kann eine subtile Wirkung haben. Wer offen für die ungewohnten Sinneseindrücke ist, dessen Augen, Hände und Nase werden aufregende Erfahrungen machen. Seltsame Düfte werden die Küche durchziehen, wenn der Sud gebraut wird. Geschmack und der Duft des fertigen Gebräus werden zunächst fremd und gewöhnungsbedürftig sein.

An dieser Stelle ein Hinweis: Die Autorinnen empfinden chinesische Kräuterelixiere als sehr wohlschmeckend, aber es soll nicht unerwähnt bleiben, dass es Menschen gibt, denen dieser Geschmack zunächst gar nicht zusagt. Dennoch sollte niemals versucht werden, die Tees durch Zugabe von Zucker oder anderen Substanzen zu verändern. Tatsächlich wurden diese Rezepte von ihren Schöpfern bewusst nach Duft und Geschmack zusammengestellt, in dem Wissen, dass bestimmte Düfte und Geschmacksrichtungen unmittelbar auf die komplizierten Mechanismen von Körper und Seele einwirken. Ein anderer Geschmack bedeutet daher auch eine andere Wirkung. Also: Der Geschmack ist seltsam und fremd, und das muss so sein!

Kräuterteemischungen sind Fertigpräparaten in jedem Fall vorzuziehen. Der Schamane lässt sich das Vergnügen und den Duft der Zubereitung nicht entgehen. Er spürt die machtvolle Energie der chinesischen Kräuter. Hinzu kommt, dass bei Fertigpräparaten oft unklar bleibt, welche Ingredienzien wirklich verwendet wurden.

Die angegebenen Mengen sind – wenn nicht anders angegeben – für eine Woche gedacht. Das heißt: Größere und stärkere Männer nehmen die Elixiere im Laufe von fünf Tagen ein, kleinere und empfindsamere innerhalb von sechs, maximal sieben Tagen. Und: Es wird immer nur ein Elixier auf einmal getrunken! *Never mix* – Mischen verboten!

Grundsätzliche Zubereitung

Kurzanleitung

Die Kräuter einweichen und zweimal hintereinander jeweils 20 Minuten auskochen, die abgeseihte Flüssigkeit aufbewahren. Die Wassermenge so wählen, dass sich, nach Einweichen und Verdunstungsverlust, ausreichend Brühe für die gewünschte Einnahmezeit (vier bis sechs Tage, dreimal täglich) ergibt.

Die Brühen aus den beiden Abkochungen werden miteinander vermischt und im Kühlschrank aufbewahrt. Vor der Einnahme einfach die entsprechende Teilmenge entnehmen und auf dem Herd oder durch Zugabe heißen Wassers leicht erwärmen. Keine Mikrowelle verwenden!

Ausführliche Anleitung

Alle Kräuter mischen. Die Kräuter werden in einen Topf (am besten aus Ton, Email oder Edelstahl) mit ausreichend kaltem Wasser gegeben, so dass sie gut bedeckt sind, und mindestens 20 Minuten lang eingeweicht. Noch besser ist es, die Zutaten über Nacht einzuweichen. Anschließend werden sie im Einweichwasser zum Kochen gebracht und 20 Minuten, zugedeckt und auf kleiner Flamme, geköchelt. Wenn während des Einweichens oder Köchelns alles Wasser aufgesogen wird, muss rechtzeitig vor dem Anbrennen genügend Wasser nachgegossen werden.

Nach dem Kochen die Kräuter abseihen und die Flüssigkeit aufbewahren. Erneut Wasser auf die Kräuter gießen und noch einmal 20 Minuten köcheln lassen. Abseihen und anschließend beide Flüssigkeiten miteinander vermischen. Die gesamte Wassermenge sollte so gewählt werden, dass die erhaltene Teemenge für die Einnahmezeit ausreicht – pro Tag also zirka 300 ml. Die Elixiere dürfen auch verdünnt werden.

Die Kräuter können auf einmal zubereitet werden oder jeden Tag frisch. Die erste Methode spart Zeit. Die zweite ist wirkungsvoller, sinnlicher und ritueller – wie das Kochen einer frischen Mahlzeit.

Zubereitung für eine Woche

Alle Kräuter einer Wochenration werden auf einmal zubereitet. Die erhaltene Flüssigkeitsmenge (zirka 1,5 Liter) kann bis zu sechs Tage im Kühlschrank aufbewahrt werden. Zum Einnehmen wird dreimal täglich etwas Sud erwärmt und vor oder nach dem Essen (siehe Rezept) getrunken. Dass die Kräuterelixiere nicht in der Mikrowelle erwärmt werden dürfen, versteht sich von selbst.

Entscheidend für die Wirkung ist die von uns angegebene Dosierung der einzelnen Kräuter und nicht die Wassermenge: Gleichgültig wie viel Flüssigkeit beim Zubereiten entstanden ist, sollte daher die gesamte Teemenge innerhalb der angegebenen Zeit verbraucht werden.

Tägliche Zubereitung

Die Wirkung ist besser, wenn das Elixier jeden Tag frisch zubereitet wird. Ein frischer Kräutersud ist immer besser als einer, der schon ein paar Tage im Kühlschrank gestanden hat. Die Wochenmenge wird für die tägliche Zubereitung in fünf bis sechs Einzelrationen aufgeteilt. Dabei sollte sorgfältig darauf geachtet werden, dass sämtliche Zutaten in allen Einzelrationen enthalten sind. Bei einzeln verpackten Kräutern empfiehlt es sich, die Kräuter zunächst nicht zu mischen, sondern jedes Kraut einzeln auf fünf bis sechs Häufchen zu verteilen. So macht es der chinesische Apotheker.

Ein weiterer Vorteil der täglichen Zubereitung ist, dass die Einnahme für ein paar Tage unterbrochen werden kann (zum Beispiel wegen einer akuten Erkältung oder unvorhergesehenen beruflichen Verpflichtungen), ohne dass die ganze Wochenportion verdirbt.

Eventuelle Abweichungen in der Zubereitung werden bei den einzelnen Rezepten erwähnt. Wer einen Spezialisten für chinesische Medizin aufsucht, kann ebenfalls abweichende und individuell angepasste Anweisungen erhalten, die dann natürlich gelten.

Nicht eingenommen werden sollten die Elixiere bei Krankheiten, auch nicht bei Fieber und Erkältungen. Wenn ein starker Widerwille gegen den Geschmack und Geruch eines Elixiers auftritt, ist es immer ein Hinweis, dass das betreffende Elixier zurzeit nicht das Richtige ist. Bei Zweifeln und Unsicherheiten ist ebenfalls von der Einnahme abzuraten. Diejenigen, für die die Elixiere richtig sind, werden das ganz deutlich und ohne Zweifel erkennen.

Bezugsquellen

In den meisten größeren Städten gibt es inzwischen Apotheken, die über chinesische Kräuter verfügen und meist garantieren, dass die Rohstoffe möglichst unbelastet sind. Wenn Ihnen wider Erwarten Ihre Apotheke nicht weiter helfen kann, können Sie im Internet unter www.zinnoberfluss.de die günstigsten Bezugsadressen mit einwandfreier Qualität erfahren und die Elixiere bestellen. Telefonische Bestellung der Elixiere (keine Beratung) auch unter der Hamburger Telefonnummer: 040-3 80 67 86.

Christine Li arbeitet im Centrum für Chinesische Medizin in der Fleetinselklinik in Hamburg. Telefon 3 76 71 57. Bestellungen für Kräuter können hier nicht bearbeitet werden.

Die acht Trigramme im Überblick

Donner – Zhen – das Erregende ☳

Zustand: Impulse, Spontaneität, Intensität, Umsturz

Aufgabe: Langfristigere Visionen entwickeln, eigene Wege gehen, Flexibilität und Sanftmut

Gefahr: Ungeduld, Aktivismus, blindes Mitläufertum, Gewalt

Elixier: Das Elixier, das die Augen öffnet

Stellung in der Trigramm-Familie: Erster Sohn der Erde

Naturbild: Die statische Erde wird vom Donner aufgewühlt

Tier: Drache

Körperteil: Schenkel

Beziehung: Auseinandersetzung, aufwühlen, erneuern

Zahl: 3

Element: Holz

Himmelsrichtung: Osten

Krankheiten: Aggressivität, Qi-Blockade, Penis- und Hodenschmerzen, schmerzhafte Ejakulation, Kurzsichtigkeit

Häufige chinesische Diagnose: Leber-Qi-Stau

Thema der Auseinandersetzung: Abhängigkeit und Befreiung, sich aus Zwängen lösen

Brokatübung: Die Fäuste ballen und mit den Augen funkeln

Wind – Sun – das Sanfte ☴

Zustand: Inspiration, neue Horizonte entdecken, Ideenreichtum, Unabhängigkeit, Leichtigkeit

Aufgabe: Durchhaltevermögen, den Kraftbogen bis zum Ende

durchlaufen, angefangene Projekte vollenden, einen eigenen Standpunkt finden

Gefahr: Verlust des Bodenkontaktes, Verzettelung, Kraftverlust

Elixier: Sechs Samen festigen die Essenz

Stellung in der Trigramm-Familie: Erste Tochter des Himmels

Naturbild: Die Freiheit des Himmels bekommt Kontakt zur Materie

Tier: Hahn

Körperteil: Genitalien

Beziehung: Unverbindlichkeit, ablösen

Zahl: 4

Element: Holz

Himmelsrichtung: Südosten

Krankheiten: Mangelnde Ausdauer, frühzeitige Ejakulation, Getriebensein, Schlaflosigkeit, Kraft- und Gewichtsverlust, beginnende Impotenz

Häufige chinesische Diagnose: Leber-Yin-Leere

Thema der Auseinandersetzung: Balance zwischen außen und innen, Verwurzelung

Brokatübung: Die Fersen heben, mit den Füßen vor und zurück wippen

Feuer – Li – das Haftende ☲

Zustand: Mitten im Leben stehen und in Aktivität aufgehen, Erfolg, Ruhm, Reichtum

Aufgabe: Leuchten, Freude verbreiten, Begeisterung, Charisma, Großzügigkeit

Gefahr: Ausbrennen, Eitelkeit, Gier nach Erfolg

Elixier: Das Elixier für den Fürsten

Stellung in der Trigramm-Familie: Zweite Tochter des Himmels

Naturbild: Der Himmel wird von der Materie festgehalten und erhitzt sich

Tier: Fasan, Phönix

Körperteil: Augen

Beziehung: Intensität, andere mitreißen, aussaugen

Zahl: 9

Element: Feuer

Himmelsrichtung: Süden

Krankheiten: Lieblosigkeit, Ich-Sucht, Herzschmerzen, Burnout, Freudlosigkeit

Häufige chinesische Diagnose: Herz-Qi-Leere

Thema der Auseinandersetzung: Gier versus Spiritualität und Großzügigkeit

Brokatübung: Mit dem Kopf wiegen und dem Schwanz wedeln

Erde – Kun – das Empfangende ☷

Zustand: Konfrontation mit Kleinkram, Alltag und Familie, Ernährung

Aufgabe: Sich den kleinen Dingen widmen, Rezeptivität, Achtsamkeit, Fürsorge

Gefahr: Vermüllung, Messietum, Mühsal, falsche Ernährung, Erschöpfung, Selbstmitleid

Elixier: Der Weise umarmt die kleinen Dinge

Stellung in der Trigramm-Familie: Mutter von Donner, Wasser, Berg

Naturbild: Der Schoß, aus dem das Leben quillt

Tier: Kuh

Körperteil: Bauch

Beziehung: Nähren, versorgen, pflegen
Zahl: 2
Element: Erde
Himmelsrichtung: Südwesten
Krankheiten: Trägheit, Übergewicht, Selbstmitleid, Verschlackung, unvollständige Erektion, Pilze, Schuppen
Häufige chinesische Diagnose: Feuchtigkeit
Thema der Auseinandersetzung: Tägliche Arbeit, die kleinen Dinge des Alltags und ihre Zeit
Brokatübung: Wechselseitig die Hände heben

See – Dui – das Heitere ☱

Zustand: Im Inneren eingesperrt sein, die dunkle Seite
Aufgabe: Schmerzen ertragen, schamanische Selbstopferung, alchemistische Umwandlung, Erkenntnis verborgener Geheimnisse, Sehertum
Gefahr: Giftgärung, Grausamkeit, Selbsthass bei tadelloser Fassade, Oberflächlichkeit
Elixiere: Das Elixier, das geheime Pforten öffnet, und das Elixier, das trübe Gewässer klärt
Stellung in der Trigramm-Familie: Die dritte Tochter des Himmels
Naturbild: Die Bewegung des Himmels taucht in die dunklen Tiefen
Tier: Schaf
Körperteil: Mund
Beziehung: Zerstören, herausfordern, andere «aufknacken», spiegeln, an die Grenzen bringen
Zahl: 7
Element: Metall

Himmelsrichtung: Westen

Krankheiten: Orgasmusunfähigkeit, Selbstzerstörung, Sadismus

Häufige chinesische Diagnose: Feuchte Hitze im unteren Erwärmer

Thema der Auseinandersetzung: Die eigenen Abgründe anschauen, Verletzlichkeit

Brokatübung: Nach hinten blicken

Himmel – Qian – das Schöpferische ☰

Zustand: Konfrontation mit der Auflösung, Leere

Aufgabe: Loslassen, dem Nichts ins Auge blicken, körperliche und geistige Befreiung, Erleuchtung

Gefahr: Zittrigkeit, Kraftverlust, Desorientierung

Elixier: Zwei Drachen spielen mit einem Ball

Stellung in der Trigramm-Familie: Vater von Wind, Feuer und See

Naturbild: Der vernichtende und damit Neues initiierende Gegenpol der mütterlichen Erde

Tier: Pferd

Körperteil: Kopf

Beziehung: Freiheit, Abschied

Zahl: 6

Element: Metall

Himmelsrichtung: Nordwesten

Krankheiten: Impotenz, Schwierigkeiten beim Wasserlassen, schwache Beine und schwacher Rücken, nicht lebensfähige Spermien, Phantasielosigkeit

Häufige chinesische Diagnose: Nieren-Yang-Leere

Thema der Auseinandersetzung: Freiheit, geistige Unabhängigkeit

Brokatübung: Den Himmel stützen

Wasser – Kan – das Abgründige ☵

Zustand: Angst, Absturz, Machtlosigkeit, Ausweglosigkeit
Aufgabe: Tiefes Eindringen, Bewahren und Fließenlassen, intensiver Sex, Fortpflanzung
Gefahr: Umnachtung, Unfruchtbarkeit, abgründige Panik
Elixier: Das Elixier für den Jadestab
Stellung in der Trigramm-Familie: Der zweite Sohn der Erde
Naturbild: Die Erde wird von innen heraus befruchtet
Tier: Schwein
Körperteil: Ohren, Nieren
Beziehung: Fortpflanzung, Sex, Überleben
Zahl: 1
Element: Wasser
Himmelsrichtung: Norden
Krankheiten: Angst, Impotenz, Schwerhörigkeit, Zeugungsunfähigkeit (zu wenig Spermien)
Häufige chinesische Diagnose: Nieren-Yin-Leere
Thema der Auseinandersetzung: Lebensrhythmen, Folge der Generationen, Ahnen
Brokatübung: Die Füße fassen

Berg – Gen – das Stillehalten ☶

Zustand: Wissen, Größe und Macht
Aufgabe: (Spirituelles) Lehren, Wege weisen, Kontakt zum Leben, Berührbarkeit

Gefahr: Kälte und Unnahbarkeit, Materialismus, Dogmatismus, Kontaktunfähigkeit, Einsamkeit, viel Wissen – wenig Erkenntnis

Elixier: Die Ratte durchwühlt den Berg

Stellung in der Trigramm-Familie: Dritter Sohn der Erde

Naturbild: Die Erde wird von oben herab erleuchtet

Tier: Hund

Körperteil: Hände, Rücken

Beziehung: Autorität, lehren, belehren

Zahl: 8

Element: Erde

Himmelsrichtung: Nordosten

Krankheiten: Starrer Geist, Asexualität, Rundrücken, steifer Thorax, kalter Bauch, Prostatahypertrophie

Häufige chinesische Diagnose: Nierenkälte (Fülle!)

Thema der Auseinandersetzung: Macht, Autoritäten

Brokatübung: Den Bogen spannen

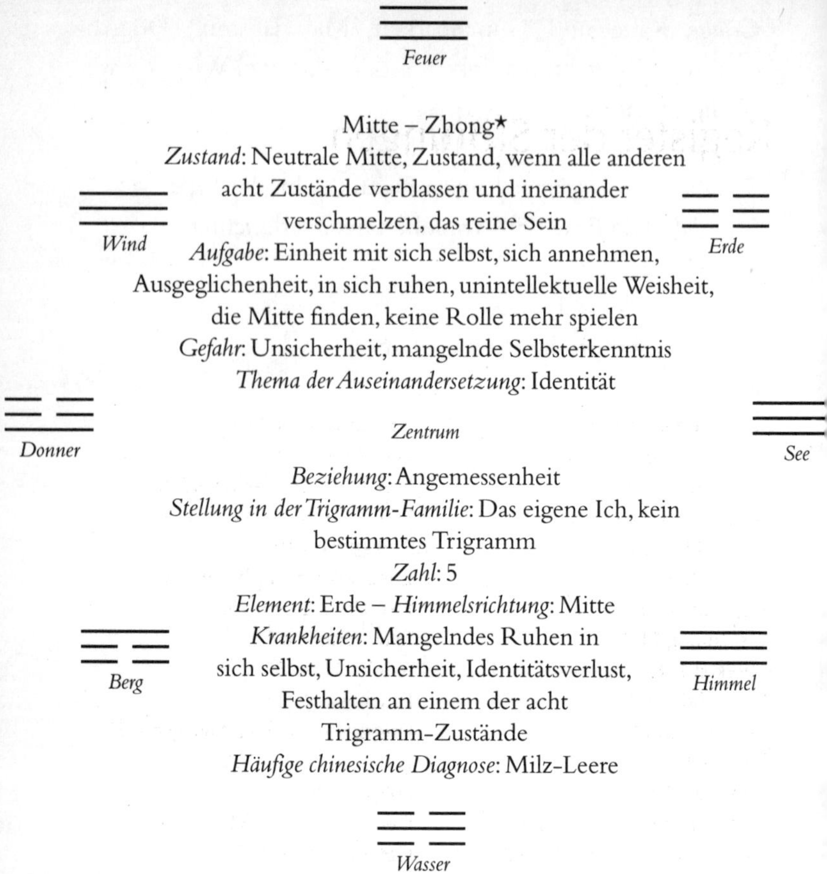
Feuer
Mitte – Zhong*
Zustand: Neutrale Mitte, Zustand, wenn alle anderen
acht Zustände verblassen und ineinander
verschmelzen, das reine Sein
Wind
Erde
Aufgabe: Einheit mit sich selbst, sich annehmen,
Ausgeglichenheit, in sich ruhen, unintellektuelle Weisheit,
die Mitte finden, keine Rolle mehr spielen
Gefahr: Unsicherheit, mangelnde Selbsterkenntnis
Thema der Auseinandersetzung: Identität
Donner
Zentrum
See
Beziehung: Angemessenheit
Stellung in der Trigramm-Familie: Das eigene Ich, kein
bestimmtes Trigramm
Zahl: 5
Element: Erde – Himmelsrichtung: Mitte
Krankheiten: Mangelndes Ruhen in
sich selbst, Unsicherheit, Identitätsverlust,
Festhalten an einem der acht
Trigramm-Zustände
Häufige chinesische Diagnose: Milz-Leere
Berg
Himmel
Wasser

Das Diagramm des späteren Himmels

* Werden die acht Trigramme im Kreis angeordnet, so zeigt sich im Zentrum ein weiterer Zustand, der nicht durch Yin- und Yang-Striche dargestellt werden kann, da hier alle Bilder ineinander fließen. Dieser Zustand erhält die Zahl fünf und heißt: die Mitte.

Register der Störungen

Inhalt